응급의료정보통신

박시구 · 박희진 · 채민정 · 김정현 · 장근실

도서출판 대학서림

머리말

응급의료체계가 정상적으로 구성되기 위해서는 인력(manpower)과 이송(transportation)을 비롯하여 통신(communication) 등이 복합적으로 구조화되어야 합니다. 특히 통신은 모든 분야에 공통적으로 network 되어있기 때문에 응급의료와 보건의료 종사자라면 정보통신에 대해 기본적인 이해를 함께 하여야 합니다. 이러한 이유로 응급구조관련 학과에서는 응급의료관련 정보통신과목을 교육과정에 개설하고 있으나 적절한 교재가 없는 현실이기에 응급구조학과 교수와 정보통신, 응급의료정보센터의 전문인들이 이 교재를 편찬하기에 이르렀습니다.

이 교재는 크게 '응급의료통신'과 '보건의료정보' 2부로 편찬되었으며, 제 1부에서는 응급의료체계와 응급의료정보센터, 응급의료전화상담원의 역할, 통신과 정보 등에 관해 서술하였고, 제 2부에서는 처방전달체계, 의료영상저장전송시스템, 병원정보와 의료정보시스템, 의류관련 각종 전자문서와 정보망 등에 관해 서술하였습니다.

통신과 정보관련 과학은 하루가 다르게 도약발전하고 있기 때문에 본 교재에서 언급하고 있는 내용들이 벌써 old version으로 인식되는 부분이 있기도 할 것입니다. 이러한 부분에 대해서는 지속적으로 개정하여 upgrade 시켜나가 이 교재를 필요로 하는 교수와 학생여러분들에게 조금이나마 도움이 되는 교재가 되도록 노력하겠습니다. 감사합니다.

2012. 2.

저자대표 박희진

CONTENTS

제 1 부 응급의료통신

제 1 장 응급의료체계 Emergency Medical Service System : EMSS • 19

[1] 개요 — 19

1. 응급의료체계의 역사적 배경 …… 20
2. 응급의료체계의 발달사 …… 21
3. 설립근거 및 주요사업 …… 22

[2] 응급의료의 단계 — 22

1. 병원 전 처치단계 …… 23
2. 이송단계 …… 23
3. 병원진료단계 …… 24
4. 통신체계 …… 24

[3] 응급환자의 정의 및 특징 — 25

1. 정의 …… 25
2. 특징 …… 25

[4] 응급의료와 응급처치 — 26

1. 응급의료의 범위 …… 26
2. 응급의료와 응급처치의 관계 …… 26

[5] 응급의료체계 구성요소 — 26

[6] 응급의료체계의 활동단계 — 30

1. 개요 …… 30
2. 세부사항 …… 31

[7] 외국의 응급의료체계 — 37

1. 응급의료체계의 모델 …… 37
2. 미국의 응급의료체계 …… 38
3. 영국의 응급의료체계 …… 39
4. 프랑스의 응급의료체계 …… 39
5. 일본의 응급의료체계 …… 42

제 2 장 응급의료정보센터 Emergency Medical Information Center : EMIC • 45

[1] 응급의료정보센터의 운영 — 45
- 1. 응급의료기관 ··· 45
- 2. 전국응급의료정보센터 ··· 46

[2] 응급의료정보센터의 역할 및 주요 기능 — 46
- 1. 응급의료정보센터의 역할 ··· 46
- 2. 응급의료정보센터의 정보기능 ··· 48
- 3. 응급의료정보센터 주요기능의 정의 ··· 49

[3] 응급의료정보센터 법률근거 — 50
- 1. 응급의료에 관한 법률 ··· 50
- 2. 응급의료정보센터 연혁 ··· 51
- 3. 응급의료정보센터 직원구성 ··· 52
- 4. 응급의료정보센터(EMIC) ··· 52
- 5. 업무도 및 구성도 ··· 54
- 6. 119, 129, 1339의 차이 ··· 55

제 3 장 응급의료 전화상담원 Emergency Medical Dispatcher : EMD • 57

[1] 응급의료체계에서의 의료통제 — 57
- 1. 시스템디자인의 다른 중요한 요소 : 보조직원의 역할 ··· 58
- 2. 기업성향의 응급의료체계 ··· 58
- 3. 응급의료 전화상담원의 역할 변화 ··· 60
- 4. 응급의료 전화상담원의 자세 ··· 61
- 5. 응급의료 전화상담원의 대중적 이미지 ··· 61
- 6. 응급의료정보센터의 특별한 집중력 요구들 ··· 62

[2] 응급의료 전화상담원의 기본 전화기술 — 63
- 1. 전화신고자에게 주의할 점 ··· 63
- 2. 기본 전화기술 ··· 65

[3] 응급의료 전화상담원의 법의학적 문제 — 72
- 1. 개요 ··· 72
- 2. 일반적인 실수들 : 소송의 위험지대 ··· 72
- 3. 중요한 법적 용어 ··· 73
- 4. 소송의 예방 ··· 75

[4] 응급의료 전화상담원의 역할과 책임 76
1. 응급의료 전화상담원의 교육 76
2. 성공적인 응급의료 전화상담원이 되기 위한 행동 78
3. 응급의료 출동의 3가지 양상 79
[5] 응급의료 전화상담원(EMD)과 응급의료체계(EMS)의 차이 81
1. EMD와 EMS의 차이 81
2. EMS 시스템의 자원 82
3. 단계적인 EMS 체계 구조 83
[6] 응급의료 전화상담을 위한 지침 84
1. 응급의료상담을 위한 준비 85
2. 응급의료상담에 관한 지침 85
3. 응급의료상담지침 준비하기 86
4. 숙달된 응급의료 전화상담 87
5. 응급의료 전화상담원의 의사소통 기술 88
[7] 응급의료 전화상담지침서 89
1. 응급의료 전화상담지침서 내용과 구성 89
2. 응급의료 전화상담지침서의 활용목적 92
[8] 주 호소 92
1. 주 호소 평가 93
2. 의학적 질환의 형태 95
3. 시간이 급박한 주 호소 98
[9] 주 호소에 따른 지침서 98
1. 외과적 상황 98
2. 내과적 상황 112
3. 정신신경학적 상황 125
4. 산과적 상황 130
5. 환경응급 상황 131
[10] 응급전화신고접수 및 응급전화상담 요령 144
1. 우선 파악사항 144
2. 수행절차 145
3. 상황전개 145
4. 접수입력 161

제 4 장 통신과 정보 Communication and Information : C & I • 163

[1] 정보통신 일반 163
1. 개요 163
2. 주요 통신용어 165
3. 전파의 구분 및 전달방식 169
4. 전파업무와 무선국 173
[2] 응급의료통신망 177
1. 응급의료통신의 의의 177
2. 응급의료통신의 기능 179
3. 효율적인 응급의료통신망 구축 및 운용요건 180
4. 응급의료통신방식의 종류 및 기능 183
[3] 우리나라의 응급의료통신체계 188
1. 응급의료 관련기관 188
2. 관련기관간 통신망 체계 188
3. 응급의료통신체계의 발전방향 189
[4] 응급의료통신의 활용 192
1. 통신망 활용의 효율화를 위한 요건 192
2. 표준화된 무선통신 운영과정 195
3. 응급의료분야의 통신이용 197
4. 응급의료통신망 운용상 필요한 사항 199
[5] 응급의료정보관리 및 정보통신보안 202
1. 관련법규와 통신운영 202
2. 통신보안 및 정보보안 205
3. 의료정보관리 및 정보보호 210

제 2 부 보건의료정보

제 1 장 처방전달체계 Order Communication System : OCS • 215

[1] OCS의 개요 —— 215
1. OCS의 정의 ······ 215
2. 처방전달체계의 도입목적 ······ 216
3. 처방전달체계의 구성 및 흐름도 ······ 219
[2] OCS의 운영 —— 220
1. 전산발전의 디딤돌로서의 처방전달체계 ······ 220
2. 병원의 정보화 ······ 221
3. 병원 운영상의 제약과 컴퓨터 기술의 불확실성 ······ 222

제 2 장 의료영상 저장 전송시스템 Picture Archiving & Communication System : PACS • 225

[1] PACS의 개요 —— 225
1. PACS의 탄생배경 ······ 225
2. PACS의 정의 ······ 227
3. PACS의 필요성 ······ 228
4. PACS의 특징 ······ 229
[2] PACS의 구성 —— 229
1. 영상회득부문 ······ 229
2. 영상출력 및 판독 부문 ······ 232
3. 영상 데이터베이스 및 저장 부문 ······ 233
4. PACS의 구축효과 ······ 233

제 3 장 병원정보시스템 Hospital Information System : HIS • 235

[1] HIS의 개요 —— 235
1. HIS의 정의 ······ 235
2. HIS의 목적 ······ 236
3. HIS의 도입배경 ······ 236
[2] HIS의 구성 및 활용 —— 237
1. HIS의 구성 ······ 237

2. HIS의 활용 ······ 238
[3] HIS의 운영 ―― 239
1. 기본시스템 ······ 239
2. 외래시스템 ······ 241
3. 약국관련 정보시스템 ······ 242

제 4 장 전자의무기록 Electronic Medical Record : EMR • 245

[1] EMR의 개요 ―― 245
1. 정보화 사회와 병원 전산화 ······ 245
2. EMR의 정의 ······ 247
3. 의무기록 전산화의 필요성 ······ 247
[2] 의무기록 전산화의 현황 ―― 249
1. 국내 병원의 의무기록 전산화 현황 ······ 251
2. EMR의 구성 ······ 252
[3] 현행 의무기록 관리의 문제점 ―― 252
1. 관리상의 문제 ······ 252
2. 의무기록 기술 양식상의 문제 ······ 253
3. 의무기록의 용이성 ······ 253
4. 환자에 대한 정보의 통합화 문제점 ······ 253
[4] 의무기록 전산화의 기대효과 ―― 254
1. 데이터에 대한 접근성의 향상 ······ 254
2. 자료의 질 향상 ······ 254
3. 의사결정 및 의료의 질 보장(quality assurance) 활성화 ······ 254
4. 다양한 형태로의 데이터 검색 ······ 255
5. 연구수준의 향상 ······ 255
6. 비용절감효과 ······ 255

제 5 장 전자문서교환방식 Electronic Data Interchange : EDI • 257

[1] EDI의 정의 ―― 257
[2] 건강보험 요양급여비용 전자문서 ―― 258
1. 요양기관이 심사평가원에 전송하는 전자문서 ······ 258
2. 심사평가원이 요양기관에 전송하는 전자문서 ······ 259
[3] 건강보험 EDI ―― 261

1. 건강보험 EDI란? ······ 261
2. 통신방법 ······ 261
3. 전자문서로 청구하면 좋은 점 ······ 262
[4] 건강보험 WEB EDI 서비스 ―― 262
1. 건강보험 WEB EDI 서비스란? ······ 262
2. 서비스 특징 및 구성도 ······ 262
3. 서비스 종류 ······ 263
[5] 전자처방전 서비스 ―― 263
[6] 방역·예방접종 후 이상반응 문서교환 ―― 264
1. 전염병 EDI의 내용 ······ 264
2. 도입배경 ······ 265
3. 기대효과 ······ 266

제 6 장 국가응급환자진료정보망
National Emergency Data Information System : NEDIS • 267

[1] 국가응급환자진료정보망 ―― 267
1. NEDIS의 개요 ······ 267
2. NEDIS의 목적과 특징 ······ 268
3. 단계별 등록체계 구축 현황 및 서비스 ······ 269
[2] 표준 등록체계 ―― 272
1. 목적 ······ 272
2. 단계별 등록체계 구축현황 활용 ······ 272
[3] 심정지 등록체계 ―― 273
1. 목적 ······ 273
2. 배경 ······ 274
3. 심정지 등록체계 Ver 2.0 ······ 274
[4] 중증응급 등록체계 ―― 276
1. 목적 ······ 276
2. 필요성 ······ 276
3. 모니터링 통계지표 ······ 277

제 7 장 국가응급의료이송정보망
National Ambulance Information System : NAIS • 279

[1] 국가응급의료이송정보망 279
1. 의의 279
2. 역할 280
3. 시스템 구성도 281
4. 자료입력 및 조회 282
5. 소방구급대 이송정보 조회 284
[2] 중증응급환자 질환별 실시간 응급의료정보시스템 286
1. 의의 및 목적 286
2. 역할 286
3. 업무흐름도 286
4. 자료입력 및 조회 287

제 8 장 응급의료정보시스템
Emergency Medical Information System : EMIS • 289

[1] 응급의료정보시스템(EMIS) 289
1. 의료자원 병상정보제공 289
2. 응급의료기관 진료과목별 정보제공 291
3. 시스템 구성도 291
4. EMIS의 특징 및 활용 292
[2] 실시간 의료정보시스템(Medi-info System) 293
1. Medi-info의 정의 293
2. Medi-info설치 및 입력방법 293
3. Medi-info접속관리 294

제 9 장 원격의료 및 u-헬스 Tele-medicine & u-Health • 297

[1] 원격의료 개요 297
1. 원격의료 발생배경 297
2. 원격의료의 특성과 현황 298
3. 원격의료시스템의 종류 300
[2] 원격의료 기술 302
1. 원격의료 정보기술 302

2. 원격통신기술 ···· 303
3. 원격의료 시스템 구성 ···· 307
4. 원격의료 필수조건 ···· 309
[3] 원격의료 적용 ———— 310
1. Blood-IDEALS™ ···· 310
2. iPOCs™ ···· 311
3. 원격의료의 장점 ···· 311
[4] u-Health 도입 ———— 313
1. u-Health의 개요 ···· 313
2. 유비쿼터스와 생활 ···· 314
3. 정보사회와 u-Health시대 ···· 317
[5] u-Health 운영 ———— 323
1. u-Health 서비스 현황 ···· 323
2. u-119 서비스 현황 ···· 326
3. u-Health의 과제와 도전 ···· 328

제 10 장 TRS-재난무선통신망 TRS-Disaster Radio network • **335**

[1] TRS 통신시스템 ———— 335
1. TRS 개요 ···· 335
2. 응급의료 TRS 구축 목적 ···· 336
3. TRS 구성 ···· 337
4. TRS 특성 ···· 337
[2] 재난무선통신망 운영 ———— 339
1. TRS 지령망 운영 ···· 339
2. TRS 단말기 운영 ···· 341

그림 목차

그림-1. 전국 응급의료정보센터 분포도 ······ 46
그림-2. 응급의료정보센터의 업무도 ······ 54
그림-3. 응급의료정보시스템 구성도 ······ 55
그림-4. 응급의료 체계도 ······ 178
그림-5. OCS 구성도 ······ 219
그림-6. OCS 흐름도 ······ 219
그림-7. PACS 구성도 ······ 230
그림-8. 병원정보시스템(HIS) 구성도 ······ 238
그림-9. 발주 작업 프로그램 ······ 240
그림-10. 외래환자 흐름도 ······ 241
그림-11. 조제 정보관리 프로그램 ······ 242
그림-12. 약품코드 프로그램 ······ 243
그림-13. 의약품 정보관리 프로그램 ······ 244
그림-14. EMR 구성 ······ 252
그림-15. 전자문서교환방식으로 송·수신하는 정보통신 서비스 시스템 ······ 257
그림-16. 건강보험 WEB EDI 서비스 구성도 ······ 262
그림-17. 처방전달 시스템 개념 구성도 ······ 264
그림-18. 법정전염병 및 예방접종 후 이상 반응 보고체제 ······ 264
그림-19. 의사중심 법정전염병 발생 보고체제 ······ 265
그림-20. NEDIS 시스템 개요 ······ 268
그림-21. NEDIS 등록체계 구성도 및 활용 ······ 270
그림-22. 표준등록체계 업무흐름도 ······ 273
그림-23. 심정지 등록체계 업무흐름도 ······ 274
그림-24. 중증응급등록체계 업무흐름도 ······ 276
그림-25. 중증응급질환별 입력항목 ······ 277
그림-26. 이송정보 시스템 업무흐름도 ······ 280
그림-27. 이송정보 시스템 구성도 ······ 282
그림-28. 지역응급의료기관 진료가능정보 ······ 283
그림-29. 응급의료기관 진료가능여부 입력화면 ······ 283
그림-30. 환자상태정보 조회 ······ 284
그림-31. 구급출동 및 환자발생 구급정보 조회 ······ 285
그림-32. 환자상태 및 구급일지 이송정보 조회 ······ 285
그림-33. 중증응급환자 실시간 모니터링 체계도 ······ 287

그림-34. 응급의료정보공유 및 활용체계도 ········ 288
그림-35. 질환 / 수술별 비상진료 정보제공상황판 ········ 288
그림-36. 의료자원정보 상황판 ········ 290
그림-37. 광주·전남 지역의 병상정보 상황판 ········ 290
그림-38. 응급의료기관 진료과목 상황판 ········ 291
그림-39. 응급의료정보시스템 자료흐름도 ········ 292
그림-40. 응급의료정보시스템 구성도 ········ 293
그림-41. medi-info 신청과 다운로드 및 입력화면 ········ 294
그림-42. medi-info 메시지 전송시스템 ········ 295
그림-43. 지역별, 분야별 메디인포 접속현황 ········ 296
그림-44. 원격의료 시스템 구성도 ········ 307
그림-45. 원격의료 흐름도 ········ 308
그림-46. u-Health의 발전과정 ········ 314
그림-47. u-Health 서비스 구성도 ········ 319
그림-48. u-Health 시스템 주요기술 ········ 320
그림-49. u-Health 서비스 응용 ········ 322
그림-50. u-응급서비스 및 u-방문간호서비스 ········ 323
그림-51. 산업장 및 꿈나무 u-건강관리 서비스 ········ 325
그림-52. 응급시계 통신시스템 구성도 ········ 325
그림-53. 119 자동신고 시스템 ········ 327
그림-54. TRS 서비스 활용도 ········ 336
그림-55. TRS 운영방식과 통화그룹 구성도 ········ 336
그림-56. TRS 구성도 ········ 337
그림-57. TRS 랙 구성도 ········ 340
그림-58. TRS 콘솔 ········ 340
그림-59. TRS 지령프로그램 ········ 341
그림-60. TRS 단말기와 이용방법 ········ 341

표 목차

표-1. 응급의료와 관련된 정책 및 제도 변천 ······ 21
표-2. 미국의 응급의료요원 및 교육시간 ······ 27
표-3. 응급의료체계의 구성 ······ 30
표-4. Glasgow Coma Scale ······ 33
표-5. Trauma score의 산출법 ······ 34
표-6. CRAMS Scale ······ 36
표-7. 인명구조술의 분류 ······ 36
표-8. 이송차량 분류 ······ 41
표-9. 응급의료정보센터의 연혁 ······ 51
표-10. 전국응급의료지정기관 등 현황 ······ 52
표-11. 전국응급의료정보센터 운영실적 ······ 54
표-12. 특수구급차에 갖추어야 하는 통신장비의 기준 ······ 202
표-13. 의무기록서식과 의무기록에서의 정보시스템 ······ 249
표-14. NEDIS 목적 ······ 269
표-15. NEDIS 구축단계별 사업내용 ······ 271
표-16. 환자의 표준등록체계 입력항목 및 통계 ······ 272
표-17. 심정지 등록체계 Ver 2.0 항목 ······ 275
표-18. 원격의료 환자특성 ······ 299
표-19. 원격의료시스템 특성과 현황 ······ 300
표-20. 원격의료 정보신호 ······ 303
표-21. u-Health 관련 주요 시범서비스 ······ 324
표-22. TRS 중계기 비교표 ······ 338
표-23. TRS 단말기 비교표 ······ 339

PART 01

응급의료통신

응급의료체계 Emergency Medical Service System : EMSS 01 CHAPTER

응급의료정보센터 Emergency Medical Information Center : EMIC 02 CHAPTER

응급의료전화상담원 Emergency Medical Dispatcher : EMD 03 CHAPTER

통신과 정보 Communication and Information : C & I 04 CHAPTER

CHAPTER

01

응급의료체계

Emergency Medical Service System : EMSS

① 개요

질병양상의 변화와 각종 사고의 증가로 응급의료에 대한 수요가 폭발적으로 증가하였다. 1979년 대한의학협회 주관하에 서울시내의 병원과 의원을 분류하여 '야간구급환자신고센터'를 정하여 운영한 것이 우리나라 응급의료체계의 첫 시작이라 할 수 있다. 그 이후로 1982년의 119구급대 운영 시작, 1989년 대한응급의학회 창립 등 일련의 과정을 거치면서 2000년 7월 응급의료에 관한 법률이 개정되어 현재에 이르고 있다. 중앙응급의료센터는 응급의료 종사자에 대한 교육·훈련 지침 개발과 교육실시, 권역응급의료센터간의 업무 조정, 대량재해 등의 발생 시 신속하고 적절한 응급치료를 받을 수 있도록 응급의료 지원을 목적으로 2000년 7월 31일 설립되었다. 응급의료는 국민의 생존권을 보장하기 위한 기본적이고 공공성이 높은 보건의료 서비스이다. 중앙응급의료센터는 모든 국민의 성별, 연령, 민족, 종교, 사회적 신분 또는 경제적 사정 등을 이유로 차별 받지 아니하고 응급의료를 받을 권리(응급의료에 관한 법률 제3조)를 보장하기 위해 응급의료체계의 중앙 사령탑으로서 기획, 조정·통제의 역할을 수행하고 있다.

1. 응급의료체계의 역사적 배경

문헌상의 기록은 없으나, 나폴레옹 시대에 의무참모였던 Larry와 Parcy 등이 의료행위를 할 수 있는 인력과 마차를 전쟁터에 투입함으로 많은 효과가 있었으며, 이를 현대적인 의미의 응급의료체계(Emergency medical service system)의 시작이라 할 수 있다.

외상환자의 골절부위에 대한 고정술 개념의 도입으로 1차 세계대전 당시 단순 대퇴골 골절환자의 사망률이 60%에서 10%선으로 급격히 감소하게 할 수 있었으며, 이후에는 현장에서의 수액요법, 현장수혈 등이 적용되었다.

초기에는 선진외국에서도 마차를 구급수단으로 이용하였으며, 별도의 구급차 후송업무가 없어 1950년대까지 미국에서도 장의 사업을 하는 사람들이 장의차와 구급차를 공용으로 이용하여 후송을 하던 시절이 있었다.

1960년대 이후 미국, 독일, 프랑스 등 대부분의 선진국에서 국가적 지원으로 응급환자를 위한 별도의 조직을 운영하게 되었다. 우리나라는 80년대에 이르러서 공공개념의 응급이송개념이 시작되었다. 1979년에 서울지역에서 서울시 의사회가 주축이 되어 응급환자를 위한 당직병원을 지정하였다. 1982년 초반에 내무부 소방국 산하의 119구급대가 결성되어 공공개념의 응급의료 이송체계가 운영되게 되었다. 1986년 아시안 게임 1988년 서울올림픽 등 국제경기의 유치로 별도의 대회를 위한 응급의료망이 구성되었고, 이를 토대로 1989년 후반부터 우리나라에도 응급의료체계의 구성이 구체화되기 시작하였다.

1991년 이후 몇 차례의 대형참사로 인해 정부에서는 1994년 1월 응급의료법을 특별법으로 제정하고 응급구조사 양성과 응급의료기금을 법제화함으로서 우리나라도 이제 본격적인 응급의료체계의 구축단계에 돌입하였다.

1991년 7월에는 전국을 11개의 진료권으로 나누고, 응급의료 신고망이 1339응급의료정보센터(당시 129응급환자정보센터)를 중심으로 구성되었다. 1339정보센터는 전국 권역응급의료센터 16개소, 전문응급의료센터 4, 지역응급의료센터 및 지정병원 430개소 등을 지정하여 통신망이 구성되었고 각 시·도 소방본부와 응급환자이송단, 응급의료기관 등 무선통신망과 정보시스템으로 환자를 이송하였다.

그 후 잦은 대형사고와 통합통신망의 부재로 소방방재청에서 2005년 국가종합 무선통신망 구축을 위한 Tetra 방식의 TRS 시범사업이 시행되었으나 감사원 감사결과 전면 중단되어 현재 iDEN 방식의 TRS (Trunked Radio System) 국가재난통신망으로 운영되고 있다.

2. 응급의료체계의 발달사

우리나라 응급의료체계의 연혁 및 관련정책 발달사는 표-1과 같다.

표-1. 응급의료와 관련된 정책 및 제도 변천

년 도	내 용
'70년대	소방에서 화재현장 응급환자 이송
1979	야간구급환자신고센터 운영지침(내무부훈령 제595호)
	대한의학협회 주관으로 야간구급환자 신고센터 운영
1980	119구급대 운영 시작(대전소방서)
1982	내무부(제716호)와 보사부(447호) 공동훈령 제정
1983	구급업무를 소방기본업무로 법제화(소방법 개정)
1989	소방구급활동 요강(내무부 예규제정)
	응급의학과 개설 및 전공의 수련시작
	대한응급의학회창립
1991	응급의료관리운영규칙공포, 전국 11개 응급환자정보센터 개소
1992	구급대편성·운영등에 관한 규정 제정(내무부예규)
1993	응급구조사 양성 시작
1994	응급의료에관한법률공포 및 제정
1995	구조대및구급대의 편성·운영등에관한규칙(행자부령 제296호)
	응급의료에관 법률 및 시행령 시행, 1급 응급구조사양성 학과 신설, 환자이송 업무 소방본부로 이관(119, 129 → 119)
1997	응급환자정보센터 접수전용번호변경(129를 1339로)
	한국응급구조학회창립
1999	응급의료정보시스템이 인천센터에서 시범 구축
2000	응급의료에 관한 법률 개정
	응급환자정보센터를 응급의료정보센터로 개칭
	응급의료정보센터를 대한적십자사에서 각 권역응급의료센터로 이관
	국립의료원 중앙응급의료센터 지정(보건복지부장관)
	EMIS(Emergency Medical Information System 응급의료정보시스템)응급의료정

	보시스템이 전국으로 확산 구축
2003	응급의료기금의 확대로 응급의료체계 활성화
2005	NEDIS(National Emergency Data Information System 국가응급환자진료정보망) 구축 운영
2008	응급의료에관한법률일부개정 : 구호자보호법
	NAIS(National Ambulance Information System 국가응급의료이송정보망) 구축 운영
2010	국립의료원이 국립중앙의료원으로 법인화
2011	중증환자 진료가능 질환별 정보 상황판 운영

3. 설립근거 및 주요사업

응급의료체계는 '응급의료에 관한 법률 제25조 (중앙응급의료센터) ① 보건복지부 장관은 응급의료에 관한 다음 각 호의 업무를 행하기 위하여 의료법 제3조의 규정에 의한 종합병원(이하 "종합병원"이라 한다)중에서 중앙응급의료센터를 지정할 수 있다.'는 법적인 설립근거가 있으며, 주요사업은 응급의료관련 연구 및 정책개발 지원, 응급의료기관 등에 대한 평가 및 질 향상 활동 지원, 응급의료에 관한 각종 지침 등 자료개발, 중앙응급의료위원회 운영 및 활동 지원, 응급의료종사자에 대한 교육 및 훈련, 각 권역응급의료센터간의 업무조정 및 지원, 1339응급의료정보센터 지원 및 지도감독, 응급의료 정보통신체계 구축 및 운영, 대형재해 등의 발생 시에 응급의료관련 업무의 조정 및 지원 등이다.

② 응급의료의 단계

불의의 사고나 질병 시 신속한 응급처치 및 병원진료를 통해 응급환자의 신체나 생명에 대한 중대한 위협을 예방 또는 감소시킬 수 있도록 응급환자의 병원 전 처치체계, 신속한 이송체계, 병원진료체계와 각 체계를 연결시키는 통신체계의 유기적인 연결체계를 말한다. 응급의료체계는 각각 나누어져 있는 별도의 기관을 연결하는 유기적인

체.계로서 상호간의 유기적 연관성이 가장 큰 특징이라 할 수 있다. 또한, 응급의료체계는 사고예방에서부터 재활까지를 포함한다고 할 수 있다.

1. 병원 전 처치단계

응급환자의 신고에 따라 즉시 환자의 상태에 따른 구급처치, 구급차 출동, 병원선택 등 적절한 서비스를 제공하는 단계로 응급환자의 발생 시 신고체계, 현장처치와 적절한 이송병원 선정을 위한 의료정보 관리체계가 필수적인 구성요소이다. 응급구조사는 현장에서 응급처치를 시행하여 환자상태를 안정시켜야 한다.

우리나라의 경우 신고, 이송 부문에서는 1339정보센터와 119구급대에서 담당하고 있다. 1339정보센터는 각 병원의 응급의료관련 정보를 체계적으로 수집, 관리하여 환자의 상태에 따라 적절한 병원을 선정하고 병원전 진료를 위한 전문 접수 담당 인력으로 응급구조사 자격자를 선발 운영하고 있으며 현장응급처치지도를 위해 1339정보센터 의료지도의사는 구급대원에게 전문 의료상담을 해주고 있다. 병원 전 단계의 응급처치는 원칙적으로 의료행위로서 의사의 고유영역이므로 이를 해결하기 위해서 1339정보센터 의료지도의사의 적극적인 의료지도가 요구되고 있다. 즉, 환자가 발생한 현장에서부터 응급처치를 시행하는 단계이다.

2. 이송단계

응급환자를 현장에서 병원까지 이송하는 단계로 구급차 등의 출동 등 이송 교통체계와 이송 중 응급처치체계, 구급차와 병원·현장과의 통신연결체계 등이 필수적인 요소이다.

우리나라의 경우 119구급대와 민간 이송업체에서 담당하고 있으며 이송 중의 응급처치를 위한 구체적인 업무지침을 마련하고 있다. 119구급대에서는 구급차 출동으로 현장응급처치를 실시하여 환자를 이송하고 있으며 또 구급차 운행기관인 응급환자이송단, 보건기관, 의료기관의 구급차를 통해 환자의 이송이 이루어지고 있다. 이송수단별은 지상이송(대부분의 환자가 이용), 수상이송(도서벽지 등), 항공이송(산간벽지나 섬 지역의 환자 이송시) 등이 있다.

3. 병원진료단계

응급환자가 병원에 이송되어 의료진에 의한 적절한 전문 진료를 받는 단계로 진료를 위한 인력, 시설, 장비를 필요로 한다.

우리나라의 경우 각 지역별 응급의료체계 구성을 위해 전국 12개 지역에 권역별 응급의료센터를 건립 운영하고 있다. 권역별 응급의료센터는 각 지역 내 거점병원과 연결하여 응급중환자의 집중, 전문치료와 지역내의 재난관리체계, 이송체계를 수행하도록 하는 등 각 지역 내 응급의료체계의 중심적인 기능을 담당하고 있다. 또한, 화상, 외상 등에 관한 특수 전문병원을 지정, 운영하고 있다. 이러한 3단계가 원활히 이루어지기 위해서는 응급의료체계의 구성요소들이 필요하다.

4. 통신체계

정보소통을 담당하는 응급의료 통신체계는 응급의료서비스체계 내에서 응급의료의 도움을 받기 위한 신고의 접수와 관리를 하는 응급의료 전화상담원(Emergency Medical Dispatching), 응급의료통신의 적절하고 효과적인 기능을 위해 전문적인 훈련을 받고 일정의 응급의료지식이 있는 공공안전 통신관리자, 혹은 응급통신 관리자의 서비스를 제공하기 위해 시민들의 요청으로부터 일련의 과정을 통해 환자를 수용할 수 있는 기관에 대해 병원전 응급의료 종사자들에게 지시를 내리는 기관인 응급의료정보센터(EMIC), 종합방재센터(Emergency Opera-tions Center) 등과 각종 통신기기, 설비 등의 통신시설이 있다.

이러한 통신기기와 설비들은 각 단계의 유기적인 연결을 위한 유무선의 통신망으로 정보센터(1339)와 구급차(119)와 사고현장, 1339정보센터와 119구급차와 사고현장, 현장과 병원, 병원과 병원을 잇는 응급의료체계내의 혈액과 같은 기능을 수행한다.

우리나라의 경우 통신체계 개선을 위해 기존의 1339정보센터를 중심으로 각 병원간, 병원과 구급차간, 1339정보센터와 병원, 1339정보센터와 응급환자 이송단 등 구급차간 통신체계를 유지하고 1339정보센터와 119구급대와 병원, 사고현장 등 유기적인 통신망 활용의 협조가 필요하다.

3 응급환자의 정의 및 특징

1. 정의

응급의료법 제2조 1항에 명시된 바에 의하면 "질병, 분만, 각종사고 및 재해로 인한 부상이나 기타 응급상황에서 즉시 필요한 응급처치를 받지 아니하면 생명을 보존할 수 없거나 심신상의 중대한 위해가 초래 될 것으로 판단되는 환자"라고 정의하며, 현재의 개념은 "환자나 보호자가 느끼기에 즉시 의료적인 처치가 필요한 모든 환자"이다.

응급의료체계로 도움을 요청하거나 응급실에 내원하는 모든 환자는 1차적으로 응급환자라고 정의할 수 있다. 의사, 간호사, 응급구조사 등의 응급의료요원들이 이들 환자에 대한 1차 응급처치의 필요성 여부를 결정하는 순간부터 응급환자를 2가지 부류로 나눌 수 있다.

첫째, 당장 응급처치를 시행하지 않으면 생명의 보전이 어려워 숙련된 심폐소생술을 적용해야하는 위급한 환자

둘째, 일반적인 응급처치를 시행할 수 있는 여러 종류의 다양한 비응급환자 등이다.

대부분의 응급환자 통계에서는 전체 환자의 10%내외가 진정한 의미의 응급환자이고, 나머지 환자는 경증환자나 급하지 않은 경우라고 보고되고 있다. 의학분야의 세분화로 인하여 환자와 전문의와의 의료적 연결에 많은 시간이 소요되면서, 환자가 내원하여 입원이 결정되기 까지는 많은 시간이 지연되고 있다. 따라서 환자상태를 전체적으로 파악하는 의학분야가 필요하게 되었다. 즉, 기존의 임상의 수련방식과는 다른 새로운 전문 의료진의 양성이 필요하게 되었다.

2. 특징

응급환자의 특성은 현장 목격자, 가족, 또는 환자 자신에 의해 결정되는데 만성적인 질환과 급성질환은 증상과 징후가 다르게 나타난다. 만성적인 질환은 주로 내과적 질환의 근본적인 원인이나 증상, 징후가 나타나며, 급성질환은 외상과 출혈을 비롯하여 호흡기계와 순환기계, 소화기계, 근골격계, 비뇨생식기계 그리고 신경계 등에서 특징적인 증상과 징후가 나타난다.

4 응급의료와 응급처치

1. 응급의료의 범위

응급환자의 응급증상 또는 응급증상에 준하는 증상의 악화 방지를 위하여 행하여지는 상담, 구조, 이송, 응급처치 및 진료 등의 행위가 응급의료의 범위이다.

2. 응급의료와 응급처치의 관계

응급의료란 '응급환자의 발생부터 생명의 위험에서 회복되거나 심신상의 중대한 위해가 제거되기까지의 과정에서 응급환자를 위하여 행하여지는 상담ㆍ구조ㆍ이송ㆍ응급처치 및 진료 등의 조치'를 말하며 이러한 '응급환자에게 행하여지는 기도의 확보, 심장박동의 회복 기타 생명의 위험이나 증상의 현저한 악화를 방지하기 위하여 긴급히 필요로 하는 처치'를 응급처치라고 한다. 즉 돌발사고나 질병이 발생하였을 때 병원에서 전문적인 치료를 받기 전까지 응급구조사가 기도의 확보, 심장박동의 회복 그 밖에 생명의 위험이나 증상의 현저한 악화방지를 위하여 응급환자에게 긴급히 행하는 조치이다. 응급처치는 일반적으로 타인에게 실시하는 것이지만 상대가 본인이나 가족인 경우에는 곧 자신을 위하는 일이 된다. 응급처치의 중요성은 다음과 같다.

(1) 응급환자의 생명을 구하고 현 상태를 유지하며 악화를 예방할 수 있다.
(2) 환자의 고통을 경감시켜 줄 수 있다.
(3) 회복기간과 입원기간을 단축 시켜줄 수 있다.
(4) 의료비 지출을 경감할 수 있다.

5 응급의료체계 구성요소

응급의료체계의 구성요소는 국가마다 당면한 의료환경의 변화에 따라 달리할 수 있으며 운용 후 평가분석을 통해 특정 구성요소를 보강하거나 강조될 수 있으나, 크게 병원전 구성요소와 병원 구성요소로 이루어진다. 우리나라의 경우 구성요소에 대한 법적인 기준은 없고 응급의료기본계획의 수립을 위한 항목을 통하여 응급의료인력, 교육훈련, 응급의료기관, 환자이송체계, 응급의료정보통신체계, 응급의료기금 등이 응급의료의 필수적인 구성요소임을 추정할 수 있다. 미국의 경우 의회에서 응급의료체계법(Emergency Medical Service System Act : EMS act)을 제정(1973년)하였으며 응급의료체계가 구축되기 위한 구성요소를 다음과 같이 15가지로 정하고 있다.

1. 인력(manpower)

최초반응자(First Responder), 응급구조사, 응급의학의사 및 응급전문 간호사 등이 있다.

2. 훈련(training)

응급의료에 관한 자격과 면허 등 수준에 맞는 교육훈련 프로그램의 개발과 지속적인 교육훈련 그리고 시행한 교육훈련에 대한 평가분석과 도출된 개선사항의 적용 등이 환류(feedback)되어야 한다. 미국의 응급의료 인력형태와 교육시간은 표-2와 같다.

표-2. 미국의 응급의료요원 및 교육시간

인력의 형태	교육시간	비 고
■ First Responder	20 ~ 40	타직종 근무
■ EMT-A(Basic)	81 ~ 140	직업적 근무, 지방에는 자원봉사자를 이용
■ EMT-I(Intermediate) EMT-D(Defibrillater) EMT-I(I.V)	110 ~ 1,000	
■ EMT-P(Paramedic)	1,000이상	대량구호시 분류관 역할

3. 통신(communications)

현장단계, 이송단계, 병원 진료단계 등 모든 영역에 필수적인 정보망으로써 응급환자 발생신고, 신고접수 및 전화상담 그리고 의료지도의 원활화를 목적으로 한다.

4. 이송(transportation)

병원전(out-of-hospital) 이송수단, 병원간(interfacility) 이송수단, 원거리(long-term) 이송수단으로 대별된다. 이송수단은 모든 교통기관이며 응급의료서비스 체계에서는 구급차, 구급헬기, 구급보트 등이 활용되고 있다.

5. 응급의료기관(facilities)

응급의료기관(예; 병원)은 법에서 정하는 규정에 의해 응급실을 갖추고 24시간 응급환자를 진료할 수 있는 인력, 시설, 장비를 보유하여야 하며 모든 응급의료시설을 말하며 단계별 응급의료기관을 지정할 수 있다.

6. 전문처치기관(critical care units)

중증외상, 화상, 독극물, 뇌졸중, 소아응급, 심혈관질환 등 특수질환이나 손상환자를 위한 전문응급의료기관이다.

7. 공익안전단체(public safety agencies)

소방, 경찰, 전기, 수도, 가스 등 긴급신고에 따라 출동체계를 갖춘 공공기관이다.

8. 소비자 참여(consumer participation)

응급의료에 관한 의사결정에 응급의료의 발전과 관리에 공헌하기 위해 수혜자인 소비자가 참여하는 것을 말한다.

9. 처치평가(access to care)

응급환자는 경제적, 지역적, 환경적 여건에 차별없이 응급의료서비스에 의한 처치평가를 받을 수 있어야 한다.

10. 환자운반(patient transfer)

응급환자의 급성 발병질환을 치료할 수 있는 적정한 응급의료기관으로 이송되어야 한다.

11. 표준화된 기록관리(coordinated patient-record keeping)

응급환자의 발생으로부터 응급의료기관에서의 치료를 마칠 때까지의 기록관리가 표준화되어 퇴원 후 재활 등의 치료에 도움이 될 수 있도록 활용되어야 한다.

12. 대중에 대한 정보제공과 교육(public information and education)

일반 국민 모두를 대상으로 응급의료서비스의 이용을 위한 올바른 접근법 및 구급대가 도착하기 전까지의 응급처치 요령과 예방 가능한 외상 및 질병에 대한 교육을 실시하고 이에 대한 정보를 제공하여야 한다.

13. 체계검토와 평가(review and evaluation)

응급의료서비스의 모든 구성요소에 대한 응급의료수행의 의무와 적절성, 그리고 비용대비 효율성에 대한 질 평가 및 질의 개선활동이 정기적으로 이루어져야 한다.

14. 대량재해관리(disaster plan)

다수의 응급환자 발생에 대비하는 비상진료체계 사전계획을 수립하고 주기적 훈련과 교육을 실시하여야 한다.

15. 상호부조(mutual aid)

해당 지역의 응급의료자원으로 해결할 수 없는 재난 및 대형사고의 발생에 대비하여 사전에 인접한 지역 또는 재난관련 기관과 재난사고의 상호협조를 위한 협정서 등을 체결하여 인적 물적 자원을 제공받을 수 있어야 한다.

6 응급의료체계의 활동단계

1. 개요

병원전 처치단계(prehospital phase), 병원 응급실 단계(hospital ER phase), 수술실과 중환자실 단계(OR/ICU phase)로 나눌 수 있다.

국내의 현 실정은 병원 전 처치 단계(prehospital phase), 즉 제 4 단계까지의 조직이 미약한 상태로서 환자가 병원에 도착해야만 치료가 시작된다는 개념의 변화가 선행해야만 응급의료 처치가 본격적으로 시행될 수 있을 것이다. 병원 전 처치단계가 원활하기 위해서는 응급실에서의 신속한 치료와 수술, 충분한 중환자실의 확보, 각 병원의 전문화도 필요하다.

표-3. 응급의료체계의 구성

1. 목격자에 의한 환자발견과 기본처치	2. 응급전화에 의한 응급의료체계의 반응
3. 응급의료요원에 의한 현장처치	4. 응급의료요원에 의한 전문인명구조술과 이송
5. 응급실에서의 응급처치	6. 수술실에서의 수술적 처치
7. 중환자실에서의 집중처치	8. 조직의 구성 및 토론
9. 계획수립, 교육, 평가	10. 연구(Research)

2. 세부사항

(1) 응급환자 발생빈도

응급환자 발생률은 인구 100명당 도시지역에서는 1년에 4건, 시외지역에서는 6건으로 보고되고 있으며, 1개의 응급의료정보센터가 담당할 수 있는 주민의 수는 100만명이 적당하다고 하였다. 즉 1개의 응급의료정보센터가 해결할 수 있는 응급환자 발생은 1년에 6만 건 정도가 적당하다고 하였다. 우리나라의 경우는 사고환자가 매년 5 ~ 11% 정도 증가하고 있으며, 연간 사망자수는 약 25만 명 정도이다.

사인은 순환기계 질환(뇌혈관, 심혈관 질환), 암, 각종사고 등 40대 이하의 연령층에서는 불의의 사고가 사망원인의 1순위로 되어있다. 내과적 질환과 노인성 질환이나 심장병, 고혈압 같은 수명과 문화수준에 비례하는 질환이 점차 증가하고 있으며, 이러한 질환들은 모두 응급의료의 도움이 시급한 질환이다.

(2) 응급처치의 시간 척도

1) 출동시간(mobilization time) : 중환자의 신속한 처치효과를 측정하기 위한 시간적 척도로 환자의 발생 신고로부터 전문 치료팀이 출동을 시작할 때까지 소요되는 시간이다.
2) 반응시간(response time) : 전문치료팀과 장비가 대기장소에서 출발하여 환자가 있는 장소까지 도착하는데 소요되는 시간이다.
3) 현장처치시간(stabilization time) : 현장에서 환자를 이동시킬 수 있도록 안정시키는데 소요되는 시간이다.

외국의 경우 출동시간과 반응시간을 합하여 도시지역에서는 5분 이내, 시외지역은 10분 이내로 하는 응급의료체계를 구성하고 있다. 또한 현장처치시간을 최소화하기 위하여 각각의 역할을 달리하는 여러 형태의 이송인력을 구분하여 배치하고 있다.

(3) 응급구조사의 의료통제(Medical control)

의료행위의 최종책임자는 의사이므로 응급구조사의 치료행위는 의사들의 간접의료지도와 직접의료지도에 의해 이루어져야 한다.

1) 간접의료지도(indirect medical control) : 일반상황에 따른 사전훈련과 지침에 따라서 응급치료를 할 수 있으며, 이는 의사의 직접적인 지시가 없이도 치료를 시행 할 수 있다.
2) 직접의료지도(direct medical control) : 지침서(protocol)에 제한된 지시나 그 이상의 치료는 의사와는 무선통화를 통하여 직접 지시를 받아 시행한다.

활동 중에 일어난 상황들을 모두 기록하고 녹음으로 남겨서 이를 검토하여 교정할 부분을 찾아내어 새로운 지침서 작성에 반영하는 것도 간접적 통제의 한 형태이다. 지침서 작성 시 고려해야 할 사항으로는 발생 가능한 여러 위급한 상황에 따른 구분이 필요하고, 때에 따라서는 외국인의 응급처치활동에 필요한 번역작업이 필요한 경우도 있다.

(4) 구조활동(Rescue operation)

응급환자에 대한 병원외부에서의 모든 의료행위를 응급활동이라 할 수 있지만, 의료적인 개념으로는 응급활동과 환자를 위험한 장소에서 안전한 장소로 이동시키는 구조활동으로 구분된다. 구조를 기다리는 각종 사고현장은 계속적으로 위험한 상황이 진행될 수 있는 곳이며, 높은 건물이나 벼랑 등에서는 응급의료를 시행할 수 없으므로 일단 평지로 환자를 이동해야만 한다. 이러한 위험한 상황에서 환자를 이동시키는 작업을 구조활동이라 한다.

항공, 육상, 해상 등 각종 긴급한 상황에 대한 별도의 구조 팀을 양성하여야 하며, 반드시 자신의 안전을 확보한 후에 치료를 위한 응급활동이 이루어져야 한다.

(5) 환자 분류방법-외상수치(Injury severity score)

응급환자를 신속하고 정확하게 분류할 수 있는 방법이 있어야만 적절한 병원으로 이송하는 결정이 용이하고, 공통된 분류방법이 있어야만 응급의료체계의 효과를 측정할 수 있다. 응급환자의 의식수준을 정하는 방법으로는 의식상태, 언어반응, 운동반응 등을 점검하는 GCS(Glasgow Coma Scale)(표-4)을 가장 많이 이용하고 있으나 방법이 어려워 현재에는 AVPU척도를 많이 이용하고 있다.

외상의 정도는 해부학적인 분류법과 생리학적인 분류법이 있으며, 대표적으로 많이 이용되는 방법으로는 Injury Severity Score, Trauma Score(표-5), CRAMS Scale(표-6) 또는 이들의 복합이나 개정방법 등이 있다. 이러한 외상수치를 사용함으로서 환자의 중증도가 빨리 분류되고, 중증도에 따른 이송할 병원의 등급선정이 쉬어지는 것이다.

또한 미국의 경우 병원을 처치능력에 따라 등급을 나눈다. 운영기준 및 의무를 정해서 환자 중증도 별로 이송할 병원을 적절히 선택하고 효과적인 응급처치가 가능하게 하고 있다.

■ Injury Severity Score(ISS)

신체를 6부위로 나누어 각 신체부위의 손상별 중증도를 표시한 AIS(abbreviated injury scale)을 산정한다. 그 다음 6부위 중 중증도가 심한 순서대로 나열하여, 이 중 중증인 상위 3부위의 AIS점수를 선택한다. 이 3부위 AIS 점수의 자승값의 합이 ISS이다.

표-4. Glasgow Coma Scale

관찰 항목	환자반응도		점수
	자발적으로 눈을 뜬다.	GCS에 중증도판정	4
개안	이름을 부르면, 눈을 뜬다.	GCS 8↓	3
정도	통증자극에 눈을 뜬다.	GCS 9 ~ 12	2
	전혀 눈을 뜨지 않는다.	GCS 13 ~ 15	1
언어 소통	질문에 정확한 답변을 구사 질문에 적합하지 않은 답변 질문과 무관한 엉뚱한 소리 말이 되지 않는 괴성을 지름 전혀 소리를 내지 않는다.	Alert(의식이 명료) Response to verbal order (언어 지시에 반응) Response to pain(통증자극에 반응) Unresponse(통증자극에 무반응)	
운동 기능	지시에 정확한 행동 통증자극을 주면 행동 통증자극을 뿌리치는 단순행동 자극을 주면 비정상적으로 사지굴절	GCS에 따른 환자의 예후 8점 ↑ 94% 양호 5,6,7 50% 양호 5,6,7 20% 양호 5,6,7 점점 8↑ 80% 4점 ↓ 10%	6 5 4 3 2
GCS 점수	개안정도+ 언어소통+운동기능	표 Glasgow coma scale	3~ 15

예) Head & neck : AIS 2 Face : AIS 1 Thorax : AIS 3

Abdomen : AIS 3 Extremity : AIS 2 External : AIS 4

이 경우 AIS가 4, 3, 3, 2, 2, 1이므로 ISS = $4^2 + 3^2 + 3^2 = 34$점이다. 그러나 ISS는 정확한 검사소견 혹은 수술후의 결과를 알아야 산출되므로, 응급환자의 초기 중증도 판정에는 사용되지 않으며, 다만 생존율 혹은 향후의 예후를 추정하는 데 많이 사용되고 있다. 특히 각 병원마다 적정진료(quality assurance) 수준을 평가하는데 이용되고 있다.

표-5. Trauma score의 산출법

항 목	소 견	점 수
1. 수축기 혈압	90mmHg 이상 70 ~ 89mmHg 50 ~ 69mmHg 0 ~ 49mmHg 맥박 없음	4 3 2 1 0
2. 분당 호흡수	10 ~ 24/min 25 ~ 35/min 36/min이상 1 ~ 9/min 호흡 없음	4 3 2 1 0
3. 호흡근육의 기능	정상 수축력 없음	1 0
4. 모세혈관 재충혈	정상(3초 이내) 지연(3초 이상) 재충혈 되지 않음	2 1 0
5. Glasgow coma scale	14 15 11 ~ 13 8 ~ 10 5 ~ 7 3 ~ 4	5 4 3 2 1
외상점수	1+2+3+4+5	1~16

(6) 적정 진료평가(Quality sassurance)

응급처치의 효과를 증대시키기 위해서는 각종 형태의 적정 진료평가를 통하여 지속적으로 평가해야 한다. 응급구조사의 활동지침으로 되어 있는 각종 현장처치의 지침서 개발, 검토, 교정 등에 응급의료진이 적극적으로 참여하여 문제점을 개선해야 한다. 현장상황의 자료를 전산으로 처리하고, 응급상황에서 진행하는 내용을 녹음하여 보관하며, 여기서 발생하는 문제점을 분석하고 책임소재를 밝히는 데에도 이용한다. 응급실에서도 각종 응급 임상검사의 정확도와 소요시간, 환자의 전문적 처치에 소요된 시간 등을 분석하고, 의료 인력의 활동을 검사하여 지적되는 모든 문제점을 교정하는 것이 필요하다.

(7) 인명구조술(Life support)

미국의 경우 법적으로 교육과정에 최소한의 제한을 두며, 교육을 충분히 하였을 경우에는 자격을 인정하여 인력을 활용할 수 있도록 하고 있다. 교육과정 중에서 가장 기본이 되는 것은 인명구조술이며, 이를 난이도에 따라 기본인명구조술(BLS : Basic Life Support)과 전문인명구조술(ALS : Advanced Life Support)로 나누어 교육하고 있다.

응급의료체계에 종사하는 사람 중 비교적 간단한 환자의 이송만을 담당하는 인력의 필수 교육과정이지만 일반인에게도 교육하여 치료의 효과를 상승시키고 있다.

인명구조술의 기준이 되는 표준지침 제성하였으녀 3~6년마다 개정히여 발표하고 있다. 1980년대 후반부터 심장에 대한 것과 외상에 대한 것을 분리하여 교육하고 있다. 전문인명구조술은 심장병, 외상, 소아 등의 전문분야에 따라서 분류될 수 있고, 이를 분야별로 전문적으로 교육하고 있다(표-6).

국내에서는 아직 미국심장학회에서 조정하고 있는 교재를 참고하여 일부 의료계에서 이를 시행하고 있지만 각 분야별, 병원별, 각 임상과별로 각각 교육을 시행하고 있으므로 표준화된 교재의 완성과 교육을 통괄하는 기관의 설정이 요구되고 있다.

표-6. CRAMS Scale

순환	모세혈관 재충혈이 3초 이내, 혈압이 100mmHg 이상	2
	모세혈관 재충혈이 3초 이상, 혈압이 85이상 100mmHg미만	1
	모세혈관 재충혈이 안되거나 혈압이 85mmHg미만	0
호흡	정상적인 호흡	2
	비정상적이거나 얕은 호흡	1
	호흡이 없음	0
복부	복부나 흉부에 압통이 없음	2
	복부나 흉부에 압통이 있음	1
	복부강직이나 연가양 흉부(flail chest)가 있음	0
운동	정상적으로 움직임	2
	통증에만 움직임	1
	대뇌제거 경직이나 무반응	0
언어	정상적인 언어능력	2
	부적절한 대화	1
	의미없는 말을 함	0

표-7. 인명구조술의 분류

기본인명구조술(BLS)	기본 심장구조술(BCLS) 기본 외상처치술(BTLS)
전문 인명구조술(ALS)	전문 심장구조술(ACLS) 전문 외상처치술(ATLS) 전문 소아처치술(APLS)

7 외국의 응급의료체계

1. 응급의료체계의 모델

(1) 영-미 모델(Anglo-American model : bring patient to ER)

1) 병원전단계 처치를 응급구조사 특히 전문응급구조사(paramedic)가 담당
2) 의료지도가 중요시되며 응급의학의사가 이들에 대한 직·간접적으로 관리, 평가
3) 호주, 캐나다, 코스타리카, 홍콩, 뉴질랜드, 싱가포르, 대만, 영국, 미국 등

(2) 대륙식 혹은 불-독 모델(Franco-German model : bring ER to patients)

1) 병원전단계 처치를 의사 또는 의사의 지도하에 전문응급구조사가 담당
2) 영-미모델과 차이점은 응급의학이 독립된 임상적, 학문적 지위가 없다는 것이다. 이로 인해 젊은 의사들이 응급의료체계나 응급의학 분야에 투신하지 않게 되며, 충분한 양질의 인력을 확보하기 어렵다.
3) 대부분의 유럽과 남미국가 등
4) 프랑스, 스페인, 남미 등에서는 의사들이 전화상담원(dispatcher)역할을 한다.

(3) 네델란드 모델(Netherlands model)

1) 병원전 처치를 간호사가 담당한다.
2) 구급차의 간호사는 미국의 전문간호사(nurse practitioner)와 비교 할 수 있다.
3) 병원전 단계에서 의사의 감독 없이도 모든 처치를 시행하도록 허용됨
4) 불-독모델과 함께 응급의학에 대한 임상적으로 독립되어 있지 않다는 면에서 유사
5) 태국 등

(4) 사라예보 모델(Sarajevo model)

1) 지역에 기반을 둔 응급센터에서 응급의료서비스를 담당한다.
2) 전통적인 구급차 기지로서의 역할 이외에도 신고접수 및 상담, 응급의료에 대한

교육, 공공보건 영역, 다양한 응급환자 진료도 담당

3) 동부유럽과 아시아 등

(5) 일본 모델(Japanese model)

1) 응급실보다 독립된 중환자실에 가깝다.
2) 매우 위중한 응급환자만 구급차를 통하여 응급센터에 들어갈 수 있음
3) 응급실에는 20~30개의 병상과 수술실, 중환자실, 심장검사실 등이 배치됨
4) 핵심은 표준화된 중증도분류(triage) 기준을 가지고 있다는 것이다.
5) 일본 전역에 150개 정도의 응급센터가 분포되어 있음
6) 중국과 러시아 등

2. 미국의 응급의료체계

(1) 병원전 응급의료체계

1) 응급구조사가 응급의학의사의 의료지도와 관련하여 담당하고 있다.
2) 응급구조사는 EMT-basic, EMT-intermediate, EMT-paramedic의 3가지 등급이 있다.
3) 신고 전화번호가 911로 단일화
4) 전체적으로 응급구조사들의 수준이 높고 특히 EMT-Paramedic의 경우에는 전문응급의료 수준의 처치가 가능한 자원이다.

(2) 병원 응급의료체계

1) 24시간 전문의에 의한 응급진료가 이루어지고 있음
2) 응급의료센터 현장에서 진료하는 응급의학 전문의는 attending physician이라고 하며 다수의 응급간호사, 의사보조요원(physician assistant)이 참여하고 있다.

3. 영국의 응급의료체계

(1) 신고접수 및 반응체계

1) NHS(National Health System)인 공공의료체계를 기반으로 하고 있음
2) 999로 전화를 걸면 999센터에 파견된 응급구조사가 구급, 소방, 경찰 중 필요한 서비스를 물어서 신고전화의 성격을 판단
3) 응급의료서비스가 필요한 경우 해당지역을 담당하는 구급차서비스센터로 연결

(2) 정보 · 통신체계

1) 구급차는 정보센터와 유무선 통신이 모두 가능하며, 구급차와 병원 간에는 무선통신만 가능하다.
2) 일반적으로 병원과의 통신은 통신센터에서 담당한다.

(3) 이송체계

1) 영국의 구급차서비스는 구급기능만을 담당하며, 소방에서 구조기능을 담당
2) 구급차 대기장소는 유동지(movable station)가 아니라 고정지(fixed station)
3) 구급차 유형 I 및 II는 응급환자 이송용으로 상비, 인력에 따라 등급이 나뉜다.
4) 유형 III은 비응급환자 이송용이다.
5) 대도시 등 교통 혼잡지역에서는 응급구조사가 구급차 보다 먼저 현장에 도착할 수 있는 구급장비 탑재 모터싸이클 즉 구급오토바이를 보유하고 있음

4. 프랑스의 응급의료체계

(1) 반응체계

1) 여러 부서가 합동으로 참여하는 다중방식으로 조직
2) 지방자치단체장이 응급의료체계를 구축하는 주체
3) 파리와 마르세이유는 다른 지방과는 별도의 응급의료체계를 구축하고 있다. 즉, 소방대(국영), SAMU(국영), 민간 구급차, 민간 의료진(SOS의사 일반의), 사설항

공기로 구성된 응급의료체계

* SAMU(Service, d'Alde, Medicale, Urgente) : 고정기구의 소생구급서비스 * SMUR(Service, Mobile, d'Urgence, et de Reanimation) : 이동기구의 소생 구급서비스

4) 파리와 마르세이유의 소방대에는 군의관이 복무하고 있다.
5) SAMU는 전국에 105개가 설치되어 있으며, 총 350개의 SMUR(mobile ICU: 이동식중환자실)를 운영
6) 1개의 SAMU에는 1개씩의 정보센터를 운영하며 인구 20 ~ 200만명 정도를 대상으로 운영된다.
7) 소방대는 대부분 SAMU와 협동하는 운영체계를 갖추고 있으며, 대부분 경환자를 이송하는 업무를 맡는다.

(2) 신고접수 및 반응체계

1) 신고접수 전화는 SAMU 15, 경찰 17, 소방대 18번으로 되어 있으며 15번과 18번은 구조적으로 연결되어 있다.
2) 상담원(Permanent Auxiliary Medical Dispatchers, PAMD)은 단순한 정보일 경우 직접 가르쳐주고, 경증인 경우는 가족주치의나 SOS의사 혹은 일반의사(general practitioner)를 보낸다.
3) 단순이송만을 원하는 경우는 의료장비가 없는 이송용 사설구급차를 보낸다.
4) 응급처치가 필요하다고 판단되면 의료지도의에게 연결되고 SMUR를 보낸다.
5) 응급처치 후 중증처치가 필요하면 SAMU의 소생구급차(Resuscitation ambulance)를 보내고 이 구급차로 병원으로 이송한다.

(3) 이송체계

1) SAMU의 정보센터에는 2 ~ 3명의 일반직과 2명의 의사가 근무
2) 정보센터에 근무하는 의사가 환자에 대한 평가를 시행하여 필요한 조치를 취함
3) 중환자의 경우에는 SAMU의 SMUR(mobile ICU)를 출동시켜서 현장에서 의사가 직접 응급처치를 시행한 후 병원으로 이송
4) 경환자라고 판단되면 민간 의료진(general practitioner)이 현장에 파견되어 간단

한 응급처치를 시행하거나 투약 처방을 내림

5) 민간 의료진이 환자를 진료한 후에 입원이 필요할 것으로 생각되면 소방 구급차나 민간 구급차를 호출하여 병원으로 이송시킨다.

6) 프랑스 응급의료체계의 이송수단은 표-8에 구분되어 운영된다.

표-8. 이송차량 분류

구분	파리, 마르세이유	기타 도시	이용료
SAMU 구급차(SMUR)	Mobile ICU	Mobile ICU	유료
소방 구급차	Mobile ICU	보통 구급차	무료
민간 구급차	보통 구급차	보통 구급차	유료
민간 항공기 (Helicopter)	항공 이송	항공 이송	유료
SOS 차량	의사 출동기능	의사 출동기능	-

(4) 프랑스 응급의료체계의 장 · 단점

1) 장점

① 의사가 직접 환자가 발생한 현장에 출동함으로써 현장에서부터의 치료가 가능

② 중환자의 경우에는 SMUR에 의한 중환처치 후에 이송할 병원과 상호연락이 되고, 이송 후에도 SMUR의사에 의한 후속처치가 병원의사와 함께 이루어지므로 응급실에서 환자가 기다리는 시간이 없고 치료의 연속성이 있다.

③ 군의관을 포함한 군 인력을 소방관으로 이용함으로써 인력수급에 도움이 된다.

2) 단점

① 정보센터가 2개로 이원화되어 있어서 비효과적

② 정보센터가 SAMU 15번과 소방대 18번으로 분리되어 있어 중복되는 경우와 두 단계로 연락되므로 시간이 걸린다.

③ 정보센터의 기능이 전산화되어 있지 않으므로 응급출동을 지시하고 통제하는 기능이 부족

④ 민간 의료진이 지방에서의 근무를 기피하므로 응급의료의 허점이 많다.

5. 일본의 응급의료체계

(1) 개요

1) 1977년에 중증 응급환자 이송체계라고 일본인들이 이야기하는 독특한 응급의료체계가 응급의료입안위원회에서 시작한다.
2) 1차, 2차, 3차 응급센터를 구분하여 직접 혹은 단계적으로 알맞은 응급의료기관에서 처치를 받게 한다는 것이다.
3) 응급의료체계 초점은 재해로 인한 대량 환자의 발생에 대한 대처, 중환자에 대한 전문 처치에 맞추어져 있다.
4) 미국의 응급의학의사와 외상전문의, 중환자전문의를 합쳐놓은 듯한 역할을 담당한다.
5) 119번을 사용하여 구급구명사가 할 수 있는 일과 수준이 미국처럼 전문적이지는 못하나 병원 도착 전까지 의료지도나 정보의 교환은 원활히 이루어지고 있다.

(2) 정보 · 통신 및 응급환자 이송체계

1) 구급대와 병원간 무선통신에 의한 상호연락 체계를 갖추고 있다.
2) 119시스템의 가장 큰 특징은 신고자 발신지 자동표시장치와 함께 신고자의 현장 위치와 신고한 집이나 건물에 상주하는 사람들의 인적사항을 자동적으로 알려주는 전산시스템을 갖추고 있음
3) 응급환자의 이송병원은 일반적으로 구급대장이 판단해서 결정

(3) 응급의료기관의 운용체계

1) 1977년 7월 후생성 의무국장 통지로 제정된 응급의료대책, 현재의 일본 응급의료체계의 골격은 이를 토대로 만들어졌다.
2) 응급의료기관의 운용체계의 4부문
   ① 초기 응급의료시설 : 지역사회의 응급환자에 대한 의료를 담당, 지방공공단체가 설치 운영하는 휴일 및 야간 응급환자센터 및 지역의사회가 실시하는 당번의 제도

② 2차 응급의료시설 : 입원치료를 필요로 하는 중증환자를 위해 일정지역에 있어서의 병원군윤번제 및 공동 이용 병원 방식

③ 3차 응급의료시설 : 두부외상, 뇌졸중, 심근경색 등 중증 구급환자를 위한 구명구급센터

④ 응급의료정보센터 : 이들 응급의료기관과 구급환자의 이송을 담당하는 소방기관간의 원활한 연계체제

CHAPTER

02 응급의료정보센터

Emergency Medical Information Center : EMIC

① 응급의료정보센터의 운영

응급의료정보센터는 전국적으로 권역 12곳에 위치하여 권역내의 응급의료체계에 관련된 정보를 수집 정리하여 구급차를 운영하는 기관 또는 국민들에게 정보를 제공하는 기관이다.

응급의료정보센터는 국가와 지방자치단체가 국고보조금으로 운영되며 권역응급의료센터에 위탁 운영되고 있으며 응급의료기관은 다음과 같다.

1. 응급의료기관

(1) 권역응급의료센터(시·도에 소재하는 종합병원)

(2) 전문응급의료센터(시·도에 소재하는 종합병원)

(3) 지역응급의료센터(시·도에 소재하는 종합병원)

(4) 지역응급의료기관(시·군·구에 소재하는 종합병원과 병· 의원)

2. 전국 응급의료정보센터

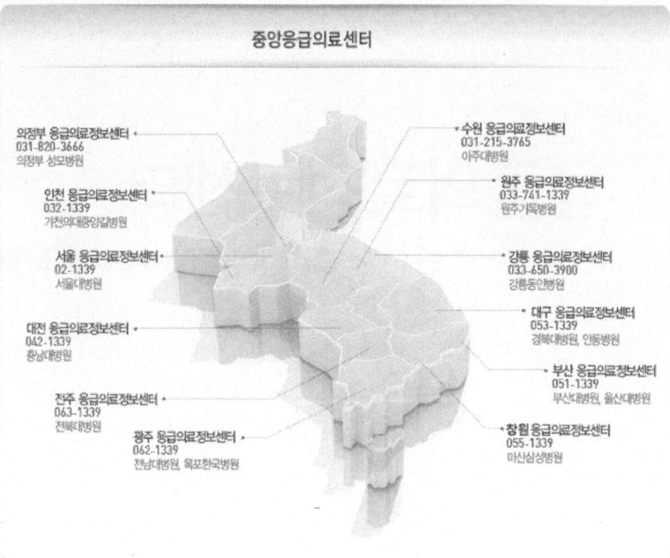

그림-1. 전국 응급의료정보센터 분포도

② 응급의료정보센터의 역할 및 주요 기능

응급의료정보센터(이하 "정보센터"라 한다)의 주요기능은 응급의료에 관한 법률 제27조, 제28조를 근거에 두었다. 권역내의 응급의료체계 감시(surveillance)를 위하여 관련된 모든 기초자료를 수집 활용할 수 있는 업무를 수행한다.

1. 응급의료정보센터의 역할

(1) 구급차 운영자에 대한 응급처치 상담 및 이송병원 안내

응급환자를 이송하는 구급차 운용기관(구급차)에 응급무선망을 통해 정보센터 내에 상주하고 있는 의사를 통하여 응급처치 상담지도를 원활히 하여야 하며, 또한 응급전산망을 이용하여 권역내의 응급의료기관의 실시간 병상정보를 수집하여 구급차 운영기관에게 제공하여 응급환자의 생명을 보호하여야 한다.

(2) 권역내 응급의료기관에 대한 병상정보 관리

응급환자이송 시 필요한 정보를 제공하기 위하여 권역내의 응급의료기관의 기초정보 및 병상정보를 수시 수집하여, 정확한 병원정보를 파악하여 제공할 수 있도록 응급의료정보시스템의 구축을 완벽히 유지관리 할 수 있도록 하여야 한다. 병상정보는 실시간으로 제공되고 있다.

(3) 권역내 응급의료기관 및 구급차운영자에 대한 평가자료 수집

응급실로 이송된 환자의 정보를 기간별 수시 수집을 하여 구급차의 이송형태 분석 및 환자의 응급실 이용 현황을 분석하여 응급환자의 생명을 구하는 새로운 정보를 만들어 제공을 하여야 한다.

(4) 다수 환자 발생시 즉각 대처 및 동원 기능(비상계획수립)

권역내의 재난사고 및 대형사고를 대비하여 응급통신망을 지속적으로 점검을 하고 관리유지 하여야 하고, 권역내 의료기관정보 및 구급차운용 실태를 파악하여 비상시 의료자원 및 구급차 운용에 대한 비상지원계획을 수립하고 있어야한다

(5) 비상진료체계운영에 대비하여 야간진료기관 및 약국안내

비상진료체계(의약분업 및 파업, 연휴)시에는 항시 각 유관기관과 친밀한 관계를 유지하여, 의료기관과 약국에 대한 신속한 정보를 수집하여 주민들의 대민 정보 제공에 만반의 준비를 다하여야 한다.

(6) 응급실 환자분석을 통해 전염병 및 신종질환 감시체계 운영

응급의료정보시스템을 통하여 응급의료기관의 응급실 환자의 정보를 수집 분석하여 전염병이나 신종질병(사스, 홍역, 신종인플루엔자, 온열환자)의 발생을 감시하며, 응급실 환자들의 이용분석을 하여 유관기관에 자료를 제공할 수 있어야 한다.

(7) 기타 보건복지부령이 정하는 응급의료관련 업무

정보센터는 응급의료에 관한 법률에 근거로 존재함으로 항시 보건복지부령이 정하는

업무를 수행할 수 있어야 한다.

2. 응급의료정보센터의 정보기능

(1) 병원 일반정보

1) 의료기관 등급 (1, 2, 3차 기관)
2) 소재지(위치) 정보
3) 진료과목 현황
4) 전문의 현황
5) 환자 발생지와의 거리

(2) 응급실, 중환자실 및 수술실 정보

1) 응급실 병상수
2) 가용 병상 현황
3) 중환자실 종류별 가용병상수
4) 수술방의 숫자 및 가용 현황

(3) 응급 의료진 정보

1) 당직의사 현황 및 대표자 성명
2) 응급의료 요원(전문의) 현황

(4) 응급의료 장비보유 현황 정보

1) 주요 수술 장비 보유 및 가용 현황
2) 주요 검사 장비 보유 및 가용 현황

3. 응급의료정보센터 주요기능의 정의

(1) 병원의 진료 가능 여부

적시에 적합한 응급 진료가 이루어질 수 있도록 한다.

(2) 병원 보유 의료장비 현황

응급진료에 사용되는 주요 의료장비에 관한 정보를 관리함으로써 필요시 검색하여 응급환자가 여러 의료기관을 거치지 않고 직접 해당 병원에서 치료를 받을 수 있도록 한다.

(3) 응급실의 현황

응급실의 진료 가능 여부 및 당직 의사 등의 정보를 유지함으로써, 응급실의 상황을 고려하지 않고 가까운 병원으로 이송으로써 발생하는 불합리를 최소화시킨다.

(4) 중환자실 정보

긴급한 수술을 요하는 환자를 이송할 때 중환자실 병상이 확보되지 않은 상태에서는 수술이 불가능하게 된다. 이러한 경우 중환자실이 확보된 병원을 검색하여 이송한다.

(5) 가용 병실 현황

즉시 입원을 요하는 환자가 입원이 가능한가를 검색한 후 해당 병원으로 환자를 이송 할 수 있도록 한다.

(6) 병원정보 수집 Network 관리

병원과 연결된 통신망의 상태를 점검하고 통제하며, 병원과의 정보 교환에 필요한 통신에 관계된 모든 상황을 관장한다.

(7) 응급의료인력 현황

각 의료기관에 근무하는 응급의료 인력의 현황을 파악함으로써 이들의 활동이 적절히 이루어지도록 관리한다.

③ 응급의료정보센터 법률근거

1. 응급의료에 관한 법률

제27조(응급의료정보센터의 설치 및 운영)

1. 보건복지부장관은 응급의료를 효율적으로 제공할 수 있도록 응급의료자원의 분포와 주민의 생활권을 감안하여 지역별로 응급의료정보센터(이하 "정보센터"라 한다)를 설치, 운영하여야 한다.
2. 정보센터의 업무는 다음 각 호와 같다.
   (1) 응급환자의 안내, 상담 및 지도
   (2) 응급환자를 이송중인 자에 대한 응급처치의지도 및 이송병원의 안내
   (3) 응급의료에 관한 각종 정보의 관리 및 제공
   (4) 응급의료통신망 및 응급의료전산망의 관리, 운영 및 그에 따른 업무
   (5) 기타 보건복지부령이 정하는 응급의료관련 업무
3. 보건복지부장관은 정보센터의 효율적인 운영을 위하여 필요하다고 인정하는 경우에는 그 운영에 관한 업무를 권역응급의료센터로 지정받은 의료기관의 장에게 위탁할 수 있다.

제28조(정보센터에 대한 협조 등)

1. 정보센터의 장은 응급의료 관련 정보를 효과적으로 관리하기 위하여 응급의료정보관리체계를 구축하여야 한다.
2. 정보센터의 장은 그 업무를 수행함에 있어서 필요하다고 인정하는 때에는 의료기관 및 구급차등을 운용하는 자에게 응급의료에 대한 각종 정보를 제공하고, 구급차의 출동 등 응급의료에 필요한 조치를 요청할 수 있다.
3. 제2항의 규정에 의한 요청을 받은 자는 정당한 사유가 없는 한 이를 거부할 수 없다.

2. 응급의료정보센터 연혁

1990년 6.29선언에 의한 응급의료체계 구축사업 계획 발표 이후 1339정보센터의 연혁은 표-9와 같다.

표-9. 응급의료정보센터의 연혁

년도	연 혁
1990	"응급환자가 언제 어디서나 즉시 치료를 받을 수 있는 의료정보를 제공할 수 있도록 1991년까지 응급의료 체계를 완비 할 것"이라는 대통령 공약사업으로 준비시작
1991	보사부령 제869호로 제정하여 대한적십자에 위탁하여 "적십자 129응급환자정보 센터" 전국11개 센터로 개소
1994	"응급의료에 관한 법률"제정으로 법적 근거 확보, 관련시행령 제정
1995	관련시행규칙 제정, 환자이송업무는 소방본부 업무로 이관
1997	적십자 129응급환자정보센터"를 "적십자응급환자정보센터"로 개칭 접수전용번호변경(129 → 1339)
1999	"응급의료정보시스템" 인천센터에서 시범구축
2000	"응급의료에관한 법률 및 시행령, 시행규칙" 개정으로 위탁기관 및 명칭변경 "응급환자정보센터"에서 "응급의료정보센터"로 개칭 응급의료정보센터를 대한적십자사에서 각 권역응급의료센터로 이관 응급의료정보시스템 전국으로 확산 구축
2002	응급의료에 관한 법률 개정 공포 응급의료정보센터 관리업무 주체변경(보건복지부-〉 중앙응급의료센터로)
2003	응급의료에 관한 법률 시행령 및 동법 시행규칙 개정
2004	응급의료정보센터 운영규정 제정. 시행, 정보센터 평가실시
2006	국가지휘무선통신망(TRS)시범사업
2007	응급의료정보센터 국가기반시설 지정 재난 및 안전관리기본법 시행령 개정 반영, TRS 구축 확장사업
2010	중증환자 진료가능 질환별 정보 상황판 운영

3. 응급의료정보센터 직원구성

1. 상황요원(응급구조사) : 응급의료정보센터 상황실 근무자로 응급의료 정보 관리, 응급처치 정보전달. 근무체제 365일 24시간 풀 가동, 응급의료정보센터의 상황요원의 주 업무는 응급의료정보센터의 기능 수행
2. 전산요원 : 응급의료정보시스템의 전산시스템 유지관리 및 의료정보관리
3. 통신요원 : 응급의료정보시스템의 응급통신망을 운영 및 유선통신망 유지관리
4. 행정요원 : 상황요원의 원활한 업무수행을 위한 행정적인 업무처리
5. 공중보건의 : 상황실에서 의료상담 및 질병상담, 현장응급처치 지도, 119 소방구급대원 의료상담 및 응급처치 지도

4. 응급의료정보센터(EMIC)

10년 동안 적십자사에서 위탁 운영해 온 '129응급환자정보센터'는 유선망, 무선망, 전산망 등을 구축하여 가동을 시작하였으나 정부의 예산부족, 홍보부족, 전문가부족과 경험부족, 정보통신의 급속한 변화에 정착을 하지 못하고 어려움이 많았다. 하지만 21세기 복지국가의 응급의료체계는 새로운 정책과 환자 및 의료인들의 요구로 '1339응급의료정보센터'로 새롭게 태어나게 되었다.

표-10. 전국 응급의료지정기관 등 현황(2011년 현재)

구분	중앙응급 의료센터	응급의료 정보센터	권역응급 의료센터	전문응급 의료센터	지역응급 의료센터	지역응급 의료기관	합계
수	1	12	21	4	82	247	367

전국을 18개 권역으로 구분하여 '권역응급의료센터'를 새롭게 탄생되면서 '1339응급의료정보센터'도 지역의 '권역응급의료센터'로 이관되었으며 주요업무는 실시간 병원정보수집 및 제공, 119구급차 출동과 이송안내 및 상호 협조, 병원안내, 질병상담, 약국안내, 응급처치안내, 의료정보관리 제공업무를 담당하고 있다.

응급의료체계는 1339응급의료정보센터, 119소방서, 응급의료지정기관, 응급환자이송단으로 크게 구분되어 상호 협조관계를 맺고 있다.

(1) 1339응급의료정보센터 유선통신망으로는 전국 12개 권역응급센터에 위치해 있으며 통신망 운용은 환자의 신고와 병원안내, 약국안내, 질병상담, 환자이송요청의 업무를 담당하고, 유선통신망은 접수전용 회선이 전국 400회선이며, 관할 소방서와 경찰서와는 전용 전화와 119, 112와 신속한 이송지원을 위해서 5회선 전용 hot-line을 가지고 있으며 광주·전남지역을 접수받고 있다.

(2) 전산정보통신망으로는 인터넷을 통한 실시간 정보수집과 제공을 위한 시스템을 구축하여 모든 자료는 DB서버에 저장하고 각 의료기관에서 제공하는 병원정보는 웹서버를 통해서 일반 시민들에게 제공되고 있으며 이 정보를 이용하여 신속하고 이송 가능한 병원으로 환자를 119소방서가 직접 이송할 수 있는 시스템으로 이용되고 있다.

또한 인터넷으로 구성되어 있으며 언제 어디서든지 원하는 지역의 병원정보와 건강정보를 실시간으로 받아볼 수 있으며 응급처치 안내, 병원진료과목, 병상정보, 담당의사, 의료장비와 응급실정보 등 자세한 내용파악이 가능하여 119의 환자이송과 환자들의 입원이 적시적소에 이루어지도록 하고 있다.

(3) 응급 재난통신망으로는 무선통신망은 이송 중에 무선통신망의 교신이 가능하며 구급차 ↔ 구급차, 구급차 ↔ 119, 병원 ↔ 1339, 병원 ↔ 구급차, 병원 ↔ 119, 병원 ↔ 휴대국, 구급차 ↔ 1339, 119 ↔ 1339등 무선국 상호간 교신이 가능해야 한다. 보건·의료기관인 보건소와 병원은 응급의료지정기관으로 권역응급의료센터, 전문응급의료센터, 지역응급의료센터, 지역응급의료기관으로 구분할 수 있으며 이 지정을 받기 위해 반드시 응급통신망을 구축해야 한다. 전국적으로 보건소, 보건지소 및 보건진료소는 각각 242곳, 1,269곳, 1,906곳이며 광주·전남은 보건소, 보건지소 및 보건진료소는 27곳, 207곳, 339곳으로 국민의 보건업무와 비상상황을 대비하여 상호 연계하여 협조하고 있다.

대형사고나 재해발생시 무·유선망을 통해 병원에 비상사태를 통지하고 모든 구급차를 현장에 출동시켜 응급처치를 실시하고 전산망으로 치료 가능한 병원을 수배하여 환자이송을 실시하고 있다. 또 전국적으로 50여개의 전국 응급환자 이송단도 250여 개 구급차를 운영하며 각 지역에서 장거리 환자이송이나 유료 환자이송을 담당하고 있으며 이송 구급차도 응급통신망을 갖추어야 업무를 할 수 있도록 되어 있다.

표-11. 전국응급의료정보센터 운영실적

구분	총접수	질병상담 및 응급처치지도	병원 안내	구급차 출동연결	기타 상담	증가율
2007년	749,697	93,174	519,764	3,255	133,504	28%
2008년	1,020,393	149,639	713,677	1,723	155,354	36%
2009년	1,387,799	347,682	1,005,358	1,344	33,415	36%
2010년	1,615,039	383,809	1,195,890	1,501	33,839	16%
2011년	1,931,400	469,518	1,418,903	2082	40,897	20%

5. 업무도 및 구성도

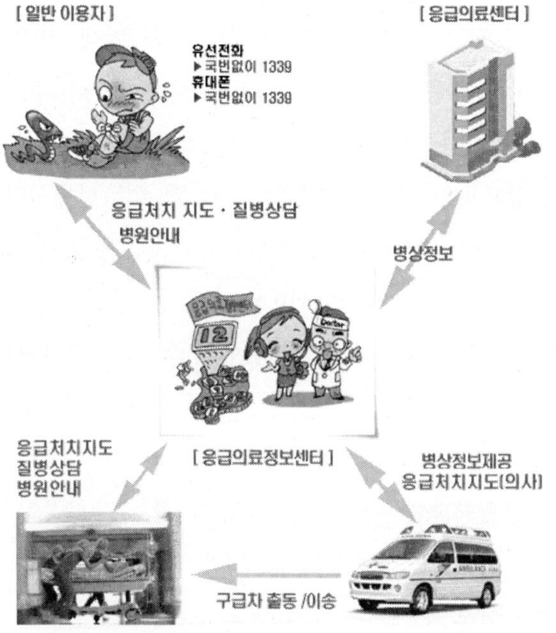

그림-2. 응급의료정보센터의 업무도

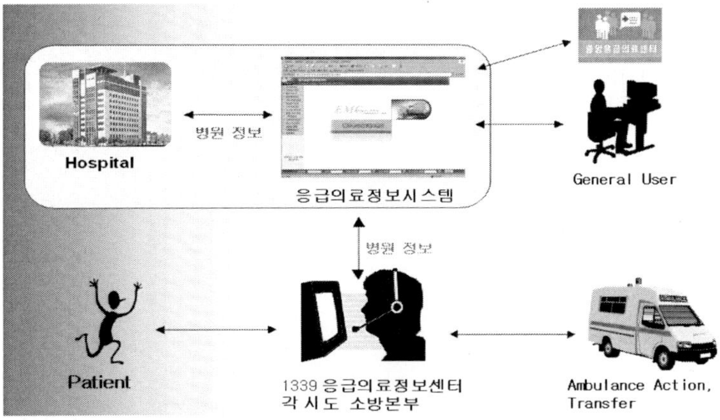

그림-3. 응급의료정보시스템 구성도

6. 119·129·1339의 차이

응급환자에 대한 번호는 소방본부 119, 응급의료정보센터 1339, 긴급생활지원 129 등 3개의 긴급번호가 운영되고 있다.

119는 소방서의 화재신고 전화번호로 화재발생시 환자구조와 대형사고시 구조업무, 환자를 이송하는 업무를 담당하고 있으며, 1982년 초반에 내무부 소방국 산하의 119구급대가 결성되어 응급의료 이송체계를 담당하게 되있다. 경성중앙전화국의 교환방식이 1935년 10월 1일 자동식으로 바뀌면서 화재통지용으로 119번이 사용되었음을 '한국전기통신 100년사'에서 찾아볼 수 있다.

129는 과거 응급환자정보센터 신고번호로 사용되다가 129가 1339로 바뀌고 IMF가 발생되면서 경제가 어려워지고 민생안전지원, 소득보장, 복지서비스, 건강생활, 긴급지원 등 보건복지부 희망전화로 운영되고 있다.

1339는 응급의료정보센터의 응급환자신고 번호로 응급환자를 위한 병원안내, 약국안내, 질병상담, 구급대원의 응급처치 지도 등의 목적으로 설립되었으며, 현재 실시간 응급의료정보수집과 제공, 응급의료기관 평가지원, 다수환자 발생 구급차출동, 환자분류 및 병상정보 제공, 신종플루, 홍역, 의료분쟁 등의 비상상황에 대응기관으로 자리 잡고 있다.

처음에는 응급환자의 신속하고 적절한 응급의료체계를 구축하기 위해 1991년 7월 보건사회부(현 보건복지부)가 '129 응급환자정보센터'를 설치하고, 대한적십자사에 위탁 운영하였으나 1997년 1339로 번호변경과 함께 그 후 응급의료정보센터로 명칭이 변경되었다.

CHAPTER

03

응급의료 전화상담원

Emergency Medical Dispatcher : EMD

1 응급의료체계에서의 의료통제

응급의료체계 이용자들의 수준이 높아진 지금 의료통제는 EMS시스템의 중요한 부분이다. 의료통제는 병원코디네이터, 의료감독, 조언을 주는 의사그룹 그리고 실습감독 등 4영역의 그룹 활동을 통해 성취된다.

병원코디네이터는 의료행위를 관찰하고 개선하기 위한 체계에 관여하게 되며, 처방된 치료를 재검토하고 현장 응급의료종사자들과 전문의료사회의 다른 기초요소 사이에서 의료정보원으로 행동한다. 병원코디네이터는 실습감독들의 활동과 현장실습 실무자들을 감독하며 최고책임자에게 직접 보고 하기도하고 의료사회 전체에 직·간접적인 역할을 하고 있다.

의료감독은 전체 의료를 지시하고 의사들과 의료기관 직원들의 상호관계를 유지하도록 도와주며, 현장치료자들은 정해진 시간에 투약을 하고 의사 감독아래 정해진 지시를 수행한다.

조언을 주는 의사그룹은 이상적으로 전문화된 응급의학 분야의 전문의들로 구성된다. 이 그룹은 정해진 지시, 순위 매김과 도착전의 프로토콜을 재검토하고 이것들을 지역사회, 시, 군, 도 별 국가의 기준을 비교하고 치료에 영향을 주는 정책들을 공식화한다.

실습감독들은 아마 같은 사람이거나 병원코디네이터이며 현장직원의 처음 실습을 관리하고 증명이나 만기된 자료들을 관리한다. 실습감독은 체제의 첫 책임자와 조직화된 포괄적이고 일시적인 교육 프로그램에 대해 책임을 진다.

1. 시스템디자인의 다른 중요한 요소 : 보조직원의 역할

응급의료 전화상담자의 지위는 단지 직접적으로 현장과 출동된 요원들에게 간접적인 영향을 미치지만 다른 요원들에게도 적지 않게 중요한 영향을 미친다.

병원관리자는 직원들의 일괄적인 복지를 디자인하고 직원들의 이러한 복지활용을 돕는다. 직원을 돕는 그룹과 실행팀은 구급차를 포함한 자동차사고를 관리하는 것부터 위기에 처한 직원들의 감정적인 도움을 주는 것까지 모든 직무를 수행한다.

2. 기업성향의 응급의료체계

(1) 초창기

과거 대부분의 나라에서 응급의료서비스로 제공되는 구급차의 교통수단은 장례식장에서 제공했었다. 초창기의 구급차 서비스 체계는 환자 간호보다는 연락해서 급히 이송하는 것이었으며 종종 성직자에 의해 실행되는 시간제근무 기능이었고 추후 관리는 거의 없었다. 이후, 명확한 환자간호를 제공하기 위해 자격 있는 전문응급구조사가 양성되었고 이들에 의한 향상된 전문인명구조술이 제공되었다. 대부분의 응급서비스 분야가 이 시점에서 진정한 '응급의료서비스'가 시작되었다.

(2) EMS시스템의 성장

향상된 전문인명구조술(ALS)은 세월이 흐름에 따라 많은 곳에서 실행되고 있지만 진정한 응급의료응답시스템은 그다지 발전하지 못하였다. 초창기에는 환자에게 결정적인 치료를 주는 응급구조사는 EMS에 응답하는 내과의사와 최초반응자들 이었다. 미국의 경우 전문응급구조사들은 극도로 객관적인 기준에 근거한 EMS서비스에 의해 고용되고 승진하였다.

도움을 요청한 사람들에게 하는 첫 번째 질문은 '……응급입니까?'이었다. 구급차를 급히 파견하거나, 비긴급사태에 대한 구급차 출동 여부는 질문에 대한 호출자의 대답에 의해 결정해졌다. 그 이상의 어떤 우선순위도 시도되지 않았다. 그리고 어떠한 매뉴얼도 미리 주어지지 않았다.

응급처치의 중요성이 강조되기 시작하면서 응급의학 뿐 아니라 고도로 발달한 산업, 재정, 경영기술 전문가들까지도 관심을 갖기 시작하였다. 동시에 기능적인 응급의료체계는 전국적으로 확산되기 시작하였고 시스템 상태 관리, 근거가 있는 서비스를 계약하는 실행과 시스템 능률의 총체적인 수준의 원리가 EMS 서비스를 위한 국가의 기준으로서 받아들여지기 시작했다. 동시에 환자 치료기술은 치료자에게 이용 가능하게 되었고, 의학적 우선순위가 국내에서 널리 적용할 수 있게 되었다. 기술적 우월에서 이러한 변화 결과는 드라마적이었다. 많은 생명을 잃게 했던 응급분야에서 환자 치료분야의 위험성이 높아졌지만 시스템 능률의 새로운 강조로 인간적 요소는 점차 정확한 근거를 잃게 되었다. 반면에 가장 긴급을 요하는 환자를 구하는 것이 가장 중요하지만, 이러한 긴급사태를 취급하는 동안 단순한 환자에 대한 불편도 증가하기 시작하였다.

(3) 균형유지

응급환자 위주로 응급의료체계가 유지되면 시스템에 대한 광범위한 고객만족을 제공할 능력과 균형을 잃게 된다. 응급환자를 위해 과도한 중요성을 부여하고 우리의 시스템 지휘계획을 세우려고 통계치를 사용할 때 응급의료체계는 균형을 잃는 것이다. 응급환자 뿐 아니라 일반 구조요청자들에게도 필요로 하는 의료서비스 망을 제공하는 것이 중요하다.

(4) 적극적인 양질의 보험설계 중요성

광범위하고 경쟁적인 질 보장 혹은 질 향상 프로그램은 매일 매일의 EMS시스템의 재조정에서 절대적으로 필요하다. 효과적인 의사소통을 위한 질 보장계획을 구조화하고 상세히 하기 위해서는 다음의 기본적인 점들이 강조되어야 한다.

첫째, 사업주 관여는 QA프로그램의 성공이나 실패에 영향을 끼치는 중요한 요소이다.

둘째, 만약 모든 사례와 진료일지가 재검사 되지 않는다면, 결국 고용인의 경쟁수준의 감소가 경영자들에 의해 놓쳐질 수 있고 위험성, 불평, 소송의 결과가 있을 것이다.

셋째, 오늘날의 사업과 직업적 환경에서 높은 수행기준을 맞추거나 능가하기 위해 응급의료서비스에서 우리의 역할을 수행할 수 있어야 하며, 또 우리가 그렇게 해 줄 수 있는 요구를 증명할 수 있어야 한다.

3. 응급의료 전화상담원의 역할 변화

일반적으로, 새 단어가 새로 만들어지거나 새로운 구절이 창조될 때, 이것은 특별한 의미를 갖게 된다. 시간이 흘러가고 새 단어가 사용됨에 따라 이 단어는 언어의 일부를 축적하며 이것은 이차적 혹은 숨겨진 의미를 획득하고, 긍정적이거나 부정적인, 사전상 정의와는 완전히 관련이 없는 정신적인 연상을 단어에 부여하기도 한다. 단어들은 듣는 이의 마음에 정신적 그림을 형성한다. 즉 그 이미지는 단어의 실제 의미뿐 아니라 어떤 은근한 연상을 반영한다.

비록 고대 언어는 아니지만 Dispatcher라는 단어는 우리의식에 새롭지는 않다. 'To dispatcher'는 'to issue or send forth'를 의미한다. 처음에 추측된 연상은 '보내는 것이 속력을 가지고 수행될 것이다'라는 것을 의미했다. 이것들은 모두 긍정적인 연상이다. 그러나 그것들은 우리가 오늘날 EMS에서 수행하는 많은 기능을 묘사하는 것의 시도라는 점에서 중요점을 완전히 놓치고 있다.

미국의 경우 응급의료체계 초기에 구급차 제공자들 스스로가 'radio dispatched, oxygen equipped(무선전파, 산소를 갖추고 있다)'되어 있다고 광고를 할 때 dispatcher는 역시 구급차를 파견한다. 그 단어에 부착된 현재의 느낌은 보통 중성적이다. 왜냐하면 사람들이 우리가 무엇을 해야할 지, 그것을 어떻게 해야 할 지에 대한 어떤 생각도 갖고 있지 않기 때문이다. 산업화 초기의 전화상담원들의 전화상 질문은 거의 없었으며 환자를 이송하는 것을 제외하고는 아무것도 하는 일이 없었다. 그리고 어떤 지역에서는 소방서, 경찰서, 전화상담원이 통합되어 있기도 한다.

즉 초창기 dispatcher는 전화접수 및 구급차 출동의 단순역할이었지만 현대에 와서는 의료적 도움을 주는 consulting까지 제공해 주기를 요구하고 제공해 주어야 한다.

4. 응급의료 전화상담원의 자세

응급의료 전화상담원의 본질은 감독자인데 가장 중요한 역할은 현장으로의 출동, 의학적인 질문, 교육, 조직 지휘감독, 자원 배치, 의학적 정보의 교체 그리고 훨씬 더 많은 모든 책임을 겸한다. 완전히 훈련받은 초기의 응급의료 전화상담원으로서 공정한 규칙이 있고 자신의 판단이 중요하다는 기대를 하게 될 것이다. 그렇기 때문에 극심하게 스트레스를 받는 상태에서 일상적인 기초에서 역할을 하도록 요구받는다. 또 일관적으로 협력을 표명해야 하며 단체적 접근을 이용해야 한다. 응급의료체계의 성공과 실패여부가 의사소통이 이루어지는 가운데에 고용된 요원들이 질에 의존하는 것은 이제 산업분야에서는 공인된 사실로 응급의료 전화상담원의 역할은 이제 응급의료체계 조직에서 가장 중요한 역할의 지위이다.

이 지위의 일부인 책임자들은 가볍게 취급되어서는 안 되며 천부적인 재능이 표출되어 성공한 사실과 응급의료 전화상담원으로서 혹은 출동훈련을 받은 사람으로서 선택하게 한 특성에 대해 자부심을 가져야 한다. 또한 업무를 수행할 때 자신의 조직을 발전시키거나 의료지침의 일반적인 목적을 규정함으로써 의사소통 가운데에 현장과의 사이의 간격을 좁히려는 부서의 노력에 기여할 수 있어야 할 것이다.

5. 응급의료 전화상담원의 대중적 이미지

응급의료 전화상담원이 응급의료체계에서 일하는 동안 일반인들로부터 존경심과 인정이 부족하다는데 대해 불평을 한다. 또한 다른 전문 의료인들로부터도 그런 대우를 받는다. 응급의료 전화상담원은 응급의료체계에서 일하는 전문가라는 사실을 알고 있다. 응급환자와의 의사소통에서 우리는 반드시 환자와 생명에 관계되는 환자의 안정과 관리를 위해 선천적 재능과 반드시 필요한 부가적 능력, 기술을 익혀야 한다. 전통적으로 인정의 부족, 우리가 받는 서비스, 우리가 제공받는 것들은 언제나 다른 사람의 잘못이거나 책임이 있다고 믿어져 왔다. 이것이 책임회피이며 진정한 성공적인 응급의료 전화상담원이 되려면 자신의 행동에 대한 책임을 지는 것을 배워야 한다.

만약 시민들이 의료기관에 도움을 청하면서 환자, 다른 고용자와 거기에 대한 불평을 하고 비웃는 것을 듣는다면 일반 사람들이 어떤 느낌을 가질 것인가?

만약 환자나 일반인이 사무실이나 응급의료 상황실을 방문했을 때 응급의료 전화상담원이 탁자 위에 발을 올린 채로 있거나 동료들과 지저분한 사무실에 있는 것을 본다면 어떻게 전문가다운 신뢰감을 갖고 의심하지 않고 믿겠는가?

응급의료 전화상담원은 상담기술과 우리가 제공하는 도움에 대하여 대중에게 교육시켜야 하는 책임이 있으며 전화상담원으로써 특별한 재능을 요구받고 조정, 관리하며 동료들을 가르쳐야 하는 책임이 있다. 항상 전화상담원의 행동은 높은 의식수준을 가지고 사적이고 공공적인 이미지를 향상시켜야 하며, 불만족감을 인정해야 하고 부적절한 태도나 비전문가적인 행동에 빠질 때 두 걸음 후퇴하여야 한다. 왜냐하면 응급의료 전화상담원이라는 말은 아직 생소하고 이러한 역할의 이름은 다른 시스템에서 미세하게 다른 느낌을 갖고 있는지 모르기 때문이다. 따라서 의학적 상담원으로 의학적 전달자, 또는 관리체계조정자로 이해해야 한다.

6. 응급의료정보센터의 특별한 집중력 요구들

응급의료 전화상담원 또는 의학적 전달자로서 기술적인 행동에 관해 다른 어떤 것보다도 더 많은 충격을 줄 수 있는 한 가지 요소가 있다. 한 분야를 관리하는 사람으로서 일생동안 어떤 방식으로 집중하려고 자신들의 능력을 구조화시키기 위해 계획을 세워왔을 것인데 한 분야로부터 깊이 집중 연구하기 위해 조직 지위 조절의 직업을 형성하도록 극복하려는 계획의 시간을 갖게 될 것이다.

응급의료체계 구성원 중 일반적 가설에서, 심지어 숙련된 응급의료 전화상담원 중에 응급의료통신정보센터에서 일어나는 대부분의 오류는 활동수준이 매우 높고 제어 장치가 매우 바쁠 때 일어난다고 하나 꼭 그렇지만은 않다. 더 중요하고 잠재적으로 위험한 오류는 의료정보센터에서 진행 속도가 다른 시간에 비해 매우 느릴 때 일어난다. 긴장이 풀리면 반응 시간이 느려지고, 세부 항목을 놓치고 집중력 상태가 낮아지며 듣는 능력 역시 일시적으로 떨어진다. 그래서 일상 업무는 신중한 노력을 필요로 한다. 이때가 전달내용의 위험한 오류가 일어날 때이다. 성숙되고 잘 훈련된 조정자들은 이 현상을 훈련자보다 자주 경험하는데 훈련자들의 과정에서 보다 위험을 덜 느끼기 때문이다.

이때 반응 시간은 재조정되고 재구성 될 것이다. 일이 일어날 때까지 자신을 보호하고 정확성을 높게 유지하기 위해 할 수 있는 몇 가지가 있다.

첫째, 과정을 이해해라. 자기 부서의 실패가 아니다. 그것은 자신이 균형을 잡고 극복해야 만하는 상황적 불가능성이다. 오류가 왜 일어나는지 이해하고 그것에 대항하여 경계해야 한다.

둘째, 오류가 발생하려 할 때 그것을 알아차리는 방법을 배워라. 만약 조력자가 재촉한다면, 행동을 제안한다면, 질문을 한다면, 그리고 실수를 인정한다면, 경고종을 머릿속에 울려야한다. 무엇이 잘못되었는지 자신의 실수를 인정하여야한다.

셋째, 과정을 미리 예상할 수 있어야 한다. 언제 어디서나 갑작스러운 상황에서 일어날 수 있다. 자연스럽게 낮추는 쪽으로 이해를 하여야 한다. 일반적으로 만약의 사태에 대비해서 과정을 예상한다면 오류를 피할 수 있다.

넷째, 완벽하게 일에 집중할 수 없다는 것을 깨달았으면 일어나서 걸어 보아라. 조력자에게 의존하는 것은 응급의료통신정보센터 안에서나 작업장에서나 같다. 만약 자신이 상급자라면 보조조력자는 주위의 노력, 그리고 협조를 기다리고 있을 것이다. 만약 자신이 보조조력자를 지원해줄 수 없다면 위치에서 떨어져 있어라. 만약 자신이 작업구역에서 떨어져 있다면 보조조력자는 더 이상 주위의 도움을 기대하지 않을 것이다.

② 응급의료 전화상담원의 기본 전화기술

1. 전화신고자에게 주의할 점

다음의 5가지 언어는 사실상 보기에 따라 공격적이라고 보여진다. 이러한 언어는 반드시 피해야 하며 고객이나 신고자에게는 사용해서는 안 된다.

(1) '모르겠는데요.'

프로그램을 진행해 나갈 때 절대로 당신을 아무것도 모르는 사람이라고 인정하게 하지 말라. 심지어 당신이 진실로 모를 때에도 흔히 모른다는 표현을 하는데 그것은 여기가 처음이라고 인식한다. 대신 당신을 위해 검토할 기회를 달라고 표현해야한다.

(2) '잠깐만 기다려 주세요. 잠시 후에 오겠습니다.'

이것이 친숙하고 편하더라도 이건 매우 전문적이지 못하다. 만약 당신이 당신의 전화신고자의 겹쳐진 분야를 조사한다면 나는 기꺼이 친숙한 것과 전문적인 것 사이에의 선택을 주고자 할 것이고 그들 대부분은 항상 전문적인 쪽을 택할 것이다.

위와 같은 표현 보다는 '잠깐 기다려야겠는데 괜찮겠습니까?' 라고 해야 한다. 이것은 전화 받는 사람에게 그가 준비성 있는 사람이라는 느낌을 준다. 또한 전화신고자를 기억하고 자기 자신을 소개하라. 그리고 당신이 다시 전화를 들었을 때 '안녕하세요. **씨, 여기는 **입니다.' 라고 대화를 시작하여야 한다.

(3) '당신은 나중에 ……을 해야 합니다.'

나중에 그 사람이 해야 할 것을 절대로 말하지 마라. 당신의 고객은 아무것도 할 필요가 없다. 대신 '내가 당신에게 전화를 걸 수 있는 전화번호를 주십시오.' 또는 '우리가 처리할 게 있습니다. 그러니 다시 전화 주십시오.'라고 말하라.

(4) '우리는 그것을 할 수 없습니다.'

위와 같은 표현보다는 다른 해결책을 제시하라. 이러한 일을 만들 수 있는 방법은 그 문제에 대한 완전한 책임을 당신이 지는 것이다. 다른 매우 효과적인 기술은 감독관 유령이 되는 것이다. 전화신고자는 중요하다는 느낌을 받는다. 왜냐하면 그 사람은 개인적인 관심을 받았기 때문이다. 당신의 느낌은 매우 좋다. 왜냐하면 당신은 어려운 상황을 성공적으로 처리했기 때문이다. 전화 받는 사람의 이름 그리고 번호를 갖고 당신의 것을 전하라. 그리고 내가 할 수 있는 것이 뭐가 있는지 보고 '바로 전화 드리겠습니다.'라고 말하라. 당신으로 하여금 더욱 창의적이고 그 문제에 대한 해결책을 더욱 열심히 찾게 할 것이다.

(5) '아니오.' '절대로'

위와 같이 부정적으로 대화를 시작하지 마라. 부정적으로 시작하는 것은 반드시 전화신고자로 하여금 공격하는 것처럼 보이게 한다. 그리고 방어적, 역습, 기피의 태도가 보인다는 것을 예상할 수 있다.

2. 기본 전화기술

전화로 일하면서 관여하는 것에는 몇 가지 기본기술이 있다. 이것은 매우 간단하며 그들의 가치는 매우 명백하다.

(1) 반응의 속도 ; 첫인상의 중요성

전화 응답에서 가장 중요한 것은 대답의 속도이다. 응급환자들은 정보센터에 전화를 건다. 왜냐하면 긴급 상담을 필요로 하기 때문이다. 그들은 응급의료체계에 신고를 하고 환자 상태의 전체적인 상황에 대한 다수의 문제를 묻는다. 그가 죽을까요? 119에서 전화를 받는 사람은 어떻게 해야 될지 알까요? 누가 나와서 나를 도와줄까요? 내가 할 수 있는 것이 있을까요? 나를 위한 시스템이 있을까요? 전화에 응답하지 않을수록 전화신고자의 의심은 커지고 더해진다. 그들이 완전히 이성을 잃을 때까지 전화는 계속된다. 전화벨이 두 번 이상 울리기 전에 응답하라. 전화를 빨리 받음으로써 생기는 인상은 정확하고 주의 깊고 전문적이고 사려 깊은 것으로 인식되어 신뢰감이 형성된다.

응급의료 전화상담원의 일은 응급상황에 도움을 요청하는 신고자의 욕구를 충족 시켜주는 것이다. 전화가 두 번이나 그전에 울리기 전에 받아라. 즉 전화신고자가 전화기에 응답 받는 시간이 길어질수록 부정적인 생각과 인상이 쌓이게 될 것이다. 전화벨이 많이 울릴수록 전화신고자의 불만이 더욱 가중된다는 것을 기억하여야한다.

(2) 응급의료통신정보센터의 과중한 짐

진정으로 잘 발달된 시스템에서 일하는 응급의료 전화상담원의 수준은 계획적이고 스케줄은 요원을 위해 높은 수준으로 짜여져 있다. 전화 요구량이 많을 때 책임 관리에서도 적절한 시기가 항상 있다. 즉각 대립 할 수 있을 때 많은 전화가 걸려올 때가 있다. 이러한 상황은 업무가 과중 된 상황이라 한다. 세심한 관리라도 과중한 상황을 제거하지 못한다. 과중현상은 흔히 높은 작업 시스템에서 일어나는데 이는 응급의료 전화상담원이 도착 전 지시를 내린다.

당신은 이상적으로 그 문제를 풀 수 있는 전화를 받지 못한다. 과중현상이 일어날 때 자신의 일의 중요성에 따라 항상 우선순위를 매겨야 한다. 일의 순위를 결정할 수 있게 도움을 주는 방법은 다음과 같다.

1) 긴급 전화를 먼저 받아라.
2) 이중으로 전화 받는 것을 피하라.
3) 당신의 파트너와 역할을 바꿀 것에 대비하라. 그가 무선기사로 일하고 있고 전화를 받는다면 그 사람이 여유가 있을 때 무선을 한다.
4) 만약 당신이 전화를 받고 당신의 파트너가 복잡한 전화를 받는 과정에 있거나 도착전 지시에 관여하고 있다면 미리 주의시키는 것을 자제하고 당신 스스로 반응하라. 만약 당신이 응답할 수 있는 것보다 긴급전화가 울린다면 전화신고자에게 불행한 상황을 말 하고 구급차를 출동 시키겠다고 말하라. 그리고 당신이 그들을 대기자에 올리고 당신이 구급대원을 급파 할 것이고 그런 다음 전화를 받아 할 것을 가르쳐 주어라. 반드시 한꺼번에 전화를 받지 말아야 한다.
5) 반드시 긴급전화를 받고 비 긴급전화를 받아라. 비 긴급전화를 받을 것을 경계하라.

전화를 받고, '잠깐 기다리세요.' 그리고 전화를 건 사람이 즉시 전화를 손에 들고 있게 한다. 어느 시스템에서나 특정한 전화 연결 라인은 응급과 비응급의 번호로 고안되지만 전화를 거는 사람은 빈번히 실수로 둘 중 잘못된 번호로 전화를 걸거나 오로지 자신이 아는 번호로 전화 걸고, 또는 우리가 하는 일에 비해 전혀 다른 응급의 견해를 가진다. 우리가 세부적인 진행과정에 대한 이해에 바탕을 두어야 할지도 모르지만 전화 거는 사람이 책을 읽었으리라는 보장은 없기 때문에 다음과 같은 대처가 필요하다.

1) 당신이 전화신고자에게 기다리게 해야만 하는 경우, 매우 예의 바르게 행하는가? (잠시만 기다려 주시겠어요? 라고 물어보는 것이 좋다)
2) 연결되어 있는 어떤 전화라도 가능한 빨리 대답하라. 전화를 받고 다음과 같이 말하는 것이 바람직하다. '기다리게 해서 대단히 죄송합니다. 저는 **입니다. 무엇을 도와드릴까요?'
3) 어떠한 행정상의 전화 또한 사적인 전화는 나중에 받아라. 사실상 행상으로 걸려 온 전화는 기다리게 할 수 있다. 우선, 급한 상황일 수 있거나 전화신고자의 직접적인 목소리의 접촉이 포함되는 경우의 모든 전화는 대답하라.
4) 활동성의 수준이 허락되게 되면, 추가의 어떠한 전화도 받을 수 있는 준비가 필요하다. 만약 119의 전화가 모두 동시에 울린다면, 당신은 때때로 다른 전화들이 혼

선되는 것을 막기 위해 전화 연결을 끊을 수도 있다. 또한, 당신은 나중에 요구된 추가의 데이터를 신속히 처리하기 위해 요구들을 수용할 수도 있다. 이러한 경우들은 전화신고자는 뒤따르는 정보를 위해서 다시 접촉해야만 할 것이다.

5) 만일 과중한 상황이 지속될 때 무엇을 해야 할 지 말하는 것에 대해 계획을 세워라. 즉 위기상황에서, 계획된 반응은 항상 계획되지 않은 반응보다 훨씬 좋다. 만약 당신이 한사람을 옮길 계획이라면, 누가 당신의 뒤처리를 해야 할 것인지 알아야 하고, 그들이 어디에 있는지 항상 어떻게 그들과 접촉할 것인지를 알아야 한다.

(3) 응급 전화 받기

당신이 응급의료센터에서 전화를 받는 것에 대해 배워야 하는 첫 번째 통화를 짧게 하는 것이다. 당신은 성질이 급한 사람에게 어떻게 해야 초조함을 감소시킬 수 있는지에 대해 생각해 본적이 있는가? 또는 급할 때 직장에 전화해서 마치 열네 살 먹은 소녀인 것 마냥 '좋~은~아침입니다'라고 하지는 않는가?

'위대한 서울의 훌륭한 법인의 마케팅 팀의 고객 서비스 센터의 팀장인 제가 전화를 받고 있습니다. 무엇을 도와드릴까요?' 라고 말하는 사람을 본적이 있는가?

'팀장, 어? 나는 당신에게 무엇인가를 말해주겠다. 나는 당신에게 팀장이 전화 받고 있다는 것을 들으려고 전화한 것이 아니다. 나는 팀장에게 내 얘기를 듣도록 불렀다.' 등과 같이 수다스러운 통화를 하지는 않는가? 이러한 불필요한 인사말은 줄이고 핵심적인 내용을 얘기하라.

응급전화 연결을 위한 많은 다른 전화 받는 기술이 전 지역을 통해 시험되고 있다. 과정에서 현명한 도구는 가장 널리 퍼져 성공된 사례를 이용한 기술이다. 하나의 매우 효과적으로 이용되는 언어는, ' ** 정보센터(소방서) *** 입니다. 어디에서 저희를 필요로 하시죠?'라고 하는 것이다.

만일 당신이 이러한 전화 받는 기술을 전에 이용하지 않았다면 당신이 처음으로 몇 번을 시도할 때는 꽤 어리석다고 느낄 수도 있을 것이다. 그러나 이것은 당신의 대화의 부분에 있어서 효과적이기 때문 상당히 중요한 부분이다. 이것은 대화자가 우선적으로 얻으려 하는 것에 대한 성취를 이룰 수 있다. 반응이 요구되는 위치의 확인. 어떻게 그것이 효율적인가? 우선, 그것은 시간이 아슬아슬한 상황에서 불필요한 시간낭비를 줄

여준다. 만약 네가 전화를 받아서 말하기를, '**(기관)입니다' 또는 '**입니다.' 라고 간단히 전화신고자에게 전달이 되면 그들은 다시 정확한 전화번호로 전화를 건다. 당신이 물을 때 '우리의 도움이 필요한 곳이 어디죠?'라고 했을 때 전화신고자의 마음에 여러 가지의 것을 확인시켜 줄 수 있다.

이러한 기술은 전화신고자로 하여금 당신은 **소방서 소속이고, 당신은 전화신고자가 당신의 도움이 필요하다는 걸 이미 이해하고 있다는 것을 알게 해 준다. 당신은 그 전화가 돈을 위해서라든지 정보를 위한 요청이 아님을 벌써 안다. 그것은 전화신고자가 즉시 안심할 수 있도록 해준다. 왜냐하면 언어들이 간결하고 직접적이기 때문이다. 당신은 신고자가 무엇을 하고 있는지 정확히 알고 있는 전문가로서 인식을 심어줄 수 있다.

이러한 기술을 이용함으로써 당신은 전화신고자가 정보의 한 조각에 초점을 맞추도록 한다. 주소 또는 사건의 위치는 정보의 세 가지 중요한 것들 중의 첫 번째 것이다(사고 주소, 신고한 전화번호, 초기에 추정되는 환자상태의 범주). 이러한 정보들은 당신이 미리 주의하거나 반응이 급하기 전에 미리 얻어야 한다. 즉시 이러한 정보를 요구함으로써 당신은 자주 최초의 이성을 잃어서 생기는 사건의 발발을 중지시킬 수 있고, 또한 그 모든 것들을 피할 수 있다. 당신은 당신 자신에게 즉각적인 정신적 위기를 스스로 인식시켜야 한다.

(4) 비응급 전화 받기

응급의료 정보센터에서 비응급 전화를 받을 때 적절한 방법에는 여러가지가 있다. 하나의 일반적인 방법은 '**(기관)입니다. 무엇을 도와드릴까요?' 인데 임무를 완수함에 있어서 가장 중요하게 고려해야 할 점은 긍정적이고 전문적이며 진지한 태도로 대화를 시작해야 한다는 점이다. 긍정적인 언어는 '**(기관)입니다. 제가 어떻게 도와드려야 할까요?'이다.

물론 전화상담원은 신고자를 도울 수 있다. 그것이 신고자가 응급의료 정보센터에 전화를 건 이유이다. 당신이 어떻게 즉시 도와드려야 할까요? 라고 물어본 것은 당신을 조절의 위치에 놓아준다. 다시 말해, 당신의 메시지를 확실하게 하기 위해서 당신은 당신의 음성의 반응이 과장되게 해야 할 필요가 자주 있다.

긍정적인 태도와 건강한 예절로 전화 받기는 또 다른 즉각적인 정신적 반응을 준다. 만일 당신이 중립적인 음성으로 전화를 받거나, 당신의 음성이 매우 서둘러서 통화를 빨리 끝내기를 바라는 목소리를 한다면 당신은 잘 모르는 채로 빈약한 대화를 나누게 된다. 경각에 처해있고 나쁜 하루를 경험한 전화신고자는 어떤 부분에서 당신의 이러한 행동을 공격의 신호로 인식할 수 있다.

항상 전문가다운 자세로 마음의 준비를 하라. 당신이 모든 전화를 받기 전에 긍정적인 태도는 당신이 고객과 접촉하는 순간순간에 계획되어져 있어야 한다. 신고를 하게 된 동기와 전화신고자의 마음 상태를 기억하라. 응급의료 전화상담은 서비스 조직임을 기억하여야 한다.

(5) 불만 해소하기

신고자의 불평을 최소화하기 위해 기억해야 할 중요한 두 가지는 다음과 같다.

첫째는 전화신고자의 아주 사소한 일이라도 잘 처리되어야 하며

둘째는 모든 불평은 믿지 않는 사람들을 변하게 할 수 있는 하나의 기회라는 것이다.

당신이 전화를 받으면 전화 신고자가 말한다. 즉 무엇인가 도움을 요청하기 위한 것이 전화신고자의 첫 번째 임무임이 분명하다. 어느 의료시설이나 이송 시스템에서도 먼저 당신은 불만의 유형들을 확인해야만 한다.

1) 문제가 근무 직원의 태도에서 비롯된 문제인가? 그렇다면, 그 정보는 근무처 감독에게 전달됨에 틀림없다.
2) 불평이 환자를 돌보는 것에 관한 것인가? 이러한 유형의 불평은 치료를 종합하는 사람, 훈련 감독원, 응급의료 관련 의료인, 근무처 감독, 또는 위의 모두에게 전달된다.
3) 전화신고자가 파견센터에 전화를 걸었을 때 받은 대우에 대해 화가 나 있는가? 그렇다면, 그 불평의 호소는 정보센터 담당자에게 보고된다.

예를 들어, 자기 자신이 적절한 담당자를 위해 방어벽으로써 사용되어 지는 것을 허락하는 것은 흥미롭다. 당신은 예의바르게 물을지도 모른다. 그 문제에 대해서 조금 저에게 말씀해 주시겠어요?, 그래서 제가 우리 시스템에서 그 분야 담당자가 확인하도록 알아야 할 것이거든요. 그리고 나서 네 자신 스스로를 받침대로 받쳐라. 왜냐하면 대부분의 경우, 당신이 흔들릴 수 있을 것이다. 그러나 이것은 명심해라. 『만약 누군가가

당신의 뒤에서 몰래 다니고 당신의 늑골사이를 손가락으로 쿡쿡 찌른다면 당신은 소리 지르며 펄쩍 뛸 것이다.』 『만약 누군가가 그것이 오고 있다는 것을 알게 되면, 당신은 가만히 앉아 중립적인 감정 표현을 유지할 수 있을 것이다.』 왜냐하면 그 동작에 대해 준비하였기 때문이다. 만일 당신이 고객과의 상호작용 중 부정적인 유형을 수용한다면, 또는 그것에 대해 묻는다면, 당신은 자신의 의식이 그것을 공격으로 해석하지 않을 것이다. 당신은 그 문제를 상냥하게 다룰 수 있을 것이다.

사람들은 극도로 화가 났을 때는 이성적이지 않다. 만일 당신이 그것을 공격으로 받아들인다면, 감독자와 적절한 만남으로 얘기하기 전에 발신자로 하여금 당신에 대해 미치게 내버려두어라. 절대로 잘못을 만들지 마라, 그렇지 않으면 상처를 주는 행동이나 사건을 정당화하기 위해 노력할 것이다. 중립적인 단어와 음성으로 전화신고자로 하여금 흥분된 기분을 가라앉히도록 독려하라. 전화신고자는 조금 흥분을 가라앉힌 후 침착해 질 것이다. 당신은 그 문제에 관한 세부 사항을 불평하는 사람의 전화를 다시 받게 될 감독에게 전달해 줄 수 있을 것이다. 포함된 감독자는 최소한 부분적으로 앞으로 뒤이을 대화들에 대한 준비를 해야 할 것이다. 당신의 분야에 대한 조그만 노력으로 상황은 전화신고자가 공적인 불평으로 만들기 전에 다소 진전될 것이다.

그리고 불만을 조절하는데 있어 전화신고자가 적대적이고 공격적이며 무례하게 해도 전화를 불쾌하게 받아서는 안된다. 전화신고자의 이름과 전화번호를 받아서 적절한 감독자나 지도자로 하여금 앞으로의 만남과 그 문제를 다시 해결하려는 시도를 하도록 해야 한다.

다시 말해서 이러한 보통의 적대적인 상호작용의 유형은 게임이 될 수 있다. 어떻게 해야 이기는가? 승자는 심지어 적대적인 전화신고자가 다른 사람은 그렇지 않은데 자신의 감정 조절을 하지 못한다던가, 고객 만족의 척도를 제공해 주지 못하는 사람에게도 끝까지 예의바른 태도를 고수하는 것이다. 그리고 지도자나 간부에게 좀 더 쉽고 편하게 불쾌한 상황을 다룰 수 있도록 깔끔하게 정리된 정보를 건네주는 것이다.

(6) 평가에 대한 기록

비록 틀에 박히고 규칙적으로 예정되어 있는 수행 기록일지라도 의학 연결자가 훈련이 되고 어떠한 위치에 선임된 후 매 여섯 달마다 수행되어야만 한다. 다른 수행 반복은 잠정적 평가라고 부르는데 이것은 커뮤니케이션 지도자에 의해 빈번하고 규칙적으로 수행되어야만 한다. 이렇게 적어진 평가들은 무엇에 대해 잘 순응했는지 그리고 부분적인 과정이나 전화나 라디오 행동의 기준으로부터의 일탈을 기록한다. 이러한 잠정적인 평가들로부터의 정보가 매 여섯 달마다 수행되는 일반적인 평가에 편집되어 이용될 수 있다. 모든 잠정적인 수행 평가에서, 특별한 전화 연결에서 대답할 때 사용되는 통화내용은 기록되어야만 한다.

(7) 전화를 끊지 마라

마지막으로 응급의료서비스에서 전화를 이용 효율적인 의사소통의 기본적인 구성요소는 전화를 끊지 않는 것이다.

수 년 동안 응급의료체계 통신요원은 다음과 같은 기본수칙을 따르는 게 허용되었고 심지어 독려되었다.

즉, 만일 전화 대화가 불쾌해지고(만일 전화신고자가 전화상으로 욕지거리를 당신에게 하면 즉시 전화를 끊어라) 전화상으로 사람이 화나 있고 공격적이고 히스테리적일 수 가 있다. 전화신고자에게는 이러한 부정적인 전화 후에 문제의 대부분의 분명한 해결책은 가능한 한 빨리 전화를 끊는 것이다. 피하라, 추적하라. 전화신고자 정보의 최소한의 것은 매우 빠르게 얻어지고 그 전화는 종결된다.

요즘 위기시(그것이 신실 혹은 알아차릴 수 있는 것이건) 인간의 반응에 관한 심리학에 대해 우리는 더 많이 이해한다. 만일 당신이 단순히 전화를 끊지 않는다면 는 또한 놀라운 것들이 성취되는 것을 깨달아 간다.

사랑하는 사람의 심정지를 목격한 히스테리적인 전화신고자는 생명을 구하는 CPR을 수행할 수 있게 배울 수도 있다. 언어구사의 한계가 있는 어린 꼬마아이도 다양한 정보를 제공하도록 설득시킬 수 있다. 줄 수 있는 정보가 없을 것이라고 생각한 제 삼자도 과정에서 전화의 우선순위를 통해 도움을 주도록 지적할 수 있다. 서비스 불평 때문에 극도로 화가 난 시민이 그들의 분노를 완전히 가라앉히고, 실제로, 훌륭하고 전문적이며 동정심 많은 사람들을 고용한 당신의 시스템에 대한 믿음이 남겨질 수 있다.

특히 불쾌한 대화를 종결시키기 위해 했던 교육과 자극의 앞선 기간 동안이 매우 견고해 질 수 있 수 있는데 사용하기 위한 좋은 방법은 신고자의 태도 변화나 사건에 대한 겉으로 보여지는 계획이 부정적인 태도에서 긍정적인 태도로 변하기 전에 당신의 전화통화를 끊지 않는 것이다. 때때로 비 응급의 전화에서 당신은 당신이 말한 모든 것과 당신이 일을 더 악화시키게 만들 것처럼 보인 노력한 모든 접근의 상황 속에 있는 자신 스스로의 모습을 찾을 것이다. 그것들은 매우 드문 경우이지만, 통화의 정보를 획득하여 대화를 종결시키고 또한 다른 사람들이 다시 전화를 할 수 있게 만드는 것은 가장 좋은 방법일지도 모른다.

③ 응급의료 전화상담원의 법의학적 문제

1. 개요

응급의료 전화상담원은 업무 수행 중 법적으로 연루될 가능성이 있다. 법의학적으로 연루 되었을 때 전화상담원이 이해해야 하는 세 가지 기본 원리가 있다.

첫째, 법은 옳든 그릇되든 그냥 법이다.

둘째, 누구라도 민사법원에서 어떤 때, 어느 곳에서든지, 어떤 법적인 소송으로도 다른 어떤 사람을 상대로 어떤 소송이든지 제기하고 승소할 수 있다.

셋째, 얼마나 명백하고 정확하게 법, 조례 또는 공정한 의결이 쓰여지든지 간에, 그것에 대한 판단은 바뀌기 쉽다. 이것은 단계적이고 어김없이 발생한다.

법에 대한 해석은 절대 정적이지 않다. 이러한 경향은 제정되고 종종 충분히 관대하고 보수적인 관점을 반영하지만 항상 다시 바뀔 수 있다는 것이다.

응급의료체계와 관련된 소송의 초점은 최근에 많이 바뀌었다. 산업분야로서의 응급의료체계의 초기 소송건은 주로 진료 분야였으나 최근에는 업무의 신속한 처리와 관련된 소송건이 많다. 이제 문제는 전화상담원이다. 소송의 위험으로부터 전화상담원 자신을 지키기 위한 최선의 방법은 소송 가능성이 있는 업무영역에 대해 완전히 이해하고 아는 것이다.

2. 일반적인 실수들 : 소송의 위험지대

법의학적인 문제나 의료사고로 인한 소송에서 확인된 가장 흔한 요인들은 다음과 같다.

(1) 일반적으로 위치나 신고번호와 같은 정보 확인의 실수

(2) 구급차의 잘못된 출동

(3) 38 ~ 90분 사이처럼 확인된 확실한 응답의 지연

(4) 근무 교대로 인한 정보전달의 실수 및 의사소통 불가능 : 의사소통장애의 유형들은 치료의 분야에서 흔히 일어나며 서두르거나 불완전한 교대보고, 놓치는 정보, 정보 보고의 실패 등이다.

(5) 한꺼번에 폭주하는 신고전화 : 어떠한 상황에서 한 통화의 전화보다 많은 전화 신고는 문제를 일으킬 수 있다.

(6) 신고자와 전화상담원 간에 적절한 협약이 없는 경우

(7) 신고자와 전화상담원 간에 적절한 협약이 있어도 이행되지 않는 경우

(8) 원격조정 제공의 실패

(9) 부적절한 증명이나 환자에 대한 과환기의 시행 : 호흡곤란 환자에게 절대 종이백 호흡을 지시하지는 말라. 더 심각한 의료문제를 유발시킬 수 있다.

(10) 논쟁을 좋아하는 자세 : 일이 해결되는 방법이 논리적이건 아니건, 옳건 그르건, 정당하고 부정하든 간에 좋은 의사와 나쁜 의사는 모두 고소당하지만 멋진 의사는 그렇지 않다.

3. 중요한 법적 용어

(1) 의무

응급의료체계에서 치료자로서 수행하고자 할 때 당신은 치료의 어느 단계를 제공할 의무를 떠맡게 된다. 의료 지시자는 현재 치료자 분류에 속하게 된다. 당신의 의무는 처음에 국가적 기준과 지방적 기준에 의해 결정될 것이다. 그러나 사회적 조건을 변화시키는 것은 계속적으로 새로운 의무 인정으로 이끈다. 법정은 일반적으로 합리적인 인간이 그것을 인정하고 그것이 존재한다고 동의할 의무를 발견할 것이라는 말보다 더 나은 일반적 견해가 만들어질 수 없다.

(2) 과실

산업이 점점 발달하고 환자들의 의학적 지식이 향상됨에 따라 응급의료 종사자들은

자연히 점진적으로 향상된 처치를 제공해 주어야하는 부담과 책임을 떠맡는다. 책임이 증가함에 따라 장애 가능성도 증가한다. 추상적 관념으로의 의무에 대한 인식과 정의는 과실의 발견에 이르는데 중추적이다. 전통적으로 과실 증명에 필요해왔던 네 가지 기본 요소가 있다.

첫째, 피고는 이행 의무를 가진다.

둘째, 의무가 명령의 이행이나 태만에 의해 불이행된다.

셋째, 의무의 불이행으로부터 결과된 어떤 종류의 부상이 있다.

넷째로 피해자에 대한 대리인의 의무와 사건의 원인과의 명확한 관계를 입증하는 원인이 명확히 존재한다.

(3) 신중한 행동규칙

응급의료서비스에 종사하는 피고용인들의 행동을 지도하는 이 지침은 다른 사업에서도 널리 사용되어 왔다. 근본적으로 이것은 주어진 상황에서 당신이 당신의 전문지식의 수준과 같은 정도로 훈련받고 동일한 조건에 처한 다른 사람도 하게 될 똑같은 행동을 해야 함을 의미한다.

(4) 예측

특별한 상황에 적용할 때 이 개념은 기본적으로 응급의료 전화상담원의 보호를 위한 선례를 확립한다. 전화상담원들은 문제를 예측할 수 없기 때문에 상황에 따라 가능한 가장 좋은 결정을 하게 된다.

(5) 지침서의 불이행

표준화된 프로토콜을 따르지 않는다면 당신은 많은 어려움을 겪을 것이다. 즉흥적인 것은 허락되지 않는다. 법적인 문제가 발생하면 지침서를 따르지 않은 사람들에게 동정심은 적용되지 않는다.

(6) 특수관계

특수관계는 응급의료 제공자와 지역사회 일반인 사이의 간격을 좁혀 주는 곳에는 언제든지 존재한다. 특수관계는 119나 1339정보센터의 응급의료체계가 갖춰진 지역에서는 언제나 존재한다.

(7) 탐탁치 않는 의존관계

원고(plaintiff)가 개인 상담자를 고발하는 상황들을 의미하는데 대개는 특수관계에서 나오는 기대에 기인하는데 궁극적으로는 환자가 손해다.

4. 소송의 예방

소송에 말려드는 것을 예방하기 위한 방법은 다음과 같은 것들이 있다.

(1) 당신이 속한 응급의료시스템의 법률전문가에게 자문을 구하라.

(2) 알려진 위험한 곳을 피하라.

(3) 행정적인 지원을 요구하고 훌륭하고 종합적인 훈련프로그램을 만드는 데 도움을 주라.

(4) 의료제어(medical control)의 기능을 존중하라.

(5) 기록을 정확히 보존하는 기술을 발전시키라.

(6) 기능적인 위기관리 프로그램에 참여하라.

(7) 당신의 상급자에게 실수와 특이한 경우에 관한 정보를 제공하라. 다시 말해, 당신의 상급자가 당신의 직무를 수행할 능력에 영향을 줄 수 있는 어떤 변화라 할지라도 당신에게 알려주도록 요구할 수 있다.

(8) 팀의 구성원으로서 일하는 기술을 연마하라.

(9) 활발하게 적극적인 품질보증과 품질개선 프로그램에 참여하라.

(10) 당신과 당신 부서 스스로 높은 기준을 설정하고, 항상 환자를 처치하는데 있어 고품격을 유지하는 것을 최우선으로 하라.

4 응급의료 전화상담원의 역할과 책임

응급의료 전화상담원은 응급의료체계에서 생명과 직결된 역할을 하게 된다. 어떤 부분에서 책임이 명확할 수도 있고, 다른 부분에서는 그렇지 않을 수도 있다.

1. 응급의료 전화상담원의 교육

응급의료 전화상담원은 응급환자 발생 신고자의 요청을 위해 봉사하며 처리를 한다. 따라서 원격통신 도구의 사용법과 조작을 위한 훈련을 받아야 한다. 이 교육의 계획은 특정한 도구의 전문적인 사용을 위한 것은 아니므로 이 훈련을 제대로 받기 위해서는 다른 부가적인 학습제공이 필요하다. 미국의 경우 응급의료 전화상담원(EMD)이 되기 위한 학생들은 APCO(America public of communication organization)에서 EMD의 자격을 받기 위해 적어도 40시간동안 기본적인 원격통신에 대한 훈련을 받고 다음과 같은 책임을 져야 한다.

(1) 응급의료 전화상담원은 의학적으로 발생할 수 있는 가능한 유형의 양상과 정도를 설정해야 한다. 응급의료 전화상담원은 의학적 문제를 지닌 환자와의 접촉을 최대의 지상과제로 삼는다. 응급의료 전화상담원 카드시스템을 사용해서 무엇이 문제인지를 결정해야 한다. 응급의료 전화상담원 시스템은 당신이 어떤 종류의 반응을 보여야 하며 어떤 의학적 치료지침을 신고자에게 주어야 하는지 말해준다.

(2) 응급의료 전화상담원은 협동과 응급의료체계의 운영에 책임이 있다. 당신은 응급의료전화상담원 지시사항에서 의학적으로 효과가 입증된 가이드에 따른 지시사항에 따르면 된다. 당신은 시스템의 모든 유용성에 대해 알고 있어야 한다.

(3) 응급의료 전화상담원은 지역 내에서 공인된 의학 강령에 의한 응급의학 보조를 제공한다. 눈으로 보고 진료할 수 있는 곳까지, 환자가 도착할 때까지 환자에게 응급처치를 위한 지시사항을 전화 신고자에게 전달해야만 하는 경우도 있다

(4) 전화 신고의 대부분이 생명을 위협하는 심각한 경우가 아님을 기억하라. 당신이 제공하는 정보의 대부분은 환자를 더욱 편안하게 하고 응급구조사가 도착할 때까지 건재하고 안전한 상태임을 확신시켜 주는 것이다.

(5) 응급의료 전화상담원은 처치자에게 정보를 전달하는 것이다. 또 다른 임무는 환자에 대한 정보의 전달과 아울러 응급의료센터에 환자상태를 전달하는 것이다. 이는 보통 환자의 국소적인 부분과 현 상태에 대한 정보를 포함한다. 이 특수한 책임은 응급의료전화상담원의 고유한 영역은 아니다. 이는 모든 파견자들이 공유해야 하는 책임이다.

응급의료 전화상담원에 있어 다른 점은 전달되는 정보가 한 개인의 의학적 상태에 국한된 것인 반면, 다른 유형의 요청 전화는 파견자가 현장을 눈으로 보고 이에 대한 평가를 요구하는 경우가 많다.

(6) 응급의료 전화상담원은 환자, 관찰자, 처치자 모두에게 안전한 상태에 있음을 확신시키려 한다. 당신은 환자들의 안전을 확보하기 위해 가능하면 즉각적으로 위험한 현장으로부터 환자를 옮길 것을 요구받는다. 가끔은 환자를 위험한 지역으로부터 옮김으로써 도움을 주려는 최초 반응자를 보호할 수 있다. 이것은 전체적으로 사고현상을 안전 하게 하여 처치자가 도착하는 즉시 처치가 용이하게 한다.

응급의료 전화상담원이 마주칠 수 있는 환자 안전사항은 무엇인가? 더 이상의 재해로부터 환자를 어떻게 보호할 것인가? 환자를 이송시키는 것이 해로울 수 있는 상황은 다음과 같다.

(1) 응급의료 전화상담원은 응급의료 전화상담원 카드시스템에 의한 지시사항을 전화신고자에게 전달함으로써 구조자가 도착할 때까지 준비할 수 있게 한다. 당신의 응급의료전화상담원 시스템은 전달자의 도착 이전에 당신이 전달할 수 있는 정보를 제공한다. 이 정보는 처치자의 일을 쉽게 해 준다. 쉬운 예로는 약물의 투여나 동물의 감금이다. 덧붙여, 전화 신고자는 응급의료 전화상담원이 즉각적인 도움을 주기에 더 잘 준비할 수 있다. 이로써 응급 상황을 진정시키고 구급대원이 현장에 도착하면 무엇을 요청할 것인지에 대해 도움을 준다.

(2) 응급의료 전화상담원은 현장상황이 요구하는 바에 따라 다른 공공안전, 응급의료 서비스 기관과 협조한다. 현장상황에 따라 다른 공공의료 서비스기관과 상호작용이 필요하다. 현장에서 구조자가 헬기를 이용한 구급차를 당신에게 요청할 수 있다.

헬기를 이용한 구급차를 제공하기 위한 지방의 처리과정을 당신이 얼마나 알고 있는가에 따라 헬기출동 여부가 결정될 것이다.

(3) 응급의료 전화상담원의 의무를 단순히 숙지하고 있는 것만으로는 성공적인 의무 이행이 불충분하다. 일반인들과는 다른 응급의료 전화상담원만의 중요한 행동이 있다.

2. 성공적인 응급의료 전화상담원이 되기 위한 행동

성공적인 응급의료 전화상담원이 되기 위한 행동에는 다음과 같은 것이 있다.

(1) 훌륭한 응급의료 전화상담원은 타인에게 도움을 줄 수 있어야 하고 동정심도 있어야 한다. 응급의료 전화상담원이 되기 위한 훈련을 받는 파견자는 다양한 이유로 훈련을 받는다. 타인을 위한 동정심과 도움을 베풀고자 하는 욕구는 훌륭한 응급의료 전화상담원이 되기 위한 두 가지 가장 중요한 점이다. 응급의료 전화상담원은 구조 요청자를 측은히 여겨야 하고 존중하는 마음으로 처치해야 한다.

(2) 동정심과 감정이입간의 차이는 무엇인가? 현장에 도착한 구급대원이 구조요청자에게 동정심을 갖는 것이 적절한가? 구급대원이 어느 정도의 동정심을 보이는 것이 필요한가? 훌륭한 응급의료 전화상담원은 구조요청자나 환자의 극적상황과 연관된 감정수위를 잘 조절하고 구조요청자를 상황에 맞게 인도한다. 구조요청자, 환자, 때로는 당신까지도 어떨 때는 감정이 격앙된 상태에 이를 수도 있다. 자기 자신과 그들을 진정시키는 것은 자신에 달려 있으며 적절한 파견을 하고 환자를 안정시킬 수 있는 지침을 구조 요청자에게 제공하는 것 역시 전화상담원에게 달려 있다.

(3) 훌륭한 응급의료 전화상담원은 응급의료 파견에 대한 기술, 철학, 지식을 숙달하는 사람이다. 성공적인 임무 수행을 위해, 효과적인 응급 의료 파견에 요구되는 기술을 알고 숙달해야 한다. 이러한 기술은 응급의료 전화상담원 과정과 지속되는 파견 교육을 통해 가르친다.

(4) 훌륭한 응급의료 전화상담원은 구조 요청자로부터 정보를 효과적으로 수집하여 정보의 우선순위를 매겨서 유용한 형식으로 통합해 낸다. 당신이 이 모든 일을 해야 하는 것은 필수적이다. 당신이 받는 대부분의 구조요청이 생명을 위협하는 것은 아니지만, 환자의 생존에 시간이 극적인 요소가 될 때가 있다. 파견과정을

숙달하기 위해 정보를 얻는 연습을 실시해야 한다.

(5) 훌륭한 응급의료 전화상담원은 다른 응급의료 제공자가 환자가 있는 곳으로 도착하는 것을 도와야 한다. 정확한 장소에 대한 정보를 모을 수 있고 당신이 제공하지 않으면 출동한 구급대원은 환자를 찾지 못할 것이다.

(6) 훌륭한 응급의료 전화상담원은 의학적 문제 또는 상태에 대한 진단 없이도 의학적 응급 상황을 판단할 수 있다. 당신이 할 일은 의학적 응급 상황을 설정하고 그에 따른 처치를 할 수 있는 사람을 출동 시키는 것이다.

(7) 훌륭한 응급의료 전화상담원은 응급의료 제공자를 그가 요청하는 대로 현장에서 돕는데 있다. 일단 응급의료 제공자를 파견하면 응급의료 전화상담원이 지시하는 대로 구조 요청자에게 파견자가 도착하기 전까지의 의료 지침을 통보해야 한다. 일단 의료 구급대원이 도착하면, 전화상담원의 책임은 구상담원의 구조 요청을 완수하는데 필요한 사항을 제공해 주는 것으로 바뀐다.

(8) 훌륭한 응급의료 전화상담원은 불친절한 구조 요청에도 격한 반응을 보이지 않고 구조 요청자의 태도나 과거 경험에 미루어 섣부른 판단을 하지 않는다. 응급의료 전화상담원으로써 구조 요청자에게 질문한 물음에 따른 대답에 의거한 정보에 의해 파견해야 한다. 요청자의 태도를 믿으면 현혹될 수 있다. 알코올중독자처럼 들리는 구조요청이 때로는 의학적 문제를 지닌 것일 수 있다. 덧붙여, 또 다른 문제를 지닌 것으로 생각할 수 있는 이웃으로부터의 구조 요청 역시 다른 사람들의 구조 요청자와 동일한 방식으로 다루어야 한다.

(9) 훌륭한 응급의료 전화상담원은 자신있는 태도를 견지한다. 어떤 상황에서도 환자나 구조 요청자에 관한 정보를 유출해서는 안 된다. HIV감염에 대한 것 역시 이에 포함된다. 당신의 법률 고문에게 지역의 HIV에 관한 법률을 상의해 보라. 그에 관한 정보를 제공 받으면, 구조 요청자에게 구급대원이 현장에 도착하는 대로 그에게 그에 관한 사실을 알릴 것을 요구하라. 누군가 환자의 이름이나 상태에 관한 정보를 요청하면 구급차가 환자를 태우고 있는 곳에서만 알릴 수 있다.

3. 응급의료 출동의 3가지 양상

훌륭한 응급의료 전화상담원이 되기 위해서는 기본적인 일의 책임 소재와 무엇을 해야 하는지에 대한 것을 아는 것만으로는 불충분하다. 응급의료 출동의 기능에는 세가지 양상이 있다. 이 부분에서는 파견자로서의 지위에 부합하는 이 단계들이 어떠한지를 눈여겨 볼 것이며 이는 응급의료 전화상담원 뿐 아니라 도움을 요청하는 모든 구조 요청에 해당된다.

(1) 첫 번째 : 구조 요청 수신행위

이 단계에서는 응급의료 전화상담원은 걸려오는 요청을 받고 '모든 구조 요청 질의' 과정을 통과한다. 모든 응급의료 전화상담원은 '구조 요청 질의'를 받는데, 각각의 구조 요청이 다를 수 있으나 개념은 동일하다.

순서는 응급의료 전화상담원이 환자의 위치를 정하고(어디서), 의학적 문제의 성향(무엇을), 어떻게 발생했으며(어떻게), 누구에게 발생했으며(누가), 언제 발생했는가(언제)로 구성되어 있다. 수신한 정보에 의하여 응급의료 전화상담원은 응급의료 전화상담 체계에 의한 적절한 강령에 의해 즉각적인 반응을 하고 다음 단계의 출동을 진행할 수 있다.

즉, 진료 보조자와 다른 의료 제공자들이 같은 개념의 질문을 할 수 있다. 이를 '1차 조사'라고 한다. 대강 환자에 관해, 그리고 무슨 일이 일어났는지에 대해 같은 양의 정보가 수집된다.

(2) 두 번째 : 출동활동

이 단계에서 질의는 계속되며 구조 요청을 받는 동안 수집된 정보에 의하여 응급의료 전화상담원은 적절한 지침서를 이용한다. 이 지침서는 적절한 반응을 이끌어낸다. 반응은 구조요청 유형에 따라 가장 효율적이 될 수 있도록 지방 의료 당국에서 미리 제정한 것이다. 응급의료 전화상담원은 응급의료 종사자를 현장에 적절하고 미리 정해진 방식에 따라 출동시킨다.

이는 새로운 응급의료 전화상담원에게 가장 받아들이기 어려운 개념일 수 있다. 병원 이송 전단계의 치료에서는 많은 '전통적인'부분이 연관되어 있다. 이 많은 전통은 환자를 구급차에 가능한 신속히 탑승시키고 병원으로 가능한 빨리 이송하는 것이 병원 전 처치의 핵심이었던 시절로부터 기인한다. 서두르지 않는 처치는 자주 용인되기 힘들다.

실질적으로 당신의 응급의료 전화상담원 체계에 의한 미리 설정된 치료 반응과 관계된 연습 시나리오를 여기 삽입해 보라. 미리 설정된 것은 구조 요청자의 의학적 요구사항을 충족시키기 가장 적절한 것으로 지역의학 조절 당국에서 제정한 것이다.

(3) 세 번째 : 파견 후 활동

구급대원들이 파견되면 응급의료 전화상담원은 응급의료 종사자가 도착함에 따른 구조 요청자나 응급환자에 대한 준비 작업에 들어간다. 도착함에 따라 얻어지는 부가정보에 따라 처치 인력을 증가시키는 것 역시 상담원이 할 일이다. 여기에는 파견자가 도착하기 전 구조 요청자에게 자신들을 도울 수 있는 지침을 주는 것이 포함되는데 문 닫는 것이라든가, 애완동물을 멀리한다든가, 약물처리를 한다든가 하는 것 등이 있다.

5 응급의료 전화상담원(EMD)과 응급의료체계(EMS)의 차이

응급의료 전화상담은 보다 넓은 응급의료서비스체계의 일부이지만 어디에 적절히 들어맞는 것인가? 이에 대한 답은 지역에 따라 다양하다. 현재의 체계가 이웃 도시나, 국가에서 시행되는 것과는 판이하게 다를 수 있다. EMS는 어느 지역에서나 그 지역에 맞게 고쳐질 수 있기 때문에 EMS의 개념을 이해하는 것이 중요하다.

1. EMD와 EMS의 차이

EMD와 EMS는 무엇이 다른가? EMD는 특수화된 의료 훈련을 받은 기반 뒤에 출동원격 통신의 진보된 형태이다. 이 훈련 과정은 EMD 요원을 의료 공동체의 일원으로 하고, 이에 따라 기본 출동 원격 통신에 맞추어 환자를 돌보며 덧붙여 의료 의무를 수행한다. EMD 요원은 지역 응급의료서비스 시스템이다.

EMD는 특수하고 전문화된 의료 훈련과정에 따라 모든 지역 공공 안전시스템 요원을 두루 포함한다. EMS 시스템이란 이유에 관계없이 의학적 응급 요청에 반응하여 적절하게 자원들(인력, 장비, 가용설비)을 유기적으로 구성하는 것이다. EMS 시스템은 예방(상해의 발생 예방을 위해 행동을 바꾸는 것)으로부터 재활(상해를 입히는 사건의 발생 후 개인이 생산적인 삶을 영위토록 회귀하게 해주는 것)영역에 까지 이른다. EMS 시스템은 요소들의 복잡한 배열을 이르며 이는 모두 응급의료체계에서 대중의 수요에 기여하는 것이며, 지역사회 내에서의 법령 제정, 시스템 관리, 수송, 대중 계몽, 가용 자원, 외상 체계, 의학적 평가와 지시 등을 하는 것이다.

2. EMS 시스템의 자원

EMS시스템에서 자원은 공통적으로 발견할 수 있지만 각각의 시스템은 서로 다르다. EMS시스템의 모든 요소는 한 지역에서도 서로 다른 상호작용을 하고 있고 다른 지역에서는 아예 없을 수도 있다. 그러나 일반적으로 EMS시스템은 다음 자원을 포함한다.

(1) 기본인명구조술과 전문인명구조술

일반적으로 많은 EMS 체계에서는 다중 유형의 유용 가능한 반응 자원이 내재되어 있다. 이러한 자원들은 수행되는 장비에 따라, 환자 이송 능력에 따라 제공되는 처치에 따라 그리고 참여자가 받은 훈련에 따라 다양하게 변이한다.

(2) 화재 서비스

소방관들도 일반 응급처치 교육과 특수 구조훈련을 받기 때문에 지역 EMS시스템의 일원으로 활동하고 있다. 따라서 소방관들도 EMS자원의 하나로 활용되고 있다.

(3) 법 집행

많은 EMS에서 경찰관들 역시 하나의 영역을 차지한다. 그들은 기본 응급처치 훈련을 받을 수 있고 환자 도착 시 환자에게 빈번히 도움을 제공할 수 있고 현장에 안전을 제공한다.

(4) 병원과 응급의료센터 장비

응급의료센터와 응급의료 장비관리 부서 역시 '긴급 의료센터'로 이용되며 대부분의

EMS시스템에 포함된다. 이 자원들은 현장에서 EMD요원이 환자를 처치하기 위해 특수 의학적 정보를 수집하기 위한 요구에 부응하기도 한다.

(5) 기타

많은 EMS에서 다른 많은 가용 자원이 있다. 이 중에는 위험물질 취급소, 성폭행 센터, 외상 센터, 독극물처리 센터, 화상 센터, 언어번역 센터가 포함된다.

3. 단계적인 EMS 체계 구조

장소에 따라 EMS는 많은 구조가 있다. 이 체계는 보통 구조 '단계'의 층으로 분해된다. 각각의 단계는 다른 지역 EMS체계의 기초에 따라 다른 단계의 반응을 가진다. 보통 4단계와 경고등 사용 유무에 따라 두 가지 유형이 있다. 모든 체계가 이 단계를 갖는 것은 아니다.

단계 1 :

첫 번째 처치자는 굉장히 긴급할 때 즉각적인 반응을 보이기 마련이다. 기본 인명구조술을 교육 받았다. 이러한 단위들의 가용성과 접근도 덕에 구급차가 현장에 도착하는 동안 환자에게 빨리 접근할 수 있고 신속한 처치를 할 수 있다. 즉각적으로 환자를 안정시키거나 처치를 할 수 있다.

단계 2 :

기본 인명구조로 EMS 단위들은 보통 응급구조사가 탑승한 이동 구급차이다. 응급구조사 들은 환자를 평가하고 처치하는데 최소 110시간의 훈련을 이수한다. 그들은 CPR 역시 교육받았으며 환자에게 적절한 도움을 줄 수 있다. 응급구조사는 전문적 처치와 개입이 요구되지 않거나 불가능한 장소의 경우에서 아프거나 상해를 입은 환자를 이송하고 처치한다. 전문적 수준의 EMS 처치자 들을 보조할 수도 있다.

단계 3 :

전문 인명구조 단위는 아프고 상해를 입은 환자의 전문적인 처치를 위한 훈련과 교육시간을 최소 600시간이 넘게 이수한 보조 의료 인력으로 채워진다.

전문인명구조술에는 몇 가지 단계가 있다. 현재 보조의료인이 가장 상위 단계이다. 모든 단계의 전문 인명구조는 의학적 통제하에서 이루어지며 프로그램의 의학적 내용에 대한 책임을 전담하는 의사의 의학 자문에 의해 시행되고 있다. 다른 전문인명구조술 단계는 중급 응급구조사와 전문응급구조사 들이 응급처치를 담당하고 있다. 이러한 사람들은 제세동에 관해 보조 의료 인력만큼의 고도 훈련 과정을 이수한 것은 아니지만, 호흡에 도움을 줄 수 있으며 수액 공급을 위한 정맥로를 확보할 수 있도록 훈련받았다.

전문인명구조 요원은 보조의료인력 수준의 훈련을 받으며 모든 기본인명구조술(BLS) 기능을 수행할 수 있다. 전문적인 심폐소생술을 위한 특수훈련도 이수했으며 심전도(ECG) 해석이 가능하고, 정맥로를 확보하며, 의료진의 통제하에 다른 의료진과 호흡을 맞춰 심장약 투여도 가능하도록 특수 훈련을 이수한다.

단계 4 :

공중의료 서비스 단계는 많은 EMS 시스템이 필요한 경우 공중의료를 제공할 수 있다. 이들은 보통 간호사나, 보조 의료 인력으로 구성된 전문 인명구조 헬리콥터 병원이다. 이러한 자원들은 환자의 생존에 병원까지의 이송시간이 결정적 요인으로 작용하는 심각한 경우에 이용된다. 또한 EMS의 지상 요원들이 접근하기 어려운 원거리 지역으로의 접근에도 이용된다.

반응 단계 :

경고음의 사용 여부에 따라 '차가운' 반응과 '뜨거운' 반응 두 가지 단계가 있다.

'차가운' 반응 : 경고등이나 경고음이 반응에 사용되지 않는다. 운송 차량이 정상의 교통 규칙을 준수한다.

'뜨거운' 반응 : 모든 응급 차량법이 적용되며 차량은 경고등과 경고음을 사용한다.

6 응급의료 전화상담을 위한 지침

구조요청자로부터 신고가 들어오면 응급의료 전화상담원은 신고자가 약간의 응급처치를 수행하도록 정보를 제공해 주어야 할 필요가 있을 것이다. 만약 신고자가 전화로 알려주는 지침을 이행할 의사가 있다면 정확한 지침을 주는 것이 응급의료 전화상담원의 역할이다.

응급의료 전화상담원은 응급처치를 어떻게 수행하는지에 대한 정보뿐 만 아니라 다음과 같은 응급의료지침 이상의 철학적인 부분까지도 설명하게 될 것이다.

1. 응급의료상담을 위한 준비

비록 응급의료 전화상담원이 받는 전화의 대부분이 생명을 위협하는 것이 아니더라도 전화신고자에게 관련된 의학 정보를 더 많이 제공해야 되는 경우를 직면하게 될 것이다. 그러므로 응급의료 전화상담원은 전화신고자와 응급의료상담지침서(Emergency medical dispatch protocol reference system, EMDPRS)로 부터 얻은 처음 정보를 통해 어떤 응급조치가 필요한지 결정을 내릴 준비가 되어 있어야 한다.

2. 응급의료상담에 관한 지침

전화로 신고 된 정보의 양과 그것을 제공하는 책임정도는 응급상황에 따라 매우 다양할 것이다. 이러한 다양성에서 발생하는 문제를 누가 책임질 것인가는 지역계획과 자문위원회에서 결정된다. 그들은 어떤 종류의 지침이 제공되어야 하는지, 그리고 응급의료 전화상담원이 어떻게 표현하여야 하는지를 결정한다.

지역 자문위원회는 반응의 양상과 모드를 결정하고, 사건발생의 위치와 경찰이나 응급의료 관련자들의 응답, 그리고 필요한 지침에 대해 결정한다. 응급의료상담지침서(EMDPRS)는 이러한 모든 필요조건들을 통합시키기 위해 만들어졌다. 따라서 응급의료 전화상담 프로그램이 만들어지기 전에 이러한 것들이 결정되어져야 한다.

(1) 응급의료상담지침서를 사용하는 이유

전화상으로 응급환자를 처치하는 기술에 대해 신고자에게 설명을 해 주어야 하는 경우가 있을 것이다. 응급의료 전화상담원이 그 현장에 있지 않기 때문에 오직 정보 제공자에 의존하는 수밖에 없으며, 무엇이 일어나고 있는지를 결정할 수 있는 무엇인가가 필요하게 된다. 이것이 응급의료상담지침의 목적이다.

(2) 응급의료상담지침서

응급의료상담지침서는 신고자에게 의학적으로 무슨 일이 일어나고 있는지 당신이 알 수 있게 적절한 질문을 제공한다. 그리고 신고자와 어떤 상담을 해야 하는지를 알게 하고 정보 제공자가 어떤 의학적인 적절한 필요로 하는지에 대해서 알려준다. 따라서 응급의료상담지침서가 응급의료 전화상담원에게 절대적으로 필요한 것이다. 표본적이고 의학적으로 증명된 응급의료상담지침서를 사용하면 계속적이고 정확한 의학정보를 제공해 줄 것이다. 이것은 매 순간마다 응급의료 전화상담원이 제보자에게 같은 정보를 같은 태도로 주기 때문이다.

(3) 응급의료상담지침서의 활용

전화상으로 의학적인 지침을 알려주어야 할 응급상황이 발생하면 응급의료 전화상담원은 다음과 같은 경우에 응급의료상담지침서 활용을 고려해 보아야 한다.

1) 응급의료상담지침서 활용이 가능한지?
2) 전화신고자가 환자와 함께 있지 않고 어느 정도 거리에 있는 제3자 인지?
3) 전화가 환자 가까이 있는지?
4) 응급의료 전화상담원이 신고자의 말을 알아들을 수 있고, 그들이 응급의료 전화상담원의 말을 이해할 수 있는지?
5) 응급의료상담지침서에 의한 지도가 적절한지?

3. 응급의료상담지침 준비하기

(1) 응급의료상담지침을 준비하는데 중요한 관점들

응급의료 전화상담원의 역할이 특별한 의학정보를 종합하고 응급의료상담지침서를 이용한 우선순위 제공자임을 잊지 말아야 한다. 보다 효과적인 상담지침을 전달하기위해 응급의료 전화상담원은 다음 세 가지 기능을 적절히 수행해야 한다.

1) 정보를 수집하고 신고자에게 질문하라.
2) 적절한 응급처치 장비를 파견하라.
3) 가능하면 구급대가 도착하기 전과 후의 지침을 준비하라.

(2) 지침서의 활용

응급의료 전화상담원은 신고자로부터 정보를 얻고, 필요한 초기정보를 얻으며 응급의료상담지침서를 적절히 활용하기 위해 '모든 제보자를 위한 질문'을 지침서로 사용하고 있다.

응급의료 전화상담원이 일단 어떤 카드를 사용할 것인지 결정한 후에는 그 카드에 신경을 써야 한다. 각각의 응급의료상담지침 카드는 제보자에게 물어볼 질문을 더 많이 알려 줄 것이다. 이러한 질문들로부터 응급의료 전화상담원이 얻는 정보는 이미 알아낸 정보에 더 추가될 것이다. 이러한 질문들은 카드의 '핵심 질문'이라는 란에서 발견할 수 있다. 그 질문들은 다음과 같이 응급의료 전화상담원이 더 많은 정보를 얻을 수 있도록 디자인 되어 있다.

1) 위치에 대한 추가정보
2) 의료적인 응급 상황의 정도와 심각성에 대한 추가적인 설명
3) 의료진의 도착 전·후 상황에 대해 알려줄 수 있는 정보의 타입
4) 응답자에게 전할 부가적인 정보의 결정
5) 적절한 응답 모드를 확실히 결정
6) 의료진이 도착하기 전에 필요한 상태를 명확히 한다.
7) 상황을 응답자가 상세히게 묘사
8) 적절한 긴급 대처 방안
9) 응답자가 환자의 정보를 다시 평가해서 들음
10) 응답자로 하여금 희생자를 잘 배치하도록 도움
11) 전화신고자와 응답자 간의 정보교환의 형성(번역 서비스, 중독치료 센터로의 안내, 화상센터, 경찰서 등)

4. 숙달된 응급의료 전화상담

응급의료 전화상담원은 제보자가 접촉하는 첫 의료진이기 때문에 환자의 필요를 판단하는 최적의 위치에 있으며 항상 적절한 지침을 준비하고 있어야한다. 응급의료 전화상담원은 전화상으로 CPR을 시작할 수 있어야하므로 환자의 생존에 매우 중요한 존재이다. 그러므로 전화상으로 가장 적절한 의료 지침을 준비하는데 몇 가지 필수 조건이

있다.

(1) 의사소통의 기술을 세련되게 하라.

(2) 심정지, 기도폐쇄, 출산 등의 응급의료 상황에 대해 친숙해져라.

(3) 의학적으로 증명된 지침을 알려주는 것을 연습하라.

(4) 반복적인 인내심으로 히스테리한 역치를 극복하는 연습을 하라.

연습과 훈련은 환자의 생존에 필요한 지침의 지속적인 전달을 확신하게 한다. 응급의료 전화상담원의 숙달된 기술과 안정도는 본인으로 하여금 더 차분하고 자신있게 만들어 줌으로써 좋은 전화 정보를 훨씬 쉽게 제공할 수 있게 한다. 응급의료 전화상담원의 태도가 전화신고자를 안정시키며 신고자로 하여금 더 편안하게 하며 안내를 더 따르고 싶어 하게 만든다.

5. 응급의료 전화상담원의 의사소통 기술

전화상의 적절한 의사소통은 전화신고자에게 지시를 단순히 읽어주는 것 이상의 일이다. 일반적으로 응급의료 전화상담원이 더 나은 의사소통을 하기위해서는 다음과 같은 6가지의 기술이 필요하다.

(1) 신고자를 차분하게 안심시켜라.

(2) 응급상황에 대해 용의주도하라.

(3) 처치를 지시할 때는 명확해야한다(천천히 말하고 또박또박 말하라).

(4) 지침서에 명시된 치료 방식을 따르라.

(5) 신고자가 지시를 이해하지 못하거나 당신에게 정확한 정보를 주지 않았을 때는 지시를 반복하여라.

(6) 신고자의 신고내용을 신중하게 들어라.

그리고 신고자에게 쉽게 정보를 제공해 주기 위해서는 응급의료 전화상담지침서를 손 가까이에 두고, 다른 기관의 전화를 받는다면 그 거주지의 전화번호를 적어두었다가 다시 전화를 한다.

⑦ 응급의료 전화상담지침서

응급의료 전화상담지침서(Emergency Medical Dispatch Protocol Reference System, EMDPRS)는 상담원이 쉽게 이해할 수 있게 구성되어 있다. 여기에 명시된 글은 미국 고속도로교통안전국 응급의료 전화상담(National Highway Traffic Safety Administration EMD, NHTSA EMD)에서 인용한 것이다.

훌륭한 원격통신 대화술은 별개로, 좋은 판단과 사용 가능한 장비, 응급의료 전화상담에서 가장 중요한 도구는 응급의료 전화상담원의 지침서이다. 응급의료 전화상담지침서의 정보와 기본 개념은 다음과 같다.

1. 응급의료 전화상담지침서 내용과 구성

응급의료 전화상담지침서는 종종 '길잡이' 또는 '카드'라고도 하며, 논리적이고 구조적인 순서로 의료정보를 제공할 수 있게 구성되어 있다.

(1) 세 가지 강령 유형

국세공인공공안전교동협회(Association of Public-Safety Communications Officials-International, APCO)의 응급의료 전화상담지침서에서 수립한 주요한 세 가지 유형의 강령은 다음과 같다.

1) 모든 구조 요청자에 대한 심문(우선적 조사)
2) 개개인의 주요 불편사항 강령
3) 서술된 의료 강령

이러한 강령 유형은 다음과 같이 서술된다.

1) 모든 구조 요청자에 대한 심문(우선적 조사)

이 강령은 구급대의 파견형태와 도착 전 지침에 대한 결정을 내려야 할지에 대한 정보를 수집하기 위해 우선적 질문을 실시하는데 이용된다. 모든 신고자 심문 목록은 신고자의 대답으로 채워져야 한다. 결의는 환자의 위치를 나타내는데, 여기에는 환자의 전화번호도 포함된다. 환자의 상태도 포함하는데 특히 의식 상태와 호흡이 정상적인가를 반드시 포함한다.

의식이 명료하지 않다거나 호흡이 비정상적이면 모든 신고자 질문은 전화상으로 몇 초 내에 결정한다. 환자의 의식이 명료치 않거나 호흡이 비정상적인 경우, 파견 정보가 카드 위에 나타나고 더 이상의 질의 없이 가능한 빨리 환자의 구조를 서두른다. CPR을 실시해야 하는 신고의 경우 모든 신고 질문 카드에 적절한 CPR강령에 대한 지시가 나타난다.

만일 환자의 의식이 명료하면 모든 신고 질문은 신고 수신자가 환자의 주요 불편 사항을 결정하고 그녀 혹은 그에게 적절한 주요 불편 사항 카드를 이용하여 지시하도록 돕는다.

응급의료 전화상담원이 수신하는 모든 구조 요청에 대해 모든 신고 심문 카드를 이용하는 것이 중요하다. 이 카드는 적절한 강령 코드를 지시해 주고 신고자에게 관심을 기울이는데 도움을 준다. 어디서, 무엇을, 어떻게, 누가, 그리고 언제에 관한 정보를 수집하는 것이 효과적인 파견을 위한 첫 번째 단계이다.

2) 개개인의 주요 불편사항 강령

개개인의 주요 불편사항 강령은 보고되는 의료 응급상황의 유형과 중증도에 관한 정보를 구조 요청자로부터 수집하는데 이용된다. 주요 불편 사항 강령은 신고 수신자가 반응에 대한 기준을 세우고 각각의 주요 불편사항에 관한 지침을 제공하는데 이용된다. 처치자가 요구하는 '특수 숙의 보고'도 있다.

3) 파견 기준

처치의 유형과 방법이 열거된 바에 의해 다양한 의료기준이 있다. 이러한 기준에 의거해서 응급의료 전화상담원은 보고되는 특수 의료 응급상황에 따른 반응의 형태와 방법을 신속하고 적절하게 결정할 수 있어야 한다. 이러한 기준과 반응은 지역 응급의료 체계의 의료 지시자에 의해 승인된다.

4) 주요 질문

이 부분은 필요하다면 환자에 관한 추가적인 의료정보를 수집하기 위해 질문할 수 있는 주요 질문내용을 기록한다. 신고자는 이러한 질문에 대한 대답을 함으로써 더 낫고 명료한 정보를 획득할 수 있다.

5) 도착전 지침

이 부분의 목표하는 바는 응급의료 전화상담원이 환자에게 제공해야 하는 기본 정보를 기록하는 것이다. 이 지침은 환자에게 도움을 주고자 의도하는 것이고 의료문제(상황을 악화시키지 않도록 방지)와 의료진의 도착을 준비하는 것이 포함된다.

6) 특별 숙의 보고

이 보고서가 목표로 하는 것은 응급의료 전화상담원이 담당자에게 전달해야 하는 유형의 정보를 제공하는 것이다.

7) 서술된 의료 강령

이 부분은 특수화된 유형의 강령이다. 이러한 강령은 환자가 생존을 위해서 즉각적인 의료처치를 받아야 할 때의 의료지침을 제공한다.

이러한 카드는 신고자에게 직접 읽혀져야 하며 문자 그대로 전달되어야 한다. 이러한 지침은 파견된 구급대원이 도착하기 전 희생자의 생명을 구할 수 있는 처치를 구조요청자가 실시하도록 한다.

(2) 국제공인공공안전교통협회(APCO)의 응급의료 전화상담지침서에 기술된 일반적인 의료 강령

1) 성인 심폐소생술
2) 유아 심폐소생술
3) 영아 심폐소생술
4) 심폐소생술, 후두 절개술, 기관 절개술
5) 성인의 기도폐쇄
6) 유아의 기도폐쇄
7) 영아의 기도폐쇄
8) 출산
9) 기도유지

2. 응급의료 전화상담지침서의 활용목적

응급의료 전화상담원이 신고자에게 약간의 기본인명소생술을 오직 전화를 통해서만 제공해야 할 때가 있다. 응급의료 전화상담원이 보이지 않는 상황에서 움직이고 신고자가 알려주는 정보에 의존하기 때문에 응급의료 전화상담은 무슨일이 일어났으며 그들이 그것에 대해 어떻게 해야 하는지를 그들이 결정할 수 있도록 도움을 주어야 한다. 이것이 응급의료 전화상담지침서의 활용목적이다.

응급의료 전화상담지침서는 의학적으로 무슨 일이 일어났는지 응급의료 전화상담원이 결정하는데 도움을 주는 핵심답안을 제공한다. 그것은 근원이 무엇이든 정보를 제공하고 제보자에게 의학적인 교육을 제공한다. 만약 교육이 필요하다면 응급의료 전화상담지침서는 그들에게 교육을 제공한다. 응급의료 전화상담지침서에서 동의하는 방법은 확실한 의학적 정보를 제공한다. 이것은 모든 신고자가 같은 정보를 같은 방법으로 매시간에 제공받기 때문이다.

전화신고자가 의학적 방법을 사용해야 할 상황이 발생했을 때 응급의료 전화상담원은 다음과 같은 내용을 반드시 생각해야 한다.

(1) 그것이 가능한가? 전화신고자가 제3자인가?(환자와 같이 있지 않거나 먼 거리에서 보고하는 경우) 환자와 가까이 있는 전화인가? 의사소통이 어려운가?(당신이 그를 이해하고 그들도 당신을 이해하고 있는가?)

(2) 그것이 적합한가? 응급의료 전화상담지침서는 응급의료 전화상담원에게 만약 어떤 의학적 조치가 필요하다면 하라고 이야기한다. 응급의료 전화상담지침서는 상황에 입각하여 그들이 의사결정을 하게 도와준다. 어떤 경우 조치를 취하기 전에 환자가 일어나는 경우가 있다.

8 주 호소

이 자료는 미국 고속도로교통안전국 응급의료 전화상담(National Highway Traffic Safety Administration EMD, NHTSA EMD) National Standard Curriculum Trainee Guide을 참고하였다.

이 자료는 개념과 차례대로 지침서를 설명하며 응급의료 전화상담지침서 발달의 기초철학을 볼 수 있다. 여기서는 주 호소의 형태에 대한 토의를 포함하는데 각 증상의 형태에 따라 카드의 기본적인 의학적 소견을 소개한다. 이 소개는 특이한 반응의 형태나 개관적 질문, 또는 다른 새로운 인식 등을 포함하지 않고 단지 각 특이한 상황에서 토의되어진 의학적 상태만 소개되어있다.

1. 주 호소 평가

(1) 과정의 평가

모든 전화신고자는 만약 환자가 의식이 있거나 호흡이 정상이면 초기 질문의 종류를 수행해야 한다. 이것은 '모든 신고자의 질의'에 따라 행해져야 한다.

이 과정은 초기평가와 같이 시행되어야 한다. 이 초기평가와 응급의료 전화상담원이 받은 제보자로부터의 대답은 응급의료 전화상담원이 그 카드로부터 직접적으로 그 질문에 대한 특별한 키를 유도할 수 있는 개인적인 주 호소 카드를 얻게 한다. 정보를 가지고 있으면 응급의료 전화상담원은 받은 형태나 모양을 결정하고 그 상황에 따른 구급대원의 출동형태를 결정할 수 있다. 초기 출동이 이루어진 후 응급의료 전화상담원은 신고자에게 다시 전화하여 도착 전에 필요한 교육을 제공할 수 있다.

환자 발생장소와 다시 전화 할 전화번호를 알아낸 후에 만약 환자가 의식이 있다면 초기 평가를 질문함으로써 계속할 수 있다. 만약 환자가 의식이 없다면 환자의 호흡이 정상인지를 물어보아야 한다. 만약 환자가 의식이 있던 혹은 의식이 없고 호흡만 있다면 신고자는 환자가 살아있는지를 알아봐야 한다. 이것은 환자의 상태에 대하여 특별한 정보를 얻을 수 있는 시간을 버는데 도움이 된다.

만약 환자가 의식이 없고 호흡도 없다면 또는 사망에 이르는 호흡이 발생했다면 응급의료 전화상담원은 심정지의 가능성을 생각하고 즉시 '모든 신고자의 질의'에 따라 나이에 따른 환자의 적합한 심폐소생술(CPR) 카드로 바꿔야 한다.

심폐소생술 지침은 흉부압박 보다 선행하여 기도유지에 대한 명확한 그리고 이해 가능한 신고자의 교육이다. 만약 환자가 거의 호흡이 곤란하고 심정지가 없다면 응급의료 전화상담원은 심폐소생술보다 기도폐쇄에 대한 교육을 제공하여야 한다.

(2) 전화신고자의 감정상태

신고자의 감정 상태는 의학적 문제의 심각성의 명확한 적응증은 아님을 기억해야한다. 지침서에서 제시하는 질문에 입각하여 그리고 증상과 징후에 기초하여 결정하는 것은 더 상위의 반응을 위해 필요하다.

응급의료 전화상담지침서에 포함되어있는 대표적인 심각한 증상들은 흉통, 호흡곤란, 의식의 변화 정도, 그리고 심한 출혈이다. 대부분의 경우에서 이러한 증상이 보고되면 응급의료 전화상담원은 환자의 잠재적인 심각성을 인식하고 전문인명구조술을 위한 반응을 시작해야 한다.

(3) 증상과 징후

증상과 징후사이에는 차이점이 있다. 증상은 환자를 검사하여 발견되어지는 주관적인 것이다. 예를 들면 맥박, 객혈, 청색증, 발한 등이다. 징후는 환자가 느끼는 객관적인 불편감이다. 예를 들면 '추워요' 나 '발에서 감각이 느껴지지 않는다.' 등이다.

(4) 주 호소 확인

이것은 초기의 환자평가이다. 주 호소는 환자나 신고자가 느끼는 가장 큰 생각임을 기억하는 것이 중요하다.

여러 가지 불편을 느끼는 환자에서는 주 호소를 확인하고 이어서 이차적인 증상을 열거해야 한다. '뭐가 문제입니까?'라고 묻는 것은 종종 신고자로 하여금 진단을 위해 당신이 묻는 것에 대해 혼란감을 주게 된다. 질문은 신고자로부터 짧고 간결한 대답을 유도할 수 있게 해야 한다. 그들은 그 현장을 바라보는 당신의 눈이 되어야 한다. 그래서 이렇게 물어보아야 한다. '당신이 보기에는 어떻습니까?' '무슨 일이 일어났는지를 말씀해주십시오'

신고자가 응급의료 전화상담자에게 보고할 때 각각의 것이 관련이 없는 여러 가지의 주 호소를 열거하면 응급의료 전화상담원은 가장 우선이 되거나 악화될 가능성이 가장 많은 것 하나를 선택해야 한다.

(5) 전화신고과정의 흐름

현장에서의 전화신고 과정은 부드럽고 논리적인 흐름이어야 한다. 이 과정은 특별한 핵심질문에 의해 따라오는 초기 질문으로 시작된다. 이 정보가 얻어지면 응급의료 전화상담원은 반응 모양과 형태, 그리고 그 상황에 따른 출동방식을 결정해야 한다. 응급의료 전화상담원은 다시 전화하여 그 상황에서 요구되는 도착 전 조치를 시작한다.

전화신고자와 전화를 끝내기 전에 응급의료 전화상담원은 환자의 확실한 기도와 호흡을 유지시켜야 한다. 응급의료 전화상담원은 또한 환자가 구토를 한다면 척수손상이 있더라도 환자의 체위를 바꿔야 한다. 비 응급이나 긴급상황이 아니라면 구급대원이 도착하기 전에 환자의 상태가 변화하면 다시 전화를 하라고 전화신고자에게 이야기 한다.

2. 의학적 질환의 형태

일반적으로 이야기하면 두 가지의 의학적 질환 형태가 있다. 즉, 내과적인 개인의 주 호소와 외과적인 사고형태가 있는데 대부분의 경우 전화신고자는 응급의료 전화상담원에게 이 두 가지 상황에 관해 신고를 할 것이다. 이러한 제보는 환자를 이해하는데 매우 중요한 부분이다.

(1) 내과적인 개인의 주 호소

보고되는 많은 문제 중에 내과적인 개인의 주 호소가 가장 흔하다. 응급의료 출동에 있어서 내과적인 개인의 주 호소와 외과적인 사고의 경우는 다르다.

개인적인 주 호소들은 일반적으로 내과적인 질환이다. 의학적인 문제는 '그것이 급성이든 만성이든' 질병으로 정의한다. 이 경우 적절한 반응과 도착전 지시는 다음과 같은 수집된 정보에 따라 당신의 능력에 의해 결정된다.

1) 환자의 주 호소
2) 환자의 나이
3) 환자의 심한 출혈, 의식상태의 감소, 호흡곤란, 흉통 같은 극심한 증상
4) 환자의 병력

신고자에 대한 응급의료 전화상담원의 질문 내용은 가장 심각한 증상이 있든 없던 특별한 주호소 형태와 관련지어 상담을 하게 된다. 게다가 환자의 경력과 나이는 문제의 잠재적 심각성을 결정하는 주요인자가 된다.

이 경우 도착전 지시는 환자의 기도가 확실히 유지되어 있는지, 환자가 안정적인지, 환자의 약물복용 여부에 대한 정보가 얻어졌는지, 만약 구급대가 도착하기 전에 환자상태가 변하면 즉시 전화를 하라고 신고자에게 충고했는지 와 관련이 있다.

(2) 외과적인 사고형태

외과적인 상해는 사고나 폭력에 의한 물리적 손상을 의미한다. 이 경우 도착전 지시는 사고형태의 원인에 대한 정보수집(손상의 기전), 손상의 부위(체부인지 사지부인지), 그리고 가장 심각한 증상의 확인 등에 대한 당신의 능력이다.

사고가 있을 때 주 증상은 보통 단어의 형태로 보고되거나(hit, shot, cut 등) 또는 손상기전의 묘사에 의해 보고된다(자동차 사고 , 지붕에서 떨어짐 등).

외과적인 상해 사고 형태는 반응 상태를 결정하는데 사용되는 요인이 다르기 때문에 개인적인 주 증상보다 응급의료 전화상담원에 의해 평가가 달라져야 한다. 외과적인 상해 사고를 다룰 때 우선적인 결정 요인은 다음과 같다.

1) 손상의 기전
2) 손상의 부위
3) 명확한 가장 심각한 증상(보통 의식의 변화정도, shock의 발발, 두부손상, 근원적인 내과적 질환 : 심각한 출혈, 중추신경계 손상에 의한 호흡곤란 등)

도착전 지시는 상황과 보고된 증상형태에 따라 다양하다. 특히 기도유지와 관련해서는 개인적 주 호소의 경우와 같은 조치를 취한다. 그러나 상해 사고 프로토콜에서는 상해정도와 유형에 따라 다른 조치를 취한다. 이러한 조치는 다양한 손상으로부터 환자를 보호하고 도움이 필요한 사람에게 가장 적절한 처치지침을 알려주기 위함이다.

도착전 지시는 환자와 신고자의 현장안전도 고려해야하며 심각한 출혈이 있는 경우 외적 출혈의 조절, 환자의 기도확보 등을 알려주고, 신고자가 할 수 있는 것이 아무 것도 없을 때 환자의 처치를 위해 전화신고자에게 지시를 하는 것이다. 그리고 환자의 상태가 변하게 되면 즉시 다시 전화를 하라고 지시를 한다.

(3) 소아의 외상사고 형태

암이나 뇌막염, 선천적 기형, 그리고 심질환 등은 소아들의 가장 흔한 사망 유형이다. 매년 수 천명의 소아들이 낙상, 화상, 익수, 기도폐쇄, 질식과 같은 사고로 목숨을 잃으며 사고로 인한 심각한 손상으로 수 백명의 소아들이 목숨을 잃고 있다.

소아들의 외상사고 형태는 대부분 연령층에 따라 주 증상이 유사하다. CPR과 기도폐쇄에 대한 응급처치가 필요하다고 여겨지는 나이는 소아의 경우 1~8세, 성인은 80세 이상이다.

상해적 손상의 경우 소아들은 위험에 처해있어도 이송하지 않는다. 사고 장소에서 흔히 오류를 범하는 것 중 하나는 소아를 옮기거나 차로 태우고 집이나 대피소로 가서 아이들을 안정시키는 것이다. 이것은 척수손상이 있는 아이들의 경우 걱정 때문에 아이들을 옮기는 것이 처치를 하지 않고 방관하는 것 보다 좋지 않다는 것이다. 만약 아이들이 일어나서 집으로 뛰어오면 평평한 바닥에 눕히고 도움이 올 때까지 안정을 취해주어야 한다. 다음과 같은 적응증이 있다면 척수손상을 의심해야 한다.

1) 심각한 안면 또는 두부 손상
2) 사고와 관련된 의식의 소실
3) 저림이나 따끔거림 등의 사지 감각소실
4) 마비나 사지의 운동 불가능
5) 움직이거나 움직이려고 할 때 발생하는 등 부분의 통증
6) 전화신고자에 의한 운동미비 기능 보고

소아들은 심각한 손상을 입었어도 증상이 잘 나타나지 않는 경우가 있다. 낮은 혈압 같은 심각한 증상은 성인에서 보다 어린이에서 더 늦게 나타나며, 호흡이나 맥박 같은 다른 증상들은 상처를 입거나 놀란 아이들에게서는 설명을 듣기 어렵다. 만약 가장 심각한 증상이 있다면 즉시 치료를 해야 한다.

손상 받은 소아의 의식은 별도의 주의나 보조 도움이 필요하다 이것은 응급의료 전화상담원과 목격자를 통해서 대화되어야 한다.

환자나 신고자의 감정 상태는 문제의 심각성과 다르게 표현될 수 있다는 것을 기억해야 한다. 경험과 지식의 부족으로 소아들은 사고의 심각성을 이해하지 못하며 위기를 의식하지 못하는 경우가 흔하다는 것을 알아야 한다. 반면, 초기 반응자와 소아들은 대

형사고나 대량출혈 등을 목격하거나, 팔 다리가 골절되거나 절단되는 것을 목격했을 때 매우 불안하거나 흥분될 수가 있다.

대부분 소아들의 외상은 예방이 가능하다. 응급의료 전화상담원은 아이들의 손상과 관련된 제보에서 놀이터나 또 다른 위험지대를 인지하고 예방할 수 있도록 지시하는 것이 중요하다.

3. 시간이 급박한 주 호소

이것은 내과적인 개인의 주 호소와 외과적인 상해 사고 형태의 아형으로 환자나 전화신고자, 응급의료 전화상담원을 가장 심각하게 한다. 이 경우에는 적절한 도착 전 지시로 처치되어야하며 현장안전에 대한 정보는 거의 무시된 채 의료적 지시가 이루어지게 된다.

이러한 형태의 신고는 특히 심정지, 기도 폐쇄, 출산, 의식불명, CO 중독, 위험물질 노출(hazardous + material, HAZMAT) 등의 내과적인 응급상황이다. 다른 제보는 외과적인 상해 문제와 내과적인 개인의 주 증상에 관한 경우이다. 예를 들면 호흡곤란을 보이는 익수 환자나 흐르는 물에 다이빙하는 사고로 목에 통증이 있는 경우나, 전신주에서 떨어져 내적 화상을 입을 수 있는 감전사고, 높은 폭포에서 떨어져 외상이 발생한 환자 등이다.

9 주 호소에 따른 지침서

1. 외과적 상황

(1) 동물교상

1) 배경

특별한 경우를 제외하고 동물 교상은 응급이 아닌 경우가 많다. 응급의료 전화상담지침서를 사용하는 전화상담원의 상담내용은 심한 출혈, 물린 부위, 그리고 환자의 의식정도에 대한 규명 등이다. 동물 통제를 위해 동물 종류를 확인하고 동물이 어디에 있었는지를 밝히는 것도 중요하다.

2) 흔한 원인

가장 흔한 동물 교상은 개에 물리는 것이지만, 많은 사람들은 그들이 애완동물로 키우고 있는 상상 이외의 외래 동물에 의한다. 어떤 시골지역에서는 뱀에 물리는 것이 흔하다.

3) 전화신고자에 의해 표현되는 일반적 증상 및 징후

전화신고자는 흔히 심각한 출혈에 대한 말은 하지 않고 단지 물린 것에 대한 것만 설명을 한다.

4) 일반적 지시사항

① 특히 환자가 오심을 느끼거나 구토를 한다면 환자의 기도를 확인하고 유지시켜야 한다.

② 지혈을 유도하고 쇼크를 치료하라.

③ 척수손상 환자를 제외하고 환자를 회복자세인 좌측 측와위를 취해 주거나 환자로 하여금 편안한 자세를 취하도록 한다.

④ 환자를 따뜻하게 하고 환자에게 음식이나 음료를 제공하지 말아야 한다.

⑤ 직접압박을 가함으로 출혈을 조절하며 구조자가 도착하기 이전에 환자의 상태가 변한다면 전화신고자에게 다시 전화하도록 하게하라.

⑥ 뱀에 물린 경우 물린 부위를 높이지 않으며 얼음을 사용하지 말고 어떤 방법으로도 독을 제거하기 위한 시도를 하지 말라고 한다.

⑦ 대부분의 경우 뱀에 물린 것은 생명에 위협적이지 않다는 것을 전화신고자에게 확신시킨다.

⑧ 물린 것이 아무리 사소해 보인다 해도 의학적 처치를 받도록 환자에게 조언해야 한다.

⑨ 동물이 또 다시 개인을 공격할 수 있으므로 모든 애완동물은 묶어두게 한다.

5) 소아환자에서 고려할 점

소아들은 애완동물에게 물리는 흔한 희생자이다. 그리고 키가 작고 동물에 대한 통제력이 부족하기 때문에 성인보다 심각한 안면손상을 입을 수가 있다. 뱀, 개미, 전갈, 거미에게 물리게 되면 독이 혈류로 들어가 소아들은 흔히 성인보다 사망을 포함해서 심한 반응을 보일 수가 있다.

(2) 강간

1) 배경

증거보존 : 응급의료 전화상담원은 전화신고자에게 구조자가 도착하여 지시를 하기 전 까지는 씻거나 옷을 갈아입거나 뭔가를 먹거나 마시지 않도록 조언해야 한다. 강간의 경우에 위기 중재 조언자는 지역사회의 법에 따라 처리한다.

2) 흔한 원인

상황에 따라 다양하며 피해자의 설명에 의존하는 것이 바람직하다.

3) 전화신고자에 의해 표현되는 일반적 증상 및 징후

종종 전화신고자는 상황의 난해하고 무거운 속성으로 인해 고도의 감정을 보인다. 응급의료 전화상담원은 동정과 인내심이 훈련되어야 한다. 피해자는 정신적 혹은 신체적 손상을 설명할 것이며, 얼굴 손상은 흔히 심한 출혈을 동반하기도 한다.

4) 일반적 지시사항

① 환자가 의식이 없거나, 오심을 느끼거나 구토를 한다면 기도를 감시하고 유지하라.
② 척수손상의 경우를 제외하고 환자를 회복자세인 좌측 측와위로 눕혀라.
③ 환자를 따뜻하게 하고 어떤 음식물이나 음료를 주지 않는다.
④ 직접압박을 가하여 지혈시키고 구조자 도착이전에 환자의 상태가 변한다면 다시 전화를 하도록 신고자에게 당부를 한다.
⑤ 애완동물이 주어진 지시를 방해할 수 있거나 반응하는 개인을 공격할 수 있으므로 묶어두도록 신고자에게 지시를 한다.

5) 소아환자에서 고려할 점

대부분의 소아 강간사건은 아동학대 상황으로 보고되어진다. 아동학대의 25%가 2세 이하의 아동들이며 나머지 75%는 3세에서 16세까지의 아동들이다. 신체적 학대를 받은 25%의 아동들은 영구적으로 손상을 받는다.

의도적으로 가해진 손상은 5세 이하 소아의 주된 사인 중 하나이며, 이로 인해 미국에서는 매년 2,000명 이상이 사망한다. 그러나 응급의료 호출 시 강간이나 학대사건을 설명하는 경우는 드물다. 그러므로 응급의료제공자는 소아에서 우연한 손상처럼 보일 수 있는 것이 사실상 소아학대 가능성이 높다는 것을 항상 의식해야 한다. 소아 강간사건은 아동학대로 보고되어져야 한다. 대부분의 응급의료제공자는 의심되는 아동학대에 대한 신고 의무자이며, 신고하였을 때 동반될 수 있는 비난의 책임으로부터 보호 받을 수 있다.

(3) 화상

1) 배경

열화상, 화학화상, 전기화상 등을 포함하여 응급의료체계에서 접하게 되는 다양한 형태의 화상이 있다. 화상의 크기 및 심한 정도는 보통 특별한 사건에 의해 보고된 응급정도를 결정한다. 화상의 크기는 보통 침범된 체표면적으로 계산된다. 이는 소아의 경우 5의 법칙과 성인의 경우 9의 법칙으로 계산을 한다. 보통 체표면적의 20%를 넘는 2도내지 3도 화상은 응급상황이며, 각각의 팔은 총 체표면적의 약 9%, 흉곽은 총 체표면적의 36%이다.

화상은 깊이에 따라 1도, 2도, 3도로 분류된다. 1도 화상은 햇볕에 그을린 것과 같은 것이고 2도 화상은 수포를 유발하며 3도 화상은 피부 전층과 피하조직을 침범한다. 이는 때때로 전층화상이라 불린다. 전기화상은 표면에 보이는 것보다 더 심각할 수 있다는 것을 항상 염두해야 한다. 내부적 화상은 접촉부위와 환자의 외부에서 접지된 부위 사이에 나타날 수 있기 때문이다. 얼굴 화상(특히 열화상)을 동반한 환자는 있을 수 있는 기도 합병증으로 인해 응급의료 전화상담원에 의해 세밀히 관찰되어야 한다. 무엇인가가 계속 타고 있는지를 결정하는 것이나, 만약 그렇다면 전화신고자에게 위험한 지역을 벗어남으로써 안전해진다면 위험한 지역을 벗어나도록 조언하는 것은 중요하다. 폐쇄지역에서 발생한 화상의 경우에는 일산화탄소의 중독 가능성이나 다른 독성물질 흡인의 가능성을 의식하여야한다.

2) 흔한 원인

열원으로부터의 얼굴 화상, 산이나 염기 화합물에 의한 화학화상, 전원으로 부터의 전기 화상 등이 있다.

3) 전화신고자에 의해 표현되는 일반적 증상 및 징후

보통 신고자에 의해 서술될 때 화상은 매우 심한 통증이 있다. 신고자는 수포를 서술할 수 있고 혹은 피부가 벗겨지는 것을 말할 수 있다. 전기화상 환자가 의식이 없다고 보고 받을 수 있다. 이러한 경우에는 심정지를 체크하여 심폐소생술을 지시할 준비를 하여야한다.

4) 일반적 지시사항

① 특히 환자가 무의식 상태이면 환자의 기도를 감시하고 유지하도록 한다.

② 총체표면적의 10%이하인 작은 화상은 깨끗한 물로 차갑게 해 주도록 한다.

③ 환자가 여전히 화상을 입고 있다면 물을 가지고 담요나 손으로 다룰 수 있는 무엇으로든지 환자를 감싸고, 탄 의복을 제거하지 않도록 한다.

④ 화상부위에 뭔가를 대지 말고 화상부위를 깨끗하게 하여 덮도록 지시한다.

⑤ 계속적으로 구조자가 도착할 때까지 물로 모든 화학물질을 씻어낸다.

⑥ 전기화상을 신고하였다면 전기의 위험성을 의식하도록 전화신고자에게 주의를 주어야 한다.

⑦ 전류가 흐르는 물을 주의시키고 환자가 여전히 전원과 접촉되어 있는 상태라면, 환자를 만지지 말고 전원으로부터 떨어지도록 지시한다.

⑧ 어떤 출혈이든 지혈시켜서 쇼크를 예방한다.

⑨ 척수손상의 경우를 제외하고는 회복자세인 좌측측와위로 환자를 눕히도록 지시한다.

⑩ 환자를 따뜻하게 해서 체온을 유지시키고 위험물질에 노출된 경우에는 지역 위험물 취급과정에 따라 대처하고 위험물 기지와 접촉하도록 한다.

⑪ 먹을 것이나 마시는 것을 환자에게 주지 마라.

⑫ 산이나 염기 흡인에 의한 내부 화상의 경우에 가능하면 화합물을 희석시키도록 환자에게 물을 제공하도록 한다.

⑬ 구조자 도착이전에 환자 상태가 변한다면 다시 전화하도록 신고자에게 지시한다.

⑭ 애완동물이 주어진 지침 수행을 방해하거나 반응하는 개인을 공격할 수 있으므로 모든 애완동물을 묶어두도록 전화신고자에게 지시한다.

5) 소아환자에서 고려할 점

전기화상, 화학화상, 열화상, 화염화상 등은 소아에서 가장 흔한 화상들이다. 9의 법칙은 8세 이하의 소아의 경우 체표면적에 대해 정확히 예측하게 해주지 않는다. 소아의 손바닥은 소아 체표면적의 약 1%정도가 된다는 가정 하에 유용한 추정을 할 수 있다. 화상크기는 화상부위를 덮는데 필요한 손의 수에 의해 추정될 수 있다. 아장아장 걷는 아이들에게 흔한 화염화상은 피부가 얇은 것 때문에 보다 큰 소아에서의 유사한 화상보다 더 광범위한 손상을 일으킬 수 있다. 2도 화상처럼 초기에 수포가 발생하는 화염화상은 사실상 3도 화상 혹은 전층 화상으로 취급하기도 한다.

어린이에게서 심각한 화상 요소는 다음과 같다.

① 어린이의 나이(2세 이하 시 경과가 나쁨)

② 부위(손, 얼굴, 회음부 시 특별한 치료를 요함)

③ 기왕력(당뇨, 심장병, 면역저하)

④ 관련된 손상

⑤ 고의적 화상

만약 불이나 폭발에 의한 화상이 폐쇄된 공간에서 일어났다면 호흡기의 손상가능성이 주위 깊게 평가되어야 한다. 그을려진 코털이나 가래에서 보이는 검댕이는 증상에 해당한다. 기침이나 천명음, 쉰목소리, 코막힘 또는 빠른 호흡은 징후에 해당한다. 기도에 열손상을 입은 어린이는 부분적 또는 완전하게 기도가 막힐 수 있으므로 숙련된 시술자에 의해 빠르고 적극적인 치료를 시행하여야한다.

(4) 눈의 손상

1) 배경

눈은 미세한 섬유 조직으로 구성된 탄력적인 구조이다. 눈의 안구는 찢기거나 관통되기 어렵다. 만일 날카로운 물체에 의해 손상되었다면 눈과 머리뼈를 관통할 정도의 충분한 힘에 의해 손상되었을 것이다. 의식 수준이 떨어져 있으면 두부손상을 의심해 보아야 한다.

안구는 매우 부드럽고 반 유동상태이다. 만약 안구 손상이 있거나 초자액이 흐른다면 안구를 만져서는 안된다. 환자는 구급대원이 올 때까지 똑바로 앉아 안정을 취해야 한다.

화학물질이나 외부 물질은 눈에 많은 손상을 입힌다. 이 경우 눈은 실온의 물로 세척해야 한다. 신고자는 안구에 있는 물체를 제거해서는 안된다. 이러한 시도는 눈에 더 많은 손상을 가져다 줄 수 있기 때문이다.

2) 흔한 원인

심각한 안구 손상에는 눈의 관통상, 망막 박리 그리고 두부 손상을 의심케 하는 의식소실과 관련된 안구 손상이 있다. 보통의 손상에는 눈에 화학물질이 들어가거나 화염에 의한 손상, 그리고 안구 열 손상 등이 있다. 경미한 손상에는 접촉성 수정체 이상, 외부 물질, 망막의 염증, 그리고 안와 골절로부터 발생한 좌상 등이 있다.

3) 전화신고자에 의해 표현되는 일반적 증상 및 징후

보통 심각한 통증과 불편감이 신고자나 피해자에 의해 보고되어 진다. 특히 눈 안에 외부 물질이 있을 때 그러하다. 출혈은 얼굴에 손상과 관련이 없다면 보통 소량이다. 만약 안구 자체가 찢어지거나 파손되었다면 안구 밖으로 핑크빛의 액체가 흘러나오게 된다. 이것은 안구 안에 있는 액체이고 신고자는 구급대원이 도착할 때까지 치료해서는 안 된다고 교육되어야 한다. 신고자에게 눈에 밴드를 대거나 압력을 가하는 물체를 붙이지 말도록 지시하여야 한다. 특히 날카로운 물체가 보인다 하더라도 그것을 제거하지 않도록 지시하여야 한다.

4) 일반적 지시사항

① 환자가 의식이 없다면 모니터를 설치하고 환자의 호흡을 유지하도록 한다.

② 환자로 하여금 편안한 자세로 앉아 있게 한다.
③ 환자의 눈 안에 먼지나 작은 입자가 있거나 화학물질이 있으면 구급대원이 도착할 때 까지 실온의 물로 세척하도록 한다.
④ 갑자기 뜨거운 물이 나와 눈을 더 손상시키지 않도록 주의한다.
⑤ 안구가 손상되어 초자액이 나온다면 손대거나 밴드를 붙여서는 안된다.
⑥ 환자는 구급대원이 올 때까지 앉아서 안정을 취해야 한다.
⑦ 환자의 체온을 유지하면서 충격을 해소시켜 주며, 환자에게 마실 것이나 먹을 것을 주지 않도록 지시한다.
⑧ 구급대원이 도착하기 전에 환자의 상태가 변한다면 다시 호출하도록 지시한다.
⑨ 애완동물이 도구를 어지럽히거나 사람에게 공격적인 반응을 보일 수 있기 때문에 환자로 하여금 격리시키도록 지시한다.

5) 소아환자에서 고려할 점

단지 눈만 손상된 어린이는 편안한 자세의 유지를 위해 도와줄 부모나 다른 보호자들과 함께 동행되어야 한다. 어린이를 못 움직이게 하는 것은 안압을 상승시킬지 모르기 때문이다.

(5) 낙상환자

1) 배경

고도낙상은 환자의 키를 넘는 높이에서의 낙상을 의미한다. 보통 1.8m 이상에서의 낙상을 의미하는데, 어떤 고도낙상이든지 응급의료 전화상담원은 척수 손상을 의심해 보아야 하고 전화로 도움을 요청하면 척수를 예방하도록 지시하여야 한다.

추락은 내과 질환적인 이유로 인해 발생할 수도 있으며, 낙하 높이는 심각성의 정도를 가장 쉽게 결정하게 해 준다. 응급의료 전화상담원은 외부 손상과 더불어 내부 손상의 동반 여부를 항상 고려해 보아야 한다. 의식이 없거나 두부, 얼굴 손상을 동반한 추락자는 누구라도 척수 손상 여부를 가정해 보아야 한다. 환자를 움직이게 하면 안된다.

골반과 허리의 골절은 노인에서 흔한 일이다. 경미한 손상을 일으키는 넘어지는 정도의 사고는 응급의료 전화상담원이 받는 흔한 호출 중의 하나이다.

2) 흔한 원인

경련, 뇌졸중, 혼미 등과 같은 다양한 의학적 원인이 있다. 추락은 또한 산업이나 건축 현장에서도 일어난다. 얼음이나 눈과 같은 환경적 요인이나 술, 마약 또한 추락의 원인이 되고 있다.

3) 전화신고자에 의해 표현되는 일반적 증상 및 징후

눈에 보이는 외부 손상이 있다. 저리거나 찌릿찌릿 하거나 운동소실이 나타나면 척수 손상과 관련되어 있을지 모른다. 손상 때문에 불안해 할 수 있다.

4) 일반적 지시사항

① 환자의 의식이 감소하면 모니터를 설치하고 환자의 호흡을 유지하도록 한다.
② 환자를 움직이지 않게 하고 상처에 부목을 대지 않도록 한다.
③ 호흡에 문제가 없다면 환자에게 스트레스를 주는 처치를 하지 않는다.
④ 체온을 유지하면서 낙상에 의한 충격을 치료해 주며 환자에게 먹거나 마시게 하지 말아야 한다.
⑤ 외부 출혈을 조절하기 위해서는 직접압박을 시행하고 구급대원이 도착하기 전에 환자상태가 변한다면 다시 호출하도록 한다.
⑥ 애완동물을 환자와 격리시켜 환자의 처치에 방해가 되지 않도록 한다.

5) 소아환자에서 고려할 점

소아의 경우는 걷다가 넘어지는 경우, 미끄럼틀이나 시소 등과 같은 놀이시설에서 떨어지는 경우, 빌딩에서의 추락 등이 있다. 소아들에 있어서는 추락한 부위가 충격을 흡수해 주지 못하는 곳이라면 두부 골절이나 잠재적인 뇌손상이 발생 할 수 있다. 놀이터에서의 손상 심각성은 높이와 접촉 부위의 충격흡수 여부에 달려 있다.

창문에서의 추락은 더운 여름에 흔하지만 창살에 의해 방지 될 수 있다. 그러나 어린이에게서도 또한 그들이 밀치거나 위험을 피하기 위해 뛰어 내리거나 또는 자살을 시도하면서 창문으로 부터의 추락이 발생한다.

(6) 출혈

1) 배경

출혈은 크게 내출혈과 외출혈로 구별할 수 있다. 토혈, 직장출혈, 생리 이외의 질출혈 등은 다른 외출혈보다 심각하게 다뤄져야 한다.

외출혈은 정맥출혈과 동맥출혈로 구분될 수 있다. 두 경우 모두 응급의료 전화상담원은 직접적인 외부압박으로 95%정도의 외출혈을 지혈할 수 있다는 것을 기억해야 한다.

전화신고를 한 사람은 출혈량으로 놀랄 수 있다. 먼저 이들 환자나 신고자를 안정시켜야 한다. 응급의료 전화상담원은 지혈대 사용을 권해서는 안된다. 만약 초기 발견자가 이미 지혈대를 사용했다면 제거하도록 지시한다.

얼굴과 두피부분에 절상이 있을 때는 혈관양상 때문에 많은 양의 출혈이 발생할 수 있다.

응급의료 전화상담원은 출혈량을 추정하기 보다는 출혈을 조절하는데 초점을 맞추어야한다는 것을 명심해야 한다. 응급의료 전화상담원의 1차적인 초점은 혈전용해제를 복용하거나 혈우병 환자에서는 출혈이 생명을 위협할 수 있다는 것을 명심하고 외적출혈을 조절해야 하며 쇼크를 의미하는 증상을 파악하여 무의식 환자의 기도를 확보하도록 지시하는 것이다.

2) 흔한 원인

외상으로 인한 외출혈의 원인을 직접 평가하는 것은 가능하다. 만성 혹은 급성 위장관의 궤양성 질환이나 산부인과적 질환, 파열된 복부 대동맥류 등에서는 내출혈을 일으킨다.

3) 전화신고자에 의해 표현되는 일반적 증상 및 징후

혈액이 분출하거나 박동성 출혈이라면 동맥형 외출혈이다. 내출혈은 커피 색깔의 토혈이나 검은 대변, 혹은 혈변으로 나타날 수 있다. 불안, 의식저하, 떨림 등은 쇼크의 일반적인 증상이며 이는 심각한 출혈과 관련되어 나타날 수 있다.

4) 일반적 지시사항

① 환자의 의식이 떨어진다면 환자상태를 계속 측정하고 기도를 유지 하도록 한다.

② 모든 외상성 절상인 경우에는 직접 압박을 가한다.

③ 출혈이 멈추지 않는다면 전화 신고를 한 사람은 출혈부위에 보다 강한 압박을 가하도록 하고 쇼크를 예방하도록 한다.

④ 척수 손상 환자를 제외하고는 환자를 왼쪽으로 눕히게 하고 환자를 따뜻하게 유지하도록 하라.

⑤ 환자에게 먹을 것과 마실 것을 주지 않도록 한다.

⑥ 비출혈이 있을 때는 신고자의 엄지와 다른 손가락으로 코를 직접 압박하라고 지시한다.

⑦ 환자의 자세는 고개를 앞으로 숙이고 앉게 하고 입안의 혈액은 뱉도록 지시한다.

⑧ 구급대원이 도착하기 전에 환자의 상태가 나빠지면 다시 전화하라라고 말한다.

5) 소아환자에서 고려할 점

머리와 얼굴부위의 절상이나 출혈은 어린이에게 있어서는 성인보다 총 순환혈액량이 적기 때문에 심각한 출혈이 될 수도 있다. 또한 이 부위는 보다 많은 혈액을 공급받고 있으며 성인보다 상대적으로 많은 량을 차지하기 때문에 심각한 출혈이 될 수 있다.

(7) 자상 및 총상

1) 배경

사지의 관통상은 흉부 관통상에 비하여 심각하지 않으며, 무릎과 팔꿈치 이하부위의 관통상은 근위부 관통상에 비하여 심각하지는 않다. 특히 총상의 경우 현장안전은 매우 중요하다. 응급의료 전화상담원은 현장에 무기가 있는지 혹은 근처에 공격자가 있는지를 확인해야 하며, 사건 발생 시간을 확인 하여야 한다.

2) 흔한 원인

자상은 어린이들의 안전사고에 의한 찔림이나, 곤충 등에 의해 물리거나 쏘이는 경우가 많다. 날카로운 물체에 의해 찔리는 경우는 기도나 구강내 손상 이외에는 제거하지 않는 것이 좋으며, 곤충에 의해 쏘이는 경우는 침을 제거하여야한다.

총상의 경우는 대부분 관통상을 유발하게 되며 손상의 정도는 뉴턴의 운동법칙과 운동에너지 공식에 따른다. 사고의 원인은 총기에 의한 자살이나, 타살, 사고사 등으로 중요 기관에 손상이 발생할 수 있으므로 손상의 심각성을 예측하는 것이 적절한 평가와 처치에 중요하다.

3) 전화신고자에 의해 표현되는 일반적 증상 및 징후

전화신고자는 흔히 상황을 감정적으로 표현할 수 있으므로 적절하게 안정시키는 기술이 필요하다. 전화신고자는 외출혈이 많은 경우나 다수의 피해자들, 혹은 의식이 없는 환자에 대해서만 신고할 수도 있다.

4) 일반적 지시사항

① 전화신고자에게 안전을 유지하도록 충고하라.
② 공격자가 현재 있을지도 모를 때에는 현장에 접근하지 않도록 하라.
③ 환자의 의식이 저하되고 구토를 하거나 호흡곤란이 있으면 환자상태를 기록하고 기도를 확보하도록 한다.
④ 외출혈부위에 직접적인 압박을 가하도록 한다.
⑤ 출혈을 조절함으로써 쇼크를 예방하도록 한다.
⑥ 척수 손상 환자를 제외하고는 환자를 왼쪽으로 눕혀라.
⑦ 환자를 따뜻하게 유지하라.
⑧ 환자에게 먹을 것과 마실 것을 주지 마라.
⑨ 코피가 날 때는 전화신고자의 엄지와 다른 손가락으로 코를 직접 압박하라고 지시한다.
⑩ 환자를 앞으로 고개를 숙이고 앉게 하고 피를 뱉게 하라.
⑪ 구급대원이 도착하기 전에 환자의 상태가 나빠지면 다시 전화하라고 지시한다.
⑫ 관통 물질을 빼내려고 하지마라.
⑬ 현장을 훼손하지 말고 무기를 치우지 마라.
⑭ 의사를 위해서 환자의 투약상황을 모으고 기록하라.
⑮ 구급대원이 도착하기 전에 환자의 상황이 달라진다면 다시 전화하게 하라.
⑯ 전화신고자에게 방해가 될 수 있으므로 모든 애완동물을 치우라고 지시한다.

5) 소아환자에서 고려할 점

관통상을 입은 어린이는 수술을 해야 할 수도 있다. 심각한 손상을 받은 어린이에게 익숙한 장비와 응급실, 외과의사, 마취과 전문의, 간호사, 중환자실, 검사실 등의 이용 가능성을 확인하라. 또한 적절한 시간내에 도달 할 수 있는 수단을 확인하여야 한다.

(8) 외상성 손상

1) 배경

외상환자에 대한 응급의료 전화상담은 2차손상이 일어나지 않도록 하는 것이다.

2) 흔한 원인

낙상, 골절, 탈구, 타박상, 찰과상, 교통사고 등은 외상성 손상의 가장 대표적인 원인들이다.

3) 전화신고자에 의해 표현되는 일반적 증상 및 징후

전화신고자는 외출혈, 골절, 통증과 부종, 움직일 수 없음을 호소할 것이다. 요통, 무감각, 저림, 사지의 거동불능 등을 호소하면 척수손상을 의심하고 척수에 대한 관심을 가져야한다.

4) 일반적 지시사항

① 환자의 의식이 떨어진다면 환자상태를 계속 측정하고 기도를 확보하도록 한다.
② 모든 외상성 출혈에 직접 압박을 가하라.
③ 출혈이 멈추지 않는다면 전화신고자 출혈부위를 보다 강하게 압박하도록 지시한다.
④ 쇼크를 예방하도록 한다.
⑤ 척수 손상 환자를 제외하고는 환자를 왼쪽으로 눕히도록 한다.
⑥ 환자를 따뜻하게 유지하라.
⑦ 환자에게 먹을 것과 마실 것을 주지 마라.
⑧ 비출혈이 있으면 전화신고자의 엄지와 다른 손가락으로 코를 직접 압박하라고 지시한다.
⑨ 환자를 앞으로 고개를 숙이고 앉게 하고 피를 뱉게 하라.
⑩ 구급대원이 도착하기 전에 환자의 상태가 나빠지면 다시 전화하라고 지시한다.

⑪ 환자를 움직이지 말고 어떤 손상에도 부목을 대지 않도록 한다.
⑫ 구급대원이 도착하기 전에 환자의 상태가 나빠지면 다시 전화하도록 한다.
⑬ 전화신고자에게 방해가 될 수 있으므로 모든 애완동물을 치우라고 말하라.

5) 소아환자에서 고려할 점

가능하다면 손상받은 어린이에게 친근한 어른이 함께 하도록 하라. 아직 골화되지 않은 성장판의 손상이 있을지도 모른다. 만약 성장판이 손상되었다면 그 부위 성장이 반대편과 다를 수 있다. 어린이가 엉덩이와 서혜부, 무릎 통증을 호소하면 대퇴골 손상을 의심한다.

(9) 교통사고

1) 배경

환자 발생 수가 적어도 한명 이상이기 때문에 중경상자와 사망자수, 교통사고의 유형 등을 파악하는 것이 중요하다. 어느 정도 심각한 외상이 있는지 여부와 사고의 역학을 전화신고자로 부터 얻는 것이 중요하며 이러한 현장 내용을 구급대원에게 전달해주어야 한다.

부가적인 정보는 차량에서 튕겨져 나온 사람이 있는지와 화학물질의 누출 여부 등이다. 화학물질 누출이 일어났다면 위험물질노출을 알려주어야 한다.

흔히 오토바이 사고는 심각한 손상이나 사망할 수가 있다. 이러한 상황에서 어떻게 해야 하는지는 지역 지침서를 참고한다.

2) 흔한 원인

보행자사고와 차량간 사고, 또는 차량 단독사고에 의해 발생하며, 충돌의 경우는 정면, 측면, 회전, 후방, 전복사고 등으로 분류할 수 있다. 보행자 사고는 오토바이 사고가 흔하며 소아와 성인의 교통사고는 손상정도와 손상위치가 다를 수 있다는 것을 전화상담자는 염두 해야 한다.

3) 전화신고자에 의해 표현되는 일반적 증상 및 징후

교통사고 유형은 같더라도 전화신고자에 따라 서로 다른 다양한 정보를 제공할 수 있으므로 이에 따라 적절하게 대처해야 한다. 전화신고자는 수많은 환자와 차량으로부터 튕겨져 나온 환자들을 다양한 표현으로 신고할 것이다. 이들 중 오토바이 사고는 가장 위급한 상황으로 간주되어져야만 한다.

4) 일반적 지시사항

① 기도를 유지하고 의식 상태를 모니터링 한다.

② 환자를 따뜻하게 하고 음식이나 물을 주지 않는다.

③ 출혈을 조절함으로서 쇼크를 치료하고 척수 손상 환자를 제외하고는 왼쪽으로 눕힌다.

④ 위험한 상황이 아니면 환자를 옮기지 않는다.

⑤ 상처에 부목을 대지 않는다.

⑥ 경찰이 도착하기전 범죄를 일으킬 수 있는 충돌을 피해야 한다.

⑦ 도와줄 사람이 도착하기전 환자의 상태가 변한다면 제보자는 즉시 다시 연락한다.

⑧ 방어기전에 공격을 받을 수 있으므로 애완동물을 멀리 한다.

5) 소아환자에서 고려할 점

가족들이 사고를 당했을 때는 가능한 보호자와 함께 어린이를 이동시킨다. 어린이를 구출한 경찰은 가장 최근의 응급의료체계 지침을 따라야 한다.

2. 내과적 상황

(1) 복통

1) 배경

대부분의 복통은 응급상황은 아니다. 몇 몇 치명적인 상황은 응급의료 전화상담지침서에 따라 구별할 수 있다. 가끔 심근경색과 같은 심장질환을 앓고 있는 환자는 상복부의 통증을 호소할 수 있기 때문이다.

그리고 가임 여성은 자궁외 임신으로 인한 복통을 호소 할 수 있으며, 이 경우 나팔관 파열에 의해 내출혈이 발생하여 쇼크의 증상과 징후를 호소할 수도 있다.

복통은 급성과 만성이 있는데 모두 나이나 과거력, 증상을 고려해 적절히 치료할 수 있다. 흉통이나 실신 등이 발생 할 수도 있다. 통증의 강도나 시간은 문제의 심각성과 관련이 없을 수도 있다. 특별한 외상이나 만성적인 허리질환이 없는 50세 이상의 환자가 허리통증을 호소하는 경우 또는 쇼크의 증상을 보이는 경우는 복부 대동맥류를 의심하고 응급상황으로 처리해야 한다.

2) 흔한 원인

복통에서 가장 심각한 원인인 심근경색은 소화불량과 비슷한 상복부 통증이 있다. 허리통증을 동반한 복부통증, 발한, 실신, 쇼크, 현기증의 증상을 호소하는 복부 대동맥류 또한 복통의 치명적인 원인이다. 하복부 통증이 있는 자궁외 임신의 경우 쇼크의 증상이나 생리의 소실이 있고 이 또한 치명적인 원인이다.

충수돌기염이나 장폐색, 위궤양의 파열, 심근경색과 복부장기의 만성질환인 경우 복통에 있어 중등도의 치명적인 원인이 된다.

대체적으로 위급상황이 아닌 원인은 위염, 위장염, 골반염증성 질환, 위궤양 등이다.

3) 전화신고자에 의해 표현되는 일반적 증상 및 징후

전화신고자가 복부에 한하는 찌르는 듯한 통증을 호소하는 경우가 있다. 오심, 구토, 설사를 동반하거나 동반하지 않은 복부팽창이 있을 수 있다. 창백하고 땀이 많이 나고 실신하거나 가벼운 두통도 있을 수 있다.

4) 일반적 지시사항

① 오심과 구토가 있는 경우 환자를 편안한 상태로 눕히고 환자의 기도를 유지하도록 한다.
② 베개를 환자의 머리 아래에 놓지 않는다.
③ 환자를 편안하게 놔두고 따뜻하게 한다.
④ 기도를 깨끗이 해 쇼크를 예방한다.
⑤ 환자에게 음식을 먹이거나 물을 마시게 하면 안 된다.
⑥ 의사를 위해 환자의 약물치료목록을 모아야 한다.
⑦ 구조자가 도착하기 전 환자의 상태가 변하면 제보자는 바로 다시 전화해 주도록 한다.

⑧ 방어기전을 공격하지 않게 하기 위해 애완동물을 멀리 둔다.

5) 소아환자에서 고려할 점

소아들의 복통은 거의 치명적인 상황은 아니며 특별히 처치를 준비해야할 경우는 드물다. 부모들은 종종 아이가 복통을 호소하고 울어대면 우는 것을 더 이상 참지 못하고 불안해져 응급의료체계에 신고를 할 수 있다.

(2) 호흡기계 질환

1) 배경

호흡기계 질환을 호소하는 경우는 매우 어리거나 나이가 많은 경우이다. 심근경색과 같은 심장질환이 있는 환자는 호흡곤란을 자주 호소한다. 호흡기계와 관련된 질환들은 항상 위급한 상황으로 간주하여야한다. 환자들의 병력은 치료에 중요한 근거자료가 된다.

호흡기계 질환으로 전화신고를 하는 사람은 응급의료 전화상담원이 다루어야 할 가장 어려운 신고접수 중의 하나이다. 응급의료 전화상담원이 가장 중요하게 평가해야할 부분은 환자의 호흡양상과 호흡양상의 변화 등이다. 폐와 관련된 일차적인 호흡기질환은 천식, 기흉, 약물과 용량, 폐기종, 폐 혈전증, 울혈성 심부전 그리고 급성 폐부종 등이고, 이차적인 상기도 관련 호흡기질환은 상기도폐색증(croup), 기도 폐쇄, 후두개염 그리고 부분적인 기도폐쇄 등이다.

2) 흔한 원인

이완된 혀에 의한 상부기도폐쇄, 음식이나 의치 등에 의해 기도폐쇄가 발생하여 호흡곤란을 일으킬 수 있으며, 성인의 경우 폐기종, 만성기관지염, 천식, 폐렴 등에 의한 폐쇄성폐질환으로 호흡곤란을 일으킬 수 있다.

3) 전화신고자에 의해 표현되는 일반적 증상 및 징후

전화신고자는 호흡곤란, 호흡의 짧아짐, 잡음 호흡, 과도한 공기저항 등 뿐 아니라 불안감, 피부 색깔의 변화, 죽을 것 같은 느낌, 그리고 과도한 기침 양상을 호소할 수도 있다.

4) 일반적 지시사항

① 환자가 오심과 구토를 한다면 모니터와 기도 유지를 하도록 지시한다.
② 환자를 조용히 하고 안심시킨다.
③ 느슨하고 천천히 호흡을 유지하도록 하고 공기를 내보내고 당신과 함께 환자가 호흡하도록 격려한다.
④ 환자의 머리 아래로 베개를 놓지 않는다.
⑤ 기도를 깨끗이 유지하고 쇼크를 예방한다.
⑥ 환자에게 음료를 주지 않는다.
⑦ 좌위 등으로 환자를 편하게 앉힌다.
⑧ 환자를 따뜻하게 유지하고 안심시킨다.
⑨ 의사에게 환자의 투약 처방전을 받거나 목록을 작성하라.
⑩ 구급대원이 도착하기 전에 환자 상태가 변화한다면 전화 신고를 다시 하도록 지시한다.
⑪ 지시하는 지침이나 환자가 방해받지 않도록 애완동물을 격리하도록 지시한다.

5) 소아환자에서 고려할 점

소아들의 호흡기계 질환은 응급의료 전화상담원이 가장 흔히 접하게 되는 문제 중의 하나이다. 상기도폐색증과 같은 기도와 관련된 호흡기질환은 성인보다 더 응급상황이 될 것이다. 기도폐쇄는 성인보다 영아와 소아에서 많이 발생한다. 영아들은 생후 9개월까지 구강호흡이 어렵기 때문에 감기로 인한 비강 울혈은 영아들의 호흡기 통증을 유발할 수 있다. 이러한 증상과 징후, 끙끙거림, 비강확장 그리고 흡기와 호기때의 근육 움직임을 고려하여야 한다.

(3) 흉통

1) 배경

흉통은 관상동맥을 비롯한 심혈관의 폐쇄에 의해 심근의 각 부위로 전달되는 혈류의 차단으로 발생한다. 심근경색과 같은 심장질환을 경험한 환자들이 상복부 통증을 호소할 것이다. 심장질환의 발생 평균나이는 남자에서 약 35세, 여자의 경우 약 40세나 그 이상이 많다. 복부 통증의 횟수는 심장질환의 과거력이 있는 사람들에게서 자주 나타나고 있다.

2) 흔한 원인

대부분의 결정적 원인은 심근경색이나 흉부 대동맥 박리, 폐색전, 늑막염, 폐렴, 식도염, 열공탈장(hiatal hernia), 바이러스성 질병, 늑골 손상, 근긴장 그리고 심근염 등이다.

3) 전화신고자에 의해 표현되는 일반적 증상 및 징후

호흡기계나 폐에 문제가 있는 흉부 통증은 호흡이 증가하거나 감소하고, 날카로운 칼로 찌르는 듯한 통증을 호소한다. 심정지 또는 심근경색과 관련된 흉통은 압박감이 있는 둔한 통증이나 목, 턱 또는 왼팔의 방사통을 호소한다. 환자는 피부의 변색을 일으키며, 심하게 땀을 흐르게 된다. 오심, 구토 그리고 호흡 곤란을 일으키며 스트레스를 받으며 죽을 것 같은 느낌을 가진다.

4) 일반적 지시사항

① 환자들의 기도를 모니터링하고 유지한다.
② 특별히 환자가 오심과 구토가 있다면 편안한 자세를 유지해준다.
③ 앉아서 호흡하도록 보조한다.
④ 만성적인 흉통환자의 경우는 가지고 있는 약을 확인한다.
⑤ 응급의료 전화상담자에게 질문을 해오면 의사의 지시를 알려준다.
⑥ 환자가 어떠한 투약을 받았다면 기왕력과 관련이 있을 것이다.
⑦ 환자의 머리 아래에 베개를 놓지 마라.
⑧ 환자가 먹거나 마시지를 못하게 한다.
⑨ 환자가 편안한 자세를 취하도록 지시하고 체온유지와 함께 조용하고 편히 쉬게 한다.

5) 소아환자에서 고려할 점

소아들에게서 나타나는 흉통은 성인의 심근경색에 의한 경우와는 다르다. 자발기흉, 급성 천식으로부터의 공기유출, 그리고 폐색전 소아에서 흉통이 흔하다. 이러한 사실은 일반적으로 인식되어 있지 않으며, 특히 폐색전은 성인보다 소아에서 치사율이 높다.

(4) 당뇨

1) 배경

당뇨는 신체에서 당을 정상적으로 대사시켜 에너지로 전환하는 것을 방해하는 상태이다. 인슐린성 당뇨와 비인슐린성 당뇨가 있는데 인슐린성 당뇨는 당대사에 관여하는 호르몬인 인슐린 분비의 감소로 나타난다.

인슐린성 당뇨환자가 인슐린을 복용하지 않는다면 혈중 당수치가 점진적으로 상승하게 되어 결국 당뇨성 케톤산증이 발생하게 된다. 신체는 호흡을 통해 toxin을 제거하려고 호흡을 매우 깊게 한다. 케토산증 환자의 호흡에서는 과일향이나 달콤한 냄새가 감지되기도 한다.

환자는 감기와 같은 증상을 보이면서 통증을 호소할 수도 있으며, 당뇨성 혼수로 진행되어 매우 높은 혈중 당수치로 인해 무의식 상태가 될 수 있다. 환자들은 예방차원에서 의학적 자문을 구하기도 한다.

인슐린 반응이나 당뇨병적인 문제에 대한 가족들의 보고에 대한 높은 신뢰성에 기인하여 환자가 당뇨병적인 응급상태가 되면 지침서에 따른 처치를 행하여야한다.

응급의료 전화상담자가 관심을 가져야 할 일차적인 요소는 환자의 의식이 저하되면 기도를 유지하는 것이다. 응급의료 전화상담자는 환자의 병력과 연관된 정보를 얻고 다음 근무자에게 인계해야만 한다.

2) 흔한 원인

이자의 랑거한스샘에 있는 β 세포에서 분비되는 인슐린의 감소로 인한 경우가 많으며, 인슐린의 분비가 충분하더라도 인슐린 대사이상으로 인한 경우에 발생한다. 제1형 당뇨의 경우는 인슐린의 부적절한 분비로 인하며 케톤과 유기산 축적으로 케톤산증을 유발하고, 제2형의 당뇨병은 체세포의 탈수와 삼투압 과다이뇨로 인한 혈중 내 삼투압이 상승하여 생명을 위협하는 비케톤성 과삼투 혼수를 초래 할 수 있다.

3) 전화신고자에 의해 표현되는 일반적 증상 및 징후

갈증, 배뇨과다, 불쾌감, 무기력하고 의식이 없으며, 오심, 구토, 빈맥을 비롯한 증상을 호소할 수 있다. 피부는 따뜻하고 건조하며, 호흡 시 달콤한 냄새를 표현하기도 한다.

4) 일반적 지시사항

① 환자가 의식이 없을 때는 기도를 관찰하고 유지해야 한다.
② 편안한 자세를 취하도록 지시한다.
③ 당뇨환자에서 당이나 소다수(soda pop)의 투여는 지역 의료지침에 맡겨져야 한다. 이것은 의료인에 따라 환자평가가 다를 수 있고, 환자의 의식수준에 아무 영향이 없을 수 있기 때문이다.
④ 당을 투여하는데 지역 의료지침을 확인할 필요가 있다.
⑤ 환자의 머리아래 베개를 두어서는 안 된다.
⑥ 기도를 깨끗이 유지함으로써 쇼크를 예방하도록 한다.
⑦ 환자에게 먹을 것이나 마실 무언가를 주어서는 안 된다.
⑧ 환자에게 안정을 취하도록 하고 진정시키며 재평가하고 환자를 따뜻하게 하라.
⑨ 의사를 위해 환자의 약물치료에 관한 자료를 모으고 정리하라.
⑩ 구급대원이 도착하기 전에 환자상태가 달라진다면 전화상담원을 다시 부르도록 지시한다.
⑪ 애완동물은 기구의 설치를 방해하고 구급대원을 공격할 수 있으므로 가두어 두도록 한다.

5) 소아환자에서 고려할 점

어떤 소아환자들은 무의식이거나 인슐린 쇼크가 시작될 경우 혈당을 올리기 위해 약물치료나 글루카곤을 공급받는다. 만약 전화신고자가 글루카곤을 투여할 수 있다면 상담자는 의사의 지시에 따르도록 조언해야 한다.

(5) 두통

1) 배경

뇌는 두통이 있는 환자에서 신경이 쓰이는 기관이므로 응급의료 전화상담자의 1차 평가는 환자의 의식상태 확인, 언어반응, 운동반응에 따라 상담을 하여야 한다. 모두 심각한 상태이지만 갑작스런 통증의 발생은 지주막하 출혈이나 경막하출혈 등의 심각한 원인을 암시한다. 편두통, 긴장 등에 의한 두통은 심각한 것이 아니며 응급상황이 아니다.

2) 흔한 원인

심각한 두통의 원인은 대부분 수막염, 경막하 출혈, 지주막하 출혈 등이다. 이들은 보통 급성통증으로 시작하고 언어나 운동반응에 문제가 있다. 중등도의 심각성을 가진 원인에는 혈관성 두통이 있으며, 기타 원인에는 긴장성 두통 등이 있다.

3) 전화신고자에 의해 표현되는 일반적 증상 및 징후

손상과 질환에 따라 증상 및 징후가 다르다. 외과적인 원인의 경우는 주로 출혈과 함께 통증을 호소하며, 내과적인 원인의 경우는 통증과 의식 혼미, 고열 등을 호소할 수 있다. 신경정신과적인 두통은 스트레스에 의한 일반적인 통증이나 편두통을 호소한다.

4) 일반적 지시사항

① 오심 구토가 있는 환자라면 환자의 기도를 유지하고 관찰하라.
② 환자가 편한 자세를 취하도록 하고 환자에게 어떤 음식이나 음료가 제공되지 않아야 한다.
③ 의사를 위해 환자의 약물치료에 관한 자료를 모으고 정리하라.
④ 구급대원이 도착하기 전에 환자의 상태가 변한다면 전화상담원을 다시 부르도록 지시한다.
⑤ 애완동물은 기구의 설치를 방해하고 구조요원을 공격할 수 있으므로 가두어 두도록 지시 한다.

5) 소아환자에서 고려할 점

수막염은 성인보다 소아에서 더 흔하고 잠재적으로 전염성이 있다. 만약 열과 호흡기 징후나 증상이 있다면, 응급의료팀이 파견되어야 한다.

(6) 심장과 관련된 문제

1) 배경

심장관련 질환은 주요 증상으로보다는 진단으로서 나타난다. 응급의료 전화상담원은 가정된 진단보다는 전화신고인에게서 증상을 찾는데 집중해야 한다. 응급의료 전화상담원은 만약 흉통이 있다면 결정을 내리고 주호소에 따른 적절한 지침서를 선택하여야 한다. 응급의료 전화상담원은 환자의 과거력에서 정보를 얻도록 노력해야 한다. 환자는 제세동기나 인공 심박조율기를 이식했을 수도 있다. 이런 증상들은 전형적인 심장증상과 관련이 없을 수 도 있다.

만약 모든 질문에도 환자가 증상이 없다면 응급의료 전화상담원은 신고자에게 환자의 맥박수를 세어보도록 한다. 심장질환의 대부분은 맥박수가 빨라진다. 휴식 시 심박수가 140이상인 사람은 심장에 문제가 있다. 느린 심박수는 의식을 떨어뜨릴 수 있으며 40이하의 서맥은 주의해야 한다.

2) 흔한 원인

심장과 관련된 질환의 원인은 협심증, 급성심근경색, 심실부전, 폐부종, 심인성 쇼크, 심정지, 무맥성 전기활동 급성 폐색전증, 응급성 고혈압증 등이다.

3) 전화신고자에 의해 표현되는 일반적 증상 및 징후

가장 많이 표현하는 증상 및 징후는 심박동수 증가나 감소이며, 불규칙한 박동을 호소하기도 한다. 심근경색이나 협심증의 경우 강렬한 흉부통증과 호흡곤란, 불안, 두려움, 오심, 구토, 창백, 전신 쇠약이나 권태감 등을 호소하기도 한다. 특히 응급성 고혈압의 경우는 안절부절, 혼돈, 시력불안정, 오심, 구토 등을 호소하고, 심인성 쇼크의 경우는 불안과 혼돈, 의식상태 변화, 빈호흡 등을 표현하기도 한다.

4) 일반적 지시사항

① 환자가 오심, 구토 등이 있을 때는 기도를 관찰하고 유지하라.
② 베개를 베지 않도록 한다.
③ 기도를 깨끗이 유지함으로써 쇼크를 예방하도록 한다.
④ 환자에게 먹을 것이나 마실 무언가를 주어서는 안 된다.
⑤ 안정을 취해주고 진정시키며, 재평가를 하고 환자를 따뜻하게 하도록 한다.
⑥ 의사를 위해 환자의 약물치료에 대한 자료를 모으고 정리하라.
⑦ 구급대원이 도착하기 전에 환자상태가 달라진다면 다시 전화상담을 하도록 한다.
⑧ 애완동물은 기구의 설치를 방해하고 구급대원을 공격할 수 있으므로 가두어 두도록 지시한다.

5) 소아환자에서 고려할 점

소아 심장질환의 주요 원인은 울혈성 심부전, 청색증, 심장 리듬장애, 특히 200회 이상의 빈맥이나 40이하의 서맥이 발생할 수 있다.

(7) 통증 환자

1) 배경

통증만을 호소하는 환자는 응급의료 전화상담원이 병명을 정의하기 어렵고 주요 증상, 질환의 범주를 구별하기 힘들다. 통증에 관한 지침서는 주요증상을 증명할 때나 약물 과거력이 있는 환자를 상담할 때 응급의료 전화상담원에게 필요하다.

2) 흔한 원인

통증은 정신 신경학적인 질환 외에는 거의 모든 질환과 인체 각 부위에서 나타나는 일반적인 증상이다.

3) 전화신고자에 의해 표현되는 일반적 증상 및 징후

전화신고자들은 가끔 이전의 진단과 관련짓는다. 그리고 오심, 구토, 허약, 탈수 등으로 판단할 것이다. 이러한 환자들은 말기 질환 환자인 경우 아주 아프게 될 잠재성이 있다. 그러한 상황에 감정적인 반응을 보일 수도 있는 전화신고자를 안심시켜야한다. 만약 특별한 주호소가 증명되면 응급의료 전화상담원은 환자의 주호소에 맞는 응급의료 전화상담 지침서를 활용해야만 한다.

4) 일반적 지시사항

① 구토를 하거나 의식수준이 저하되면 특별히 환자를 감시하도록 한다.

② 환자의 머리맡에 약을 두지 않도록 한다.

③ 환기를 유지시킴으로써 쇼크를 예방하도록 한다.

④ 먹거나 마실 것을 주지 않도록 한다.

⑤ 자세를 편안하게 유지해주고 안심시키도록 한다.

⑥ 체온을 유지하도록 한다.

⑦ 환자의 투약목록을 의사에게 주어라.

⑧ 구급대원의 도움을 받기 전에 환자의 상태가 변하면 다시 전화를 하도록 지시한다.

⑨ 전화신고자에게 모든 애완동물을 떨어지게 지시한다. 왜냐하면 동물들이 구조를 방해하거나 구급대원들에게 공격적인 반응을 보일지도 모르기 때문이다.

5) 소아환자에서 고려할 점

통증에 관한 처치 경험이 있는 아이들은 건강한 아이들보다 응급의료체계 이용도가 높을 것이다. 그러한 아이들의 부모나 간병인은 이러한 정보를 알고 있어야 하고 응급의료체계 이용에 관해 익숙해야 한다. 아이가 위급한 상황인지 아닌지를 평가하기란 어려운 일이다.

아이가 어리면 어릴수록 질환의 징후를 말하기가 막연하거나 덜 자세할 수밖에 없다. 아이에게 문제가 있어 울고 있다는 것은 비공에 이물질이 있거나 장중첩증, 뇌막염, 아동학대, 단순한 이염 등 일수 있다. 당황하면서 아이가 파랗고 창백하고 숨을 쉬지 않는다고 신고를 하는 경우는 단순한 문제일수도 있지만 발작, 심박동의 이상, 무호흡 또는 폐혈증과 같은 위험한 경우일 수도 있다. 증상이 비특이적이기 때문에 경험이 많은 소아과 의사조차도 때로는 전화통화로 환자의 상태를 파악하기가 어렵다.

(8) 뇌졸중

1) 배경

뇌졸중은 혈전이나 고혈압으로 인한 동맥류의 파열에 의해 뇌의 일부분의 혈류가 폐쇄되는 상황을 의미한다. 비록 드라마틱하지만 뇌졸중환자는 내과적 응급상황으로 여겨지지는 않는다. 이 상황은 고정되어 있어서 치료는 원상태로 회복된다.

2) 흔한 원인

대뇌동맥의 폐쇄, 동맥류의 파열, 색전, 혈전, 뇌혈관 출혈에 의한 폐쇄 등 뇌의 급격한 순환장애에 의하여 발생한다.

3) 전화신고자에 의해 표현되는 증상과 증후

전화신고자는 언어와 운동기능에 이상이 있다고 설명한다. 몸 한쪽의 운동기능이 떨어지고 저리거나 무감각하다고 설명한다. 환자는 뇌졸중의 과거력이 있으며 의식수준의 변화가 있다.

4) 일반적 지시사항

① 오심, 구토를 하거나 의식수준이 떨어지면 기도를 확보하고 유지해야 한다.

② 머리 아래 베개를 놓지 말고 기도를 확실히 유지해 줌으로써 쇼크를 예방할 수 있다.

③ 먹을 것이나 마실 것 어느 것도 주어서는 안되며, 환자가 편안한 자세를 취하도록 지시한다.

④ 조용하게 환자를 안심시켜라. 환자의 체온을 유지시켜라.

⑤ 의사를 위해 정보를 수집하고 환자의 약물복용 일지를 알아본다.

⑥ 환자는 걷는 것이 어렵기 때문에 주위를 배회하게 해서는 안 된다.

⑦ 구급대원이 도착하기 전에 환자상태가 변하면 신고자는 즉시 다시 전화를 하도록 지시한다.

⑧ 전화신고자는 모든 애완동물을 오지 못하게 막아야 한다. 왜냐하면 그들은 조치를 방해하고 구급대원을 공격할 수 있기 때문이다.

5) 소아환자에서 고려할 점

건강한 어린이는 뇌졸중의 확실한 증상이 있지는 않지만 드물게 어른과 같은 이유로 또는 편두통과 합병되어 나타나기도 한다. 백혈병, 신부전, 혈우병, 대사성 질환 등의 내과적 기저질환을 가진 아이들에게서 뇌졸중의 위험이 있다. 뇌졸중에 노출된 아이가 누구이던 간에 아이들에 있어서 기도확보에 특별한 주의가 요구되어진다.

(9) 심정지

1) 배경

심정지는 심장이 정상리듬을 잃고 박동을 멈추는 것으로 혈액 순환이 정지되는 현상이다. 호흡정지는 보통 심정지와 함께 일어나며 이 상황에서 환자는 임상적으로 죽었다고 정의된다. 초기에 심폐소생술을 시행하면 생존가능성이 훨씬 높다. 의식과 호흡이 없다고 신고되는 모든 환자는 심정지 상태라고 추측하여야 한다. 전화상담자는 심폐소생술을 지시하기 전에 질식원인을 파악하여야한다. 상부 기도폐쇄를 처치하기 위한 지시사항을 필요로 할 수도 있다.

2) 흔한 원인

심실세동, 급성 심근경색, 외상, 만성 심질환, 감전, 질식, 익수, 기도폐쇄 등에 의해 심정지가 발생할 수 있다.

3) 전화신고자에 의해 표현되는 일반적 증상 및 징후

전화신고자는 환자의 무의식, 무호흡, 무반응, 청색증 등의 증상을 호소할 수 있다. 임종호흡은 심정지 이후에 발생하고 산소호흡을 하는데 효과가 없는 호흡이다. 이 호흡은 종종 약하고, 무거우며, 가쁘고, 코를 고는 듯하며, 꾸르륵거리며, 끙끙 댄다 등으로 서술된다.

4) 일반적 지시사항

① 응급의료 전화상담지침서에 의한 심폐소생술을 실시하도록 지시한다.

② 전화신고자에게 모든 애완동물을 멀리하게 하라. 왜냐하면 그들은 주어진 지시사항을 방해하거나 출동하는 구급대원을 공격할 수 있다.

5) 소아환자에서 고려할 점

어른과 다르게 어린이들은 다른 많은 경우에 심정지가 발생하는데 이 중 10%정도는 일차적인 심장문제이다. 소아들의 심정지는 많지 않으며 완전 심정지로 추측되는 소아들은 단지 호흡정지만 있고 호흡정지로부터의 회복은 효과적인 기도유지와 가능한 빠른 심폐소생술이다. 신생아와 소아들의 맥박을 느끼는 것은 어려울 수 있으므로 기도유지와 구조호흡을 시행하는데 가능한 한 시간을 지연하지 않아야 한다.

완전히 심정지가 된 어린이는 대부분 산소결핍과 순환부전으로 고통스러워하고 소생 예후도 좋지 않다. 어른과는 달리 적절한 제세동을 시행하더라도 소아들은 예후가 좋지 않다.

또한 반자동제세동기를 갖춘 기본 인명구조 장비는 체중과 나이에 제한이 있기도 한다.

소아 심정지에서 위험한 중재는 기도확보, 호흡과 순환보조이다. 소아 심정지에 이상적으로 반응하는 것은 숙련된 기도확보와 인공호흡기술이다. 신생아나 유아 등의 어린이를 위한 심폐소생술 지침은 어른과 다소 다르다.

3. 정신신경학적 상황

(1) 경련, 발작환자

1) 배경

경련이나 발작은 뇌에서 신경 세포들의 방전에 의해 발생되거나 손상의 결과, 산소 결핍 또는 뇌질환 등의 결과로 발생된다. 심정지가 진행되는 환자들은 뇌의 산소 결핍으로 허혈성발작을 일으키게 된다. 이것은 심정지의 초기 증상이며, 호흡을 원활하게 할 수 없는 35세 이상의 경련 환자들은 호흡이 확실해 질 때까지 심정지를 고려해야 한다.

6세이하 소아들에서는 발열과 관련된 발작이 흔하다. 이러한 발작증상이 투약을 필요로 하고 소아가 간질이 있다는 것을 암시하지는 않는다. 환자의 95%정도는 밝혀지지 않은 과거력 때문에 간질을 일으키고 있기 때문이다.

발작을 일으키면서 맥박이 있으면 심폐소생술은 시행하지 않는다. 일단 발작이 멈추면 기도를 확보하고 깨끗이 유지해주는 것이 발작 환자에 대한 응급의료 전화상담원의 중요한 역할이다.

대부분의 발작은 대략 45 ~ 60초 동안 지속된다. 심정지 결과 나타나는 허혈성 발작은 진행시간이 더 짧다. 발작이 멈춘 후 환자는 인식을 하지 못하고 '발작후 상태'로 있게 되는데, 환자에 따라 다르겠지만 이 상태는 15분 보다 짧게 지속된다. 발작이 끝나면 환자는 과도하게 침을 흘리고 다량의 구강내 분비를 하므로 기도유지를 잘 해 주어야한다. 중첩성 또는 다발성 경련을 보이는 환자는 중등도 환자로 분류해야한다. 어떤 환자들은 그들이 발작할 것이라는 것을 예측하고 전조증상을 말할 수 있으며, 발작을 시작하기 전에 누군가에게 도움을 요청하기도 한다.

2) 흔한 원인

뇌세포의 다량한 전기방전에 의해 일시적으로 발생하기도 하며, 전신발작은 대뇌피질 전체에서 병발한다. 저산소증, 체온의 갑작스런 상승, 혈당의 빠른 저하 등과 같은 스트레스를 받게되면 어느 누구든지 경련이 발생할 수 있으며, 뇌종양, 자간, 두부외상, 뇌혈관질환 등과 같은 구조적인 병변이 있을 때도 발생할 수 있다.

3) 전화신고자에 의해 표현되는 일반적 증상 및 징후

간질, 두부이상 또는 두개강내 종양, 뇌막염, 심정지, 허혈, 고열 등 다양한 원인들이 발작을 일으킬 수 있는 잠재적인 요인이다. 환자는 갑작스런 강직과 몸 전체에 비정상적인 반사운동을 일으키기 때문에 전화 신고자는 환자가 몸을 비틀면서 구부린다고 말하고 발작 전에 놀라서 울어 버리기도 한다. 피부에 청색증이 나타나거나 발작 전에 창백해지기도 한다.

발작이 끝난 후에는 코를 골거나 꿀꺽거릴 수도 있는데 이것은 기도손상을 의미한다.

4) 일반적 지시사항

① 발작 후 환자의 기도유지와 모니터링을 한다.

② 환자를 조심스럽게 한 쪽으로 돌리고 기도를 유지해준다.

③ 발작 중인 환자를 절대로 아래로 놓지 마라.

④ 환자가 경련을 일으키고 있을 때는 심폐소생술을 시행하지 마라.

⑤ 환자가 혀를 깨물거나 삼키려고 할 때 입안에 어떠한 것도 넣지 마라.

⑥ 의식이 완전하지 않을 때 환자가 일어나거나 또는 발작 후에 어슬렁거리지 않도록 한다.

⑦ 발작 중 발생할 수 있는 손상을 예방하기 위해 환자 주위의 위험 물건들을 옮겨라.

⑧ 환자의 머리 아래로 베개를 놓지 마라.

⑨ 환자를 편하게 해주고 조용하게 안정시켜라.

⑩ 환자의 몸을 따뜻하게 해줘라.

⑪ 의사로부터 처방을 받는다.

⑫ 구급대원이 도착하기 전에 환자상태가 변하면 다시 신고를 하도록 한다.

⑬ 알려준 응급처치를 방해하거나, 주위 사람을 공격할 수 있기 때문에 모든 애완동물 떨어지게 하라.

4) 소아환자에서 고려할 점

중첩된 발작은 뇌손상을 일으킬 수 있다. 특히 허혈이나 저혈당상태는 발작을 악화시킬 수도 있다. 그리고 쩔뚝거림, 눈을 굴리거나 깜빡거림, 씹거나 다른 구강운동, 사지의 원운동뿐만 아니라 강직, 경련, 전율 등의 증상이 나타날 수 있다. 초기반응자와 응급의료 제공자는 안구의 비대칭을 잘 관찰하고 평가하여야 한다.

열성 발작의 경우는 아동기에 가장 흔한 발작형태이며 6개월에서 3세 사이의 열이 있는 아동에서 발생하는 것으로 15분 이하 동안의 일반적인 긴장성-간대성 발작을 보인다.

무열성 발작은 정신적 충격이나 아동학대에서 흔하며 저산소증, 저혈당증, 감염, 중추신경계 출혈, 대사이상 등으로 발생한다.

(2) 정신과 및 행동응급

1) 배경

정신과적인 문제나 행동적인 문제는 정신분열증, 조증, 우울증 등의 질환과 관련이 있을 수 있다. 잠재적인 의학적인 문제들은 종종 행동적인 문제로 잘못판단 되기도 한다. 당뇨나 간질이 있는 환자가 증상을 보이거나 낮은 의식수준을 보이면 정신과적 또는 행동적인 문제로 오인 할 수 있다. 이러한 부분들은 의학적인 병력으로 평가하여야 한다. 정신과적인 행동문제를 보이는 모든 환자들은 그들 자신에게나 타인들에게 잠재적인 위험을 생각해 보아야 한다. 만약 환자가 자살을 시도했다면 특수 응급의료 전화상담 지침서의 주호소 지침서의 지침서에 의해서 접근되어야 하고 이미 보고된 치료법을 따라야 한다.

2) 흔한 원인

정신분열증, 조증, 우울증 등의 질환과 관련이 있으며, 생활환경에 의한 행동응급도 고려할 수 있다.

3) 전화신고자에 의해 표현되는 일반적 증상 및 징후

환자는 비정상적이고 특이한 행동을 보인다고 신고할 것이다. 정신 질환자는 폭력적이거나 자살을 하겠다고 위협을 할지도 모른다. 이러한 상담은 특히 우울증에서 보편적으로 나타나는 증상이다.

4) 일반적 지시사항

① 환자가 오심, 구토 또는 의식수준이 저하되면 상태를 지켜보도록 한다.

② 정신과적 특이한 행동을 지켜보도록 한다.

③ 환자를 눕히고 안정시켜라.
④ 환자에게 먹을 것이나 마실 것을 주지 않도록 한다.
⑤ 환자의 투약 목록을 의사에게 주어라.
⑥ 환자 상태가 변하거나 도움을 받기 전에 환자가 자살을 시도하면 신자는 다시 전화를 하도록 지시한다.
⑦ 신고자는 애완동물들을 멀리 떨어지게 해야 한다. 왜냐하면 애완동물들이 구조작업을 방해하거나 구급대원들을 공격할 수 있기 때문이다.

5) 소아환자에서 고려할 점

8세 이하 어린이들의 경우 독소에 노출되거나, 신경학적 사고나 감염, 소아학대, 아동 방임, 성적 학대, 정서적 학대 등과 관련이 있을 수 있다.

(3) 무의식 및 졸도

1) 배경

무의식이나 무반응상태는 개인이 심지어 고통스러운 자극에도 깨어나지 못하는 의식상태를 말한다. 기절 기왕력은 개인이 이전에 기절했다가 현재 깨어난 상황을 말한다. 환자가 기절했다가 정상 의식수준으로 돌아오는 실신경험과 같은 한 번의 기절 경험은 일반적으로 응급상황으로 평가하지 않지만, 여러 번 기절한 경험이 있는 환자는 심각하게 고려하여야 한다.

이 프로토콜의 일차적 기능은 구급대원이 도착할 때 까지 환자의 기도를 확보해 주도록 지시하는 것이다. 이 프로토콜은 환자가 기절한 경험이 있거나 무의식 상태일 때 전화신고자가 이유를 알지 못할 때 사용되어진다. 만약 환자가 무의식적인 당뇨병, 발작환자라면 응급의료 전화상담원은 지침서를 적절하게 활용하여야 한다.

2) 흔한 원인

뇌졸중, 당뇨, 심정지, 독극물 중독, 뇌상, 저산소증, 발작, 단순기절, 쇼크 그리고 심장의 부정맥이나 뇌에 영향을 미치는 자극 등은 모두 무의식상태가 될 수 있는 원인들이다. 혈관압박 졸도는 흔한 경우로 정서적 장애, 동통, 경미한 혈액손실, 고열일 때 발생할 수 있고 직립성 졸도는 혈액량과 혈관용적간의 불균형이 원인일 수 있다.

3) 전화신고자에 의해 표현되는 일반적 증상 및 징후

전화신고자는 기절이나 무의식 상태를 호소할 것이다.

4) 일반적 지시사항

① 환자의 의식이 소실되면 기도를 모니터링하고 유지하도록 한다.
② 앙와위로 눕히고 호흡을 모니터링 하도록 한다.
③ 환자를 구토하는 쪽으로 돌리고 베개를 베어주지 않도록 하라.
④ 기도를 청결히 유지하여서 쇼크를 예방하도록 한다.
⑤ 환자에게 먹거나 마실 아무것도 주지 말고, 편한 자세를 취하도록 하라.
⑥ 환자를 침착하게 하고 재환기 시키도록 한다.
⑦ 체온을 유지시킴으로써 환자를 따뜻하게 두어라.
⑧ 의사에게 환자의 투약품을 모으거나 리스트를 준다.
⑨ 구급대원이 도착하기 전에 환자의 상태가 변하면 제보자가 전화하도록 하라.
⑩ 모든 애완동물을 다른데 묶어 두어라. 왜냐하면 그것들이 지시된 것들을 방해하거나 반응하는 환자를 공격할 수 있기 때문이다.

5) 소아환자에서 고려할 점

소아들의 기절이나 무의식의 기본 원인은 성인과 비슷할 수 있다. 그러나 고려해야 할 몇 가지 특별한 상황이 있다. 식도까지 내용물이 올라오는 위세척, 보고되지 않은 소아 학대, 심각한 박테리아 감염과 미성숙한 호흡기 반사와 관련된 일차적 무호흡 등도 원인이 될 수 있다. 일반적인 증상은 절뚝거림, 강직, 무반응, 청색증 등이 있다.

특히 유아들은 목격자가 보기에는 매우 놀라지만 곧장 회복되는 특별한 호흡양상을 갖기도 한다. 이제 막 걸음마를 시작한 아이들은 무언가에 화가 나고 흥분하게 되어 울게 되면 갑자기 호흡을 멈추고 때로는 무의식 상태나, 얼굴이 파래지거나, 발작을 일으키기도 한다.

영아들이 갑자기 울면서 발생하는 기절은 자연스럽게 회복이 되지만, 유아나 어린이들은 성인과 같은 기절형태를 보일 수 있다. 이것은 갑작스럽지만 사소한 손상 후에 아이가 창백해지거나 반응하지 않게 될 때 보통 발생한다. 만약 아이에게 과거에 이런 일이 일어나지 않았다면 어느 경우가 더 심각한지 구별하기가 어려울 것이다.

4. 산과적 상황

(1) 임신과 출산

1) 배경

임신은 3기로 구분하는데, 1기는 1～3개월까지이며, 2기는 4～6개월, 3기는 7～9개월을 의미한다. 임신이 진행될수록 합병증의 심각성은 산모와 태아 모두에게서 증가한다.

신 첫 7개월 동안에 출혈이나 다른 합병증을 동반하면 유산을 염려해야 한다. 전화신고자의 주호소가 임신과 관련이 없을 수도 있다. 임신과 아무 관련이 없어 보인다면, 심지어 임신이라고 알려줬더라도 적절한 지침서가 활용되어져야 한다. 임신은 상태이지 병이 아니다. 1～2기 동안에 질출혈이 심각하다면 출혈성 쇼크에 대한 예방을 하여야한다.

절박유산은 주로 3기에 초산모에서 일어나며, 2분미만 간격의 산통을 보인다. 다산모가 5분 미만의 산통을 느끼고 있는 경우도 절박유산으로 고려되어야 한다. 절박유산은 태아의 어느 부분이 보이 어느 산모가 태아를 출산하려는 욕구를 갖거나 고통이 지속적으로 있을 때도 나타난다.

2) 흔한 원인

부인과적 질환은 비특이적인 심한 월경출혈 또는 부적절한 질출혈을 동반한다고 보고된다. 임신과 관련된 문제들은 보통 1, 2기 때 복통을 유발하는 경우가 많다.

절박유산은 위에서와 같이 지속적인 산통과 태아의 일부가 보이는 증상을 나타낸다.

3) 전화신고자에 의해 표현되는 일반적 증상 및 징후

쇼크 증상과 관련된 부적절한 질출혈이 있고, 양수가 터지는 것 등은 절박유산으로 보고될 수 있다. 복통, 창백, 어지러움, 의식소실, 오한, 발한 등의 쇼크증상을 호소할 수 있다.

4) 일반적 지시사항

① 다리를 오므리거나 교차시켜서 출산을 억제하려고 하지 말라.

② 산모는 허리 아래로 모든 옷을 벗도록 하라.

③ 베개는 베지 않도록 하고, 침대나 바닥에서 베개를 산모의 등에 대어주도록 한다.

④ 통증이 있을 때는 심호흡을 하도록 한다.

⑤ 오심, 구토가 있거나 의식이 소실된다면 기도를 모니터링하고 유지하라.

⑥ 산모에게 먹거나 마실 아무것도 주지 말라.

⑦ 편한 자세를 취해주고 산모를 진정시키며, 재환기 시키도록 지시한다.

⑧ 산모의 보온을 유지하도록 한다.

⑨ 의사에게 환자의 투약품을 모으거나 리스트를 준다.

⑩ 구급대원이 도착하기 전에 환자상태가 변하면 제보자가 전화 하도록 하라.

⑪ 모든 애완동물을 다른데 묶어 두어라 .왜냐하면 그것들이 지시된 것들을 방해하거나 반응하는 환자를 공격할 수 있기 때문이다.

5) 소아환자에서 고려할 점

16세 이하의 청소년들에서 임신한 경우는 강압, 강간, 근친상간이나 마약 또는 음주로 인한 사고 등이다. 이러한 청소년들은 임신을 유지할 수 가 없어 여러 가지 인공유산방법을 고려하게 된다. 미국의 경우 일부 주에서는 임신한 청소년들에게 비밀을 보장해주고 보호를 해준다. 이러한 점을 감안하여 응급의료 전화상담원은 지역 의료 지침서를 따라야 한다.

5. 환경응급 상황

(1) 열과 한냉 손상

1) 배경

열과 관련된 문제는 열피로 또는 열사병으로 분류할 수 있다. 후자가 더 심각한 상태이며 열피로는 대사 불균형으로 인해 창백함과 오심 구토가 발생한다. 이러한 경우에 환자는 서늘한 곳으로 옮겨져 환자가 오심 구토가 없다면 전해질 음료 등의 마실 것을 공급해 주어야 한다. 열 피로는 덥고 습기 찬 날씨에 밖에서 일하는 사람에게서 이차적으로 발생한다.

열사병은 고온에 의해 몸이 체온 조절기능을 잃었을 때 발생한다. 몸의 중심 체온은 증가하고 환자의 의식 상태는 감소한다. 비록 그들이 과다하게 땀을 흘리지만 그들은 열감을 느낄 것이다. 몇몇의 경우에서 피부는 붉게 나타날 것이다. 환자는 서늘한 환경으로 옮겨져야 하고 체온을 떨어뜨리기 위해 냉수욕을 받아야 한다. 환자에게 마실 어떤 것도 주어서는 안 된다.

추위와 관련된 문제는 흔한 것이 동상과 저체온증이다. 후자가 더 심각한 상황을 나타낸다. 동상은 말초나 노출된 부위가 얼어있는 상태를 말한다. 조직을 다시 따뜻하게 하기 위해 문질러서는 안 된다. 사지는 구급대원이 올 때까지 따뜻하고 건조하게 유지되어야 한다.

저체온증은 몸이 열을 생산하고 조절하는 능력을 상실했을 때 발생한다. 몸의 중심 체온은 떨어져 있고 환자의 의식 또한 떨어져 있다. 환자는 찬 환경에서 따뜻한 환경으로 옮겨져야 한다. 이 경우 어떠한 음료도 환자에게 주어서는 안된다. 추위에 오랜 노출과 저체온증은 심정지의 원인이 될 수 있다. 어떠한 환자도 그가 온기가 있다면 사망했다고 생각해서는 안 된다. 저체온증의 경우 전화 심폐소생술 지도는 지역 응급의료지침에 의해 결정되어야 한다. 저체온증 환자는 잘못 다루면 심실세동이 발생 할 수 있다. 때때로 구급차 들것에 이들을 옮기는 것은 그들을 세동상태로 두는 것이다. 이러한 환자를 옮길 때는 주의점을 고려해야 한다.

2) 흔한 원인

일상생활을 유지할 수 없는 온도범위에 노출되었거나 뇌하수체가 온도조절능력을 상실했을 때 손상이 발생한다. 열 손상의 흔한 요인은 고온과 습도이며, 한냉 손상의 흔한 원인은 저온과 노출이다.

3) 전화신고자에 의해 표현되는 일반적 증상 및 징후

열손상의 경우는 의식소실과 호흡곤란, 흉부 압박감, 발열감, 오심, 구토, 얼굴의 홍조, 저체액성 쇼크 등이 발생하고, 한냉 손상의 경우는 노출부위의 조직손상, 의식소실과 심실세동 등이 발생할 수 있다.

4) 일반적 지시사항

① 환자가 오심과 구토, 의식소실이 보인다면 모니터를 달고 환자의 호흡을 유지하라.

② 출혈이 있다면 치료해 주면서 충격을 해소해 주고 환자를 왼쪽으로 눕게 하라.
③ 환자를 따뜻하게 유지하라.
④ 환자에게 전해질 음료가 도움이 되는 열피로를 제외하고는 환자에게 먹고 마실 것을 주어서는 안된다. 의식소실이 있는 사람에게는 절대 마실 것을 주어서는 안 된다.
⑤ 의사에 의한 환자의 치료 방침을 모으고 리스트를 작성한다.
⑥ 구급대원이 도착하기 전에 환자가 의식을 회복한다면 다시 호출하도록 한다.
⑦ 환자에게서 모든 애완동물을 격리시켜 처치에 방해가 되지 않도록 한다.

5) 소아환자에서 고려할 점

소아들의 열손상이나 한냉 손상은 많지 않다. 응급의료 전화상담원에게 추위에 노출된 손가락, 발가락, 귀 등에 관한 상담이 있을 때는 추위에 노출되지 않도록 하고 추위에 노출된 조직을 문지르는 말며, 손상 부위를 재가열 하도록 지시하여야한다.

열손상과 관련된 경우는 더운 날씨에 밖에서 오랫동안 노출되었을 때 열피로로 인한 탈수를 동반한 상태로 나타난다. 치료는 더운 환경을 피해주는 것과 수액을 공급하는 것이다.

아이들은 어른들보다 덥고 습한 환경에 더 천천히 순응하고 탈수는 더 빠르게 된다. 열사병의 원인이 되는 환경에 있는 어린이는 비만 경련이 있거나 당뇨, 재발성 구토나 설사를 하는 어린아이들이다. 신생아는 옷을 많이 입거나, 더운 날 주차된 차안에 남겨져 있거나 뜨거운 탕에만 있거나 폐쇄된 공간에 있을 때 열사병으로 치명적일 수 있다.

어린이들은 좀처럼 감기와 같은 증상을 의식하지 못하고 어른과 같이 불편함이 있지 않을 수도 있다. 사춘기 이전에 추위로 인해 손상을 입은 어린이는 성장판 손상이나 성장저하, 특히 손이나 발가락의 성장 장애가 있을 수 있다. 추운 환경을 피하게 하고 젖은 옷을 마른 옷으로 갈아입히도록 해야 한다.

(2) 산업재해

1) 배경

안전사고에 의한 신고는 빠른 상황인식이 중요하다. 만약 환자가 기계에 의해 손상을 받았다면, 환자의 위치를 파악하고 환자에 대한 신속한 응급처치를 시행하도록 하여야한다.

안전사고는 특수상황으로 다루어져야 하며, 환자의 주호소가 제대로 파악된다면 구급대원이 도착 되기전에 보다 적절한 처리가 제공될 수 있을 것이다.

화학물질이나 가스가 누출된 상황에 갇혀있는 것은 매우 위험하다. 이런 상황은 산업체나 농장에서 매우 흔하다. 구조는 반드시 전문가에 의해서 행해져야 한다.

2) 흔한 원인

산업체에서 안전사고로 인해 기계에 휘말리는 경우는 흔하다. 화학물질이나 가스에 노출되었을 때 는 호흡곤란, 현기증, 구토, 복통이나 흉통 등이 발생한다.

3) 전화신고자에 의해 표현되는 일반적 증상 및 징후

증상은 노출물질에 따라 특징적으로 나타나며 사고 현장에는 특수구급차 출동이 필요한 경우가 흔하다. 환자상태에 관한 증상의 표현은 사고 유형에 따라 다양하며 특히 화학손상의 경우 화상이나 호흡곤란을 호소하기도 한다.

4) 일반적 지시사항

① 유독 가스가 존재할 수도 있으므로 전화신고자에게 피해자를 구하기 위해 밀폐된 공간으로 들어가서는 안 된다고 지시한다.

② 전화신고는 안전한 곳에서 하도록 하며, 도움을 줄 수 있는 누군가 에서 바로 연결을 해주어서 그들로 하여금 환자에게 접근할 수 있도록 해야 한다.

③ 환자가 기계에 걸려 있다면 반드시 기계를 먼저 정지 시키도록 지시한다.

④ 전화신고자에게 환자를 옮기거나 상처에 부목을 대도록 해서는 안되며, 외출혈이 있으면 직접압박을 가하도록 지시한다.

⑤ 증상이 있을 시에는 쇼크를 치료하고 사고의 원인이 될 수 있는 배경을 들어보고 적절한 정보를 전달하도록 한다.

⑥ 출혈을 조절함으로써 쇼크를 치료하고 척수 손상 환자를 제외하고는 환자를 왼쪽으로 눕히도록 지시한다.

⑦ 환자는 따뜻하게 유지하고 먹을 것과 마실 것은 주지 말도록 한다.

⑧ 비출혈이 있으면 전화신고자의 엄지와 다른 손가락으로 코를 직접 압박하라고 지시하고 환자를 앞으로 고개를 숙이고 앉게 한 후, 입안의 혈액은 뱉도록 지시한다.

⑨ 구급대원이 도착하기 전에 환자상태가 악화되면 다시 전화하라고 지시한다.

⑩ 전화신고자에게 방해가 될 수 있으므로 모든 애완동물을 치우라고 지시한다.

5) 소아환자에서 고려할 점

소아들은 해부 생리적으로 발육이 덜된 상태이기 때문에 재해의 영향으로부터 상처를 쉽게 받을 수 있다. 소아들의 미숙한 행동이나 정신적인 특성은 보다 많은 위험에 노출될 수 있고 즉각적인 부상이나 장기적인 영향을 받을 수 있다. 소아들은 가족과 함께 있도록 하며 두려움과 불안감, 우울, 깊은 고뇌, 정신적 스트레스를 최소화 해 주어야 한다.

(3) 흡입 및 음독

1) 배경

자살의 경우 과용량은 어느 환자에서 목적적이고 고의적으로 섭취한 것이다. 또한 환자는 자신의 행동에 동기가 있다. 사고의 경우는 우발적이고 비의도적이다. 중독이란 보통 12세 이하의 소아에서 독성물질을 우연히 섭취한 것이다. 모든 과용환자들에서는 그들 자신과 타인에 대한 위험이 생각되어야 한다. 전화신고자와의 통화 중에는 상황의 안전이 요구된다.

2) 흔한 원인

가정에서 발생하는 우발적인 섭취는 소아와 노인에서 흔하다. 과용은 우울증, 구조를 원하는 행동, 자살시도와 관련이 있다. 가정에서 일어나는 소아들의 중독은 가족들의 약물이나 독성물질을 섭취한 경우가 흔하다.

3) 전화신고자에 의해 표현되는 일반적 증상 및 징후

흡입물질에 따라 증상이나 징후가 달라지며, 약물을 남용하거나 오용했을 때 구토, 복통, 호흡곤란, 경련 등을 호소하며, 화학약품을 음독했을 경우는 기도나 구강내 손상, 구토, 복통 등을 일으킬 수 있다.

4) 일반적 지시사항

① 환자가 오심, 구토, 의식의 저하가 있을 때는 기도를 관찰하고 유지 하도록 한다.

② 베개는 베지 않는다.
③ 기도를 깨끗이 유지함으로써 쇼크를 예방하도록 지시한다.
④ 환자에게 먹을 것이나 마실 것을 주어서는 안 된다.
⑤ 안정을 취하고 진정시키며 재평가하고 따뜻하게 하도록 지시한다.
⑥ 중독의 경우 구토를 유도해서는 안 된다.
⑦ 부식성 물질을 섭취한 경우가 아니라면 어떤 마실 것이나 먹을 것을 주어서는 안 된다.
⑧ 환자를 보호하는 것이 안전하다면 그렇게 하도록 한다.
⑨ 섭취가 우발적이고 환자가 증상이 없다면 독성조절을 하도록 한다.
⑩ 의사를 위해 환자의 약물치료에 관한 자료를 모으고 정리하라.
⑪ 구급대원이 도착하기 전이나 그 장소에서 떠나기 전에 환자상태가 달라진다면 다시 전화를 하도록 지시한다.
⑫ 애완동물은 기구의 설치를 방해하고 구조요원을 공격할 수 있으므로 가두어 두도록 한다.

5) 소아환자에서 고려할 점

중독은 집안에서 흔히 발생하는 사고이다. 소아에서 가장 심각한 중독은 세제나 부식성 물질, 광택제, 탄화수소, 석유화학 제품, 항진정제, 심장관련 의약품, 색깔이 있으며 단맛이 있는 의약품 등을 섭취한 경우이다.

(4) 목격되지 않은 익수환자

1) 배경

익수자에 관련된 제보는 잘 모르는 상황이나 구조가 필요하다고 생각되는 제3자에 의해 신고되어 진다. 이러한 경우 제3자의 특성은 익수자 상태에 대하여 정보를 얻기 어렵게 한다. 익수자가 살아있던 그렇지 않던 간에 이 질문은 이해를 위해 필요하다. 제3자 제보자는 익수자가 반듯이 서 있는지, 거꾸로 서 있는지, 누워있는지를 알려주고 익수자에게 도움을 줄만한 이야기를 하거나 움직일 수 있는지도 알려주어야 한다.

2) 흔한 원인

수영장이나, 강, 해안에서 수영을 하다 익수를 한 경우가 많으며, 다이빙 도중 추락하는 경우도 의식을 잃고 익수상태로 빠지는 경우가 있다.

3) 전화신고자에 의해 표현되는 일반적 증상 및 징후

익수자가 불규칙한 호흡을 하고 있으며, 의식이 없고 청색증이 나타난다고 표현할 것이다. 다이빙 도중 추락한 경우에는 경부 등의 골절을 호소하며, 호흡곤란을 호소할 것이다.

4) 일반적 지시사항

① 의식과 기도확보를 확인하고 즉시 심폐소생술을 실시하도록 지시한다.

② 오심, 구토를 하거나 의식수준이 감소하면 익수자의 기도를 재 확보하고 유지해야 한다.

③ 익수자 머리아래 베개를 놓지 말며 기도를 명확히 유지함으로써 쇼크를 예방하도록 지시한다.

④ 익수자에게 먹을 것이나 마실 것을 주지 말라.

⑤ 익수자가 편안한 자세를 취하게 하라.

⑥ 익수자를 안심시키고 체온을 유지시켜라.

⑦ 구급대원이 도착하기 전에 익수자의 상태가 변하면 제보자는 다시 전화해야 한다.

⑧ 신고자는 모든 애완동물을 오지 못하게 막아야 한다. 왜냐하면 그들은 조치를 방해하고 구급대원을 공격할 수 있기 때문이다.

5) 소아환자에서 고려할 점

물놀이나 수영장에서 안전사고에 유의하고 익수가 발생하였을 때는 즉시 구조하고 심폐소생술을 실시하도록 지시한다.

(5) 일산화탄소 흡입

1) 배경

환자가 일산화탄소 가스배관 속에 갇혀 있으면 현장상황을 잘 구별하고, 전화신고자에게 어떤 사람에게 도움을 요청할 것인지를 지시하는 것이 이 지침서의 목적이다. 이 경우는 특별한 경우로써 다루어져야 한다. 만일 주호소가 구별될 수 있다면 응급의료 전화상담원은 도착전 지시사항의 준비를 위해 좀 더 적절한 지침서를 이용할 수 있을 것이다.

화학물질과 가스가 있는 공간은 위험요소가 많으므로 숙련된 구급대원에 의해서만 구조가 시도되어야 한다.

일산화탄소는 불완전연소 결과 발생한 무색, 무취의 가스이다. 일산화탄소 중독은 응급의료체계에서 발생하는 흔한 위험물질 흡인 질환이다.

일산화탄소는 혈액 중 헤모글로빈과 결합하여 산소와 헤모글로빈의 결합을 저해하고 생체 세포를 질식시키는 매우 위급한 상황을 발생시킨다. 심한 일산화탄소 중독의 경우 고압산소를 공급함으로써 치료를 할 수 있다.

중독 환자의 가장 위험한 증상은 의식소실이다. 만일 환자가 의식이 없거나 의식이 감소되고 있으면 노출이 심각하다고 의심되므로 즉각적인 이송을 하여야한다.

응급의료 전화상담원은 노출의 원인과 형태를 파악하고 전화신고자에게 현장의 위험한 상황에서 벗어나라고 충고해야 한다. 노출의 원인과 형태의 정보가 파악되면 출동하는 구급대원에게 전달해 주어야 한다.

2) 흔한 원인

일산화탄소 중독은 연기흡인, 제대로 환기되지 않은 난방, 산업 재해, 자동차 배기가스 등으로 인한다. 대부분의 다른 위험요소들은 화학물질 이송차량의 교통사고로 고속도로상이나 산업환경에서 일어난다. 이런 경우 응급의료 전화상담원은 지역 위험물질 취급 지침에 따라야 한다.

3) 전화신고자에 의해 표현되는 일반적 증상 및 징후

일산화탄소 중독의 경우 호흡곤란, 두통, 오심, 구토, 의식수준의 변화를 호소하며, 다른 화학물질을 흡인한 경우는 호흡곤란, 안구 화상, 표피의 화학적 화상, 오심, 구토, 의식수준의 감소를 호소할 것이다. 사고 현장이 산업단지나 공공장소라면 다수의 피해자가 발생할 수도 있다.

4) 일반적 지시사항

① 위험한 현장이라면 현장을 피하라고 지시한다.

② 특별히 환자 의식수준이 감소되었다든가 무의식이면 환자의 기도를 모니터링하고 유지하도록 한다.
③ 화학손상이 있으면 물로 씻으라고 지시한다.
④ 구조는 훈련된 구급대원에 의해서만 시도돼야 한다.
⑤ 보행이 어려울 수 있으므로 걷지 말라고 지시한다.
⑥ 환자 머리 밑에 베개를 두지 마라.
⑦ 기도를 깨끗이 유지하면서 쇼크를 예방한다.
⑧ 마실 것을 환자에게 주지 말고 편안한 자세를 유지해 주도록 지시한다.
⑨ 환자를 진정시키고 따뜻하게 하라.
⑩ 구급대원이 도착하기 전에 환자상태가 변하면 다시 전화해 달라고 신고자에게 말하라.
⑪ 전화신고자에게 모든 애완동물을 멀리하게 하라. 왜냐하면 그들은 주어진 지시사항을 방해하거나 출동하는 구급대원을 공격할 수 있다.

5) 소아환자에서 고려할 점

일산화탄소 흡인은 환기가 되지 않는 난방, 장기 차량 여행, 화재 발생시 어린이들에게 잘 발생한다. 일산화탄소 중독은 침대사망이나 영아급사증후군을 일으키기도 한다. 다수의 어린이들이 일산화탄소에 노출되면 중독성노에 따라 다양한 증상이 나타날 수 있다. 어린이를 고압산소 치료 할 수 있도록 특별한 계획이나 프로토콜을 갖는 것이 도움이 된다.

어린이와 관련된 화학물질 중독은 흔하지 않다. 그러나 학교나 어린이집, 유치원 등에서 일어난다면 다수의 어린이가 희생을 당할 수 도 있다.

(6) 이물에 의한 기도폐쇄

1) 배경

상부기도폐쇄는 응급의료 전화상담원에 의해 즉각적인 중재가 요구되는 생명을 위협하는 응급상황이다. 응급처치를 위해 의사가 전화를 통하여 폐쇄된 기도를 확보하도록 지시하기도 한다. 상부기도폐쇄 환자는 호흡과 말과 기침을 할 수 없다. 기도폐쇄가 지속되면 환자는 1~2분 이내에 의식이 없어지고, 4~6분 이내에 회복불능의 뇌 손상과 뇌사 상태에 빠지게 된다. 구토를 하거나 부분적인 기도폐쇄가 있는 환자는 완전폐쇄에 관한 응급처치 지시를 따라서는 안 된다. 환자가 기도를 통하여 어떤 소리를 낸다면 흔들어서는 안 된다. 환자가 문제가 있는 것처럼 보이는 기침을 유도해서는 안 된다. 환자 상태가 악화되면 무언가를 행해야 한다. 부분폐쇄의 징후는 목쉰 소리나 휘파람 소리를 낸다.

2) 흔한 원인

음식이나 작은 장난감 등으로 인한 기도폐쇄는 상부 기도폐쇄의 가장 흔한 원인이다. 천식, 심한 알레르기 반응, 후두개염은 질식처럼 보일 수도 있다.

3) 전화신고자에 의해 표현되는 일반적 증상 및 징후

환자는 질식되었을 때 목을 감싸고 얼굴은 파랗거나 비정상적인 색을 띤다. 환자는 의식을 잃을 수 있고 음식을 먹었다고 보고할 수도 있다.

4) 일반적 지시사항

① 전화신고자에게 응급의료 전화상담지침서의 지시사항을 순서대로 따르게 한다.
② 기도폐쇄 시 심장박동이 확인되면 흉부압박을 하지 않도록 한다.
③ 기도를 깨끗이 유지하여 쇼크를 예방하도록 한다.
④ 환자에게 먹거나 마실 것을 주지 말고, 편한 자세를 취하도록 한다.
⑤ 환자를 진정시키고 따뜻하게 하라.
⑥ 불완전 기도폐쇄 환자에서 완전 기도폐쇄 처치를 행하지 않도록 지시한다.
⑦ 의사를 위해 환자의 약물 치료사항을 모으거나 나열해라.
⑧ 구급대원이 도착하거나 다른 반응자에게 넘겨 질 때까지 신고자와 계속 통화를 한다.
⑨ 구급대원이 도착될 때까지나 기도가 확보될 때까지 기도확보를 위한 지시를 반복한다.
⑩ 구급대원이 도착하기 전에 환자의 상태가 변하면 신고자에게 다시 전화 해달라고 지시한다.
⑪ 애완동물은 지시사항을 방해하거나 구급대원을 공격할 수 있기 때문에 신고자에게 모든 동물을 격리시키도록 지시한다.

5) 소아환자에서 고려할 점

이물질에 의한 질식은 소아에서 흔히 발생하는 응급상황이며, 소아과 의사가 부모에게 종종 충고하는 것 중의 하나이다. 작은 장난감조각, 라텍스 풍선, 수은전지, 고형음식은 질식을 유발할 수 있는 흔한 물건들이다. 심한 질식에서 회복한 어린이는 하부기도로 이물질이 흡입되지 않았는지 평가해야 한다. 어린이의 식도에서 이물질은 종종 기도폐쇄와 호흡곤란을 일으킬 수 있다.

영유아들의 기도폐쇄 관리는 어른과 다르다. 이런 차이점은 신생아나 영유아의 심폐소생술 지침서에 명시되어야 한다.

(7) 익수

1) 배경

이 지침서는 거의 익사할 상황에 있는 환자들을 위해 고안되었다. (익사는 물에 빠져 사망한 경우이며, 익수는 물에 빠진 상태이다). 환자가 심정지 상태에 있으면 응급의료 전화상담원은 무의식상태로 평가하고, 심폐소생술을 위한 직접적인 지침을 지시하여야 한다.

풀장이나 얕은 물에서 익수한 경우에는 경추손상의 가능성을 고려해야 하며, 절대적으로 필요한 경우가 아니라면 환자를 움직이게 해서는 안된다.

익수의 경우 사고자는 흔히 호흡정지 상태로 발견되는 경우가 있는데 이것은 심정지사가 아니다. 이러한 사고자는 빨리 발견된다면 환기 보조만으로 소생할 수도 있다. 그렇기 때문에 응급의료 전화상담자는 심폐소생술을 지시하기 전에 무맥인지를 주의 깊게 평가하여야 한다.

소생노력은 익수의 모든 사고자들에게 취해져야만 한다. 사고자가 물속에 얼마나 오래 있을 수 있고 성공적으로 구조될지는 아무도 모른다. 물속에서 한 시간이상 있었던 사고자들의 구조가 자료화되어 있다. 한 이론에서는 이러한 현상이 포유류의 다이빙반사와 관련이 있다고 설명한다. 대부분의 수생 포유류들은 낮은 산소농도 만으로도 수중에서 오랜 시간동안 있을 수 있다. 사고자가 어릴수록 그들이 낮은 산소농도의 자궁에서 살았던 본능에 의해서 오랫동안 잠수 할 수 있다고 믿어진다. 많은 경우에 물이 차가울수록 사고자의 생존시간은 길어진다.

2) 흔한 원인

아이들은 특히 욕조통, 풀장, 연못, 하수구 등에서 익사하기 쉽고 얕은 물에 빠지는 사고에서는 척수손상을 받기가 쉽다.

3) 전화신고자에 의해 표현되는 일반적 증상 및 징후

전화신고자는 사고자가 기침을 하거나 호흡하는데 어려움을 겪거나 의식수준이 낮아지거나, 구토를 하거나 피부색이 변할 수 있다고 보고한다. 척수손상을 동반한 사고자들은 사지의 저림이나 쑤시거나 마비되는 것을 경험할 수 있다.

4) 일반적 지시사항

① 오심, 구토를 하면 기도를 모니터링하고 유지하도록 한다.

② 편한 자세를 취해주고, 얕은 물에 침수한 사고나 손상기전에 따라 척수손상이 염려된다면 환자를 움직이지 않도록 지시한다.

③ 사고자가 물속에 있고 호흡을 한다면 구급대원이 도착할 때까지 물에서 환자를 구조하고 보호하도록 한다.

④ 기도를 깨끗이 유지함으로써 쇼크를 예방하고, 먹을 것이나 마실 아무것도 주지 않도록 한다.

⑤ 사고자를 침착하게 하고 재 환기를 시키라.

⑥ 체온을 유지시킴으로써 환자를 따뜻하게 해주고, 구급대원이 도착하기 전에 사고자의 상태가 변화하면 신고자가 다시 전화하게 하라.

⑦ 환자가 의식을 잃고 호흡을 하지 않은 채로 발견된다면 즉시 심폐소생술을 실시한다.

5) 소아환자에서 고려할 점

익사는 어린아이들에게 발생하는 뜻하지 않은 사망의 주된 요인이다. 익수, 즉 물에 빠졌다가 살아난 손상은 당신이 도움을 위한 전화를 받을 수 있는 심각한 소아과적 응급상황 중의 하나이다. 이러한 전화들의 경우에 현장처치가 중요하다. 응급의료 전화상담원의 신속한 지도와 응급의료관련자들의 신속한 응급처치는 사망을 최소화 할 수 있는 최선의 방법이다.

익수에 의한 손상은 전반적으로 산소결핍이다. 그러므로 응급처치의 목적은 신속히 기도를 확보해 주고 효과적으로 산소를 공급해 주는데 있다.

구급대원이 도착 전에 전화신고자에게 지침을 제공할 때는 흉곽이 움직이는가를 확인 시킨다. 구토는 익수 환자들에게 흔히 나타나는 증상이며, 기도유지를 어렵게 할 수도 있다.

물에 젖게 되면 따뜻한 날씨에서도 아이들은 성인보다 체열을 더 잘 잃는 경향이 있기 때문에 가능하면 체열 손실을 최소화하도록 젖은 옷을 벗기는 것이 좋다.

대부분의 다른 심각한 소아과적 손상들처럼 익수는 예방이 최선의 방법이다. 알려진 물의 위험에 접근하는 것을 제한하거나, 수영강습을 실시하고 목격자들에게 심폐소생술을 가르치는 것은 응급의료체계에서 중요한 교육 요소이다.

(8) 감전사

1) 배경

모든 감전사는 심정지가 증명될 때까지 처치되어져야만 한다. 가끔 낙상은 감전사와 관련이 있기 때문에 높은 곳에서의 낙상 가능성을 고려하여야 한다. 현장에 대한 1차 평가는 전기에 대한 안전성이다. 현장정보를 확인함으로써 구조자들을 보호하고 감전으로부터의 2차 사고를 예방할 수 있다. 감전사는 내부화상과도 관련이 있다. 모든 감전 사고는 응급상황으로 처리되이야한다.

2) 흔한 원인

산업사고, 전기시설 노동자들이 고압의 강철선을 만져서 감전사가 된다. 이러한 것은 흔히 낙상을 동반하므로 낙상 결과 발생한 다른 가능성을 항상 고려하고 척추손상에 관한 평가를 하여야한다.

가정에서의 안전사고, 전기 가설작업, 전기가 흐르는 물과 낙뢰에 의한 사고들은 흔한 감전사고 들이다.

3) 전화신고자에 의해 표현되는 일반적 증상 및 징후

전화신고자는 심정지나 호흡곤란, 골절 등을 호소할 것이다. 전기와의 접촉면에 작열감이나 화상 등을 호소할 수 도 있다.

4) 일반적 지시사항

① 전화신고자에게 전원을 손대지 말고 전기가 흐르는 물을 조심하라고 조언한다.

② 현장이 안전하다면 신고자가 전원을 차단하도록 지시한다.

③ 환자의 의식상태가 떨어진 경우라면 기도를 모니터링하고 유지하게 한다.

④ 베개는 베지 않도록 한다.

⑤ 기도를 청결히 유지하여 쇼크를 예방하도록 한다.

⑥ 먹거나 마실 것을 주지 말고, 환자가 편한 자세를 취하도록 지시한다.

⑦ 환자를 침착하게 하고 재환기를 시키도록 한다.

⑧ 체온을 유지시킴으로써 환자를 따뜻하게 두어라.

⑨ 낙상을 동반하였다면 움직이지 않게 한다.

⑩ 구급대원들이 도착하기 전에 환자상태가 변하면 다시 전화하도록 신고자에게 지시한다.

⑪ 현장안전을 위해 경찰이나 전기안전공사 등에 신속히 신고하도록 한다. 이러한 것들은 교통사고로 밑으로 늘어진 전선의 안전조치와 교통통제를 위해 필요하다.

⑫ 신고자는 모든 애완동물을 다른데 묶어 두도록 한다. 왜냐하면 그것들이 지시된 내용들을 방해하거나 반응하는 환자를 공격할 수 있기 때문이다.

5) 소아환자에서 고려할 점

소아들은 전기에 대한 개념이 약하기 때문에 전선을 물어뜯기도 하고 플러그 등에 쇠붙이 등을 꽂기도 한다. 전기제품에 의한 안전사고가 흔하며, 신체에 닿은 전기에 의해 감전사고가 발생한다. 전기를 만질 때는 물기가 있는 물건은 접촉을 하지 않도록 지도하여야하며 늘어진 전선에 접근하지 않도록 하여야한다.

⑩ 응급전화신고접수 및 응급전화상담 요령

1. 우선 파악사항

(1) 환자 발생장소와 연락처

(2) 의식상태, 활력징후, 질환부위 등의 환자 상태
(3) 환자의 성명, 성별, 연령, 주소, 연락처 등 인적사항
(4) 신고자의 성명, 전화번호 등 인적사항, 신고내용
(5) 기타 접수시간 등

2. 수행절차

(1) 해당 응급상황에 따라 다음 절차를 수행한다.
  1) 핵심질문 : 응급의료 전화상담원은 응급상황별 핵심질문을 하라.
  2) 구급출동 : 응급환자의 상태 및 주변여건에 적합한 차량(구급차, 구조차, 경찰 순찰차 등)과 구급대원을 출동시켜라.
(2) 응급처치 및 안정 : 전화상 응급처치로 응급환자 보호자를 안정시키며 추가 정보를 얻어라.
(3) 통신 : 관련기관에 즉시 연락하라.

3. 상황전개

(1) 흉통

핵심 질문	1. 호흡이 곤란한가? 2. 오심 또는 구토를 하고 있는가? 3. 쇼크증상을 보이는가?		
현장 도착 전 응급처치	1. 머리들고 턱올리기법으로 기도를 확보하고 호흡이 없으면 심폐소생술을 참고한다. 2. 환자를 옆으로 눕힌다. 3. 다리와 발을 지면에서 15 ~ 30 cm높게 위치시킨다.		
구급 출동	환자상태	출동차량 및 구급대원	출동상황
	1. 흉통(35세이상) 2. 호흡항진을 동반한 흉통 (18세 ~ 30세) 3. 흉통(35세 이하)	1. 응급구조사, 구급차 2. 병원 구급차, 응급구조사, 구급차 3. 구급차	1. 긴급 2. 긴급 3. 보통

(2) 감전

<table>
<tr><td>핵심 질문</td><td colspan="3">1. 피해자는 전기로부터 안전한가?
2. 호흡은 있는가?
3. 환자가 감전 후 추락하였는가?</td></tr>
<tr><td>현장 도착 전 응급처치</td><td colspan="3">1. 안전하지 않다면 피해자를 건드리지 말고 전원을 차단한다.
2. 호흡이 있으면 호흡을 도와주고 주의깊게 관찰한다. 호흡이 없으면 심폐소술을 실시한다.
3. 환자를 움직이지 말고 기도를 확보하기 위해 턱을 들어준다. 전력회사에 알릴 것.</td></tr>
<tr><td rowspan="3">구급 출동</td><td>환자상태</td><td>출동차량 및 구급대원</td><td>출동상황</td></tr>
<tr><td>1. 무의식, 심폐기능 장애</td><td>1. 병원 구급차, 응급구조사, 구급차</td><td>1. 긴급</td></tr>
<tr><td>2. 의식 및 호흡있음</td><td>2. 구급차, 응급구조사</td><td>2. 긴급</td></tr>
</table>

(3) 골절

<table>
<tr><td>핵심 질문</td><td colspan="3">1. 신체 부위가 골절 되었는가 ?
2. 심한 출혈, 목이나 척추 통증 및 마비 증상이 있는가?</td></tr>
<tr><td>현장 도착 전 응급처치</td><td colspan="3">1. 직접적인 위험이 없다면 환자를 이동시키거나 골절부위를 건드리지 않는다.
2. 환자를 안정시키고 보온한다.</td></tr>
<tr><td rowspan="3">구급 출동</td><td>환자상태</td><td>출동차량 및 구급대원</td><td>출동상황</td></tr>
<tr><td>1. 심한 출혈과 골절, 척추 손상, 심한 외상</td><td>1. 병원 구급차 또는 헬기, 구급차, 응급구조사</td><td>1. 긴급</td></tr>
<tr><td>2. 기타 골절상</td><td>2. 구급차</td><td>2. 보통</td></tr>
</table>

(4) 경련 및 발작

<table>
<tr><td>핵심 질문</td><td colspan="3">1. 경련이나 발작을 하고 있는가?
2. 경련이나 발작을 멈추었는가?</td></tr>
<tr><td>현장 도착 전 응급처치</td><td colspan="3">1. 발작하고 있다면 환자가 주위 물체에 부딪히지 않도록 주변을 정리하여 환자 행동이 제약받지 않도록 한다.
2. 환자를 안정시키고 편안히 쉬도록 한다.</td></tr>
<tr><td rowspan="3">구급출동</td><td>환자상태</td><td>출동차량 및 구급대원</td><td>출동상황</td></tr>
<tr><td>1. 발작 경험이 없는 환자 (40세 이상), 임산부, 외상환자</td><td>1. 응급구조사, 구급차</td><td>1. 긴급</td></tr>
<tr><td>2. 발작 경험이 있는 환자 (40세 이하)</td><td>2. 구급차</td><td>2. 보통</td></tr>
</table>

(5) 교통사고

<table>
<tr><td>핵심 질문</td><td colspan="3">1. 희생자는 몇 명인가?
2. 외상은 어느 정도인가?
3. 의식상태는 어떠한가?</td></tr>
<tr><td>현장 도착 전 응급 처치</td><td colspan="3">1. 맥박, 호흡 및 의식을 확인한다.
2. 외상처치를 시행한다.
3. 사고현장이 위험하지 않는 한 환자를 이동시키지 않는다.</td></tr>
<tr><td rowspan="2">구급 출동</td><td>환자상태</td><td>출동차량 및 구급대원</td><td>출동상황</td></tr>
<tr><td>1. 부상정도 확인불가
2. 부상확인
3. 차량전복에 따른 다수 희생자</td><td>1. 구조대, 구급차
2. 구조대, 구급차, 응급구조사
3. 구조대, 병원 구급차 또는 헬기, 응급구조사, 구급차</td><td>1. 긴급
2. 긴급
3. 긴급</td></tr>
</table>

(6) 낙상 및 추락사고

<table>
<tr><td>핵심 질문</td><td colspan="3">1. 호흡이 곤란한가?
2. 추락사고 인가?</td></tr>
<tr><td>현장 도착 전 응급 처치</td><td colspan="3">1. 머리를 뒤로 젖히고 기도를 확보한다.
2. 환자를 움직이지 않도록 한다.</td></tr>
<tr><td rowspan="2">구급 출동</td><td>환자상태</td><td>출동차량 및 구급대원</td><td>출동상황</td></tr>
<tr><td>1. 추락사고
2. 낙상에 의한 외상(의식이 없는 경우)
3. 낙상</td><td>1. 병원 구급차, 응급구조사구급차
2. 구급차
3. 구급차</td><td>1. 긴급
2. 긴급
3. 보통</td></tr>
</table>

(7) 뇌졸중

<table>
<tr><td>핵심 질문</td><td colspan="3">1. 호흡곤란을 보이는가?
2. 신체부위에 마비증상이 있는가?
3. 분명한 어조로 말할 수 있는가?</td></tr>
<tr><td>현장 도착 전 응급 처치</td><td colspan="3">1. 머리를 뒤로 젖혀 기도를 확보하고 호흡이 멈추면 심폐소생술을 실시한다.
2. 마비된 쪽으로 눕히고 음식을 주지 않는다.
3. 의사소통을 시도한다.
- 환자가 말은 못하지만 이해할 수 있음.
- 환자가 이해하고 있다는 표시를 간단한 몸짓으로 하도록 유도한다.</td></tr>
<tr><td rowspan="2">구급 출동</td><td>환자상태</td><td>출동차량 및 구급대원</td><td>출동상황</td></tr>
<tr><td>1. 의식 없음
2. 의식 있음</td><td>1. 병원 구급차, 구급차
2. 구급차</td><td>1. 긴급
2. 긴급</td></tr>
</table>

(8) 당뇨

핵심 질문	1. 의식을 잃었는가? 2. 오심, 구토를 하는가? 3. 앉거나 유리컵을 집을 수 있는가? 4. 전신의 허약감을 호소하는가?		
현장 도착 전 응급 처치	1. 의식불명이나 원인불명을 평가한다. 2. 옆으로 눕힌다. 3. 오렌지쥬스, 콜라, 설탕물 등을 권한다.		
구급 출동	환자상태	출동차량 및 구급대원	출동상황
	1. 무의식 2. 의식은 있으나 판단력 부족 3. 의식과 판단력 있음	1. 병원 구급차, 응급구조사, 구급차 2. 응급구조사, 구급차 3. 구급차	1. 긴급 2. 긴급 3. 보통

(9) 두통

핵심 질문	1. 말 또는 행동장애가 있는가? 2. 어지러움을 호소하는가?		
현장 도착 전 응급 처치	1. 환자를 안정시킨다.		
구급 출동	환자상태	출동차량 및 구급대원	출동상황
	1. 심한 통증이 갑자기 시작되며 말과 행동장애 2. 기타 상태	1. 응급구조사, 구급차 2. 구급차	1. 긴급 2. 보통

(10) 두경부와 척추장애

핵심 질문	1. 상처부위 및 사고경위는 어떠한가? 2. 입, 코, 귀 및 상처부위에 출혈이 있는가? 3. 감각이상을 호소하는가? 4. 신체부위에 마비증상이 있는가?		
현장 도착 전 응급 처치	1. 환자를 반듯하게 눕히고 이동시키지 않는다. 2. 코 또는 귀의 출혈은 막지 말고 그 외 부위는 직접압박으로 지혈한다.		
구급 출동	환자상태	출동차량 및 구급대원	출동상황
	1. 무의식, 심각한 출혈이 있는 머리·목·척추장애	1. 병원 구급차 또는 헬기, 응급구조사, 구급차	1. 긴급
	2. 기타 머리·목·척추장애	2. 구급차	2. 긴급

(11) 교상 및 독극물 중독

핵심 질문	1. 뱀에 물렸는가? 2. 쇼크증상이 있는가? 3. 오심, 구토를 하는가? 4. 호흡이 곤란한가? 5. 독극물을 흡입하였는가? 6. 독극물이 피부에 닿았는가?		
현장 도착 전 응급 처치	1. 환자를 움직이지 않도록 하고 뱀의 종류를 확인하고 물린 자국 위, 아래에 압박붕대를 한다. 2. 상처부위를 15 ~ 30cm 높게 위치시킨다. 3. 환자를 옆으로 눕힌다. 4. 머리를 뒤로 젖히고 기도를 확보한다. 5. 환자를 공기가 신선한 곳으로 옮긴다. 6. 옷을 벗기고 독극물이 묻은 곳을 비눗물로 닦아낸다.		
구급 출동	환자상태	출동차량 및 구급대원	출동상황
	1. 호흡 및 심장정지	1. 병원 구급차 또는 헬기, 구급차, 응급구조사	1. 긴급
	2. 출혈, 구토, 호흡곤란	2. 구급차, 응급구조사	2. 긴급
	3. 경미한 알레르기반응	3. 구급차	3. 긴급

(12) 복통

<table>
<tr><td>핵심 질문</td><td colspan="3">1. 의식이 없는가?
2. 쇼크 징후가 있는가?
3. 호흡이 없는가?
4. 심장 박동이 있는가?
5. 오심, 구토가 있는가?
6. 가슴, 턱 또는 팔의 통증이 있는가?</td></tr>
<tr><td>현장 도착 전 응급 처치</td><td colspan="3">1. 발과 다리를 지면에서 15 ~ 30cm정도 높게 위치시킨다.
2. 발과 다리를 지면에서 15 ~ 30cm 정도 높게 위치시킨다.
3. 필요시 심폐소생술을 실시한다.
4. 필요시 심폐소생술을 실시한다.
5. 환자를 옆으로 눕힌다.</td></tr>
<tr><td rowspan="2">구급 출동</td><td>환자상태</td><td>출동차량 및 구급대원</td><td>출동상황</td></tr>
<tr><td>1. 호흡정지 또는 심기능 장애
2. 호흡곤란
3. 오직 복통만 있음</td><td>1. 병원 구급차 또는 헬기, 응급구조사, 구급차
2. 응급구조사, 구급차
3. 구급차</td><td>1. 긴급
2. 긴급
3. 보통</td></tr>
</table>

(13) 심정지 및 호흡정지

<table>
<tr><td>핵심 질문</td><td colspan="3">1. 질식이 확실한가?
2. 호흡하고 있는가?
3. 맥박이 뛰고 있는가?</td></tr>
<tr><td>현장 도착 전 응급 처치</td><td colspan="3">1. 호흡이 없다면 머리를 뒤로 젖히고 기도확보 후 인공호흡을 실시한다.
2. 맥박이 없으면 심폐소생술을 실시한다.
- 보호자가 당황하지 않도록 안정시키고 반복하여 차분하게 심폐소생술을 시행하도록 한다.</td></tr>
<tr><td rowspan="2">구급 출동</td><td>환자상태</td><td>출동차량 및 구급대원</td><td>출동상황</td></tr>
<tr><td>1. 심장정지 및 호흡정지</td><td>1. 병원 구급차 또는 헬기, 응급구조사, 구급차</td><td>1. 긴급</td></tr>
</table>

(14) 안구손상

<table>
<tr><td>핵심 질문</td><td colspan="3">1. 이물질이 박혀있는가?
2. 눈에 손상이 있는가?</td></tr>
<tr><td>현장 도착 전 응급 처치</td><td colspan="3">1. 박힌 이물질은 제거하지 말고 그대로 둔다.
2. 눕힌 다음 안정시킨다.</td></tr>
<tr><td rowspan="2">구급 출동</td><td>환자상태</td><td>출동차량 및 구급대원</td><td>출동상황</td></tr>
<tr><td>1. 심각한 안구손상
2. 기타</td><td>1. 구급차, 응급구조사
2. 구급차</td><td>1. 긴급
2. 보통</td></tr>
</table>

(15) 알레르기 반응

<table>
<tr><td>핵심 질문</td><td colspan="3">1. 호흡곤란 또는 연하곤란이 있는가?
2. 오심, 구토 및 침 흘림이 있는가?
3. 쇼크증상(창백하고 차가운 피부 및 식은땀)이 있는가?</td></tr>
<tr><td>현장 도착 전 응급 처치</td><td colspan="3">1. 기도를 확보하기 위하여 머리를 뒤로 젖히고 호흡이 멈추면 심폐소생술을 한다.
2. 환자를 옆으로 눕힌다.
3. 다리와 발을 지면으로부터 15 ~ 30cm 높게 위치시킨다.</td></tr>
<tr><td rowspan="2">구급 출동</td><td>환자상태</td><td>출동차량 및 구급대원</td><td>출동상황</td></tr>
<tr><td>1. 호흡정지 또는 심기능 장애
2. 호흡곤란
3. 두드러기, 가려움증, 피부발진</td><td>1. 병원 구급차 또는 헬기, 응급구조사, 구급차
2. 응급구조사, 구급차
3. 구급차</td><td>1. 긴급
2. 긴급
3. 보통</td></tr>
</table>

(16) 약물남용

<table>
<tr><td>핵심 질문</td><td colspan="3">1. 호흡이 있는가?
2. 오심, 구토를 하는가?
3. 발작을 보이는가?</td></tr>
<tr><td>현장 도착 전 응급 처치</td><td colspan="3">1. 호흡이 없으면 머리를 뒤로 젖혀 기도를 확보하고 심폐소생술을 시작한다.
2. 환자를 옆으로 눕힌다.
3. 주위의 위험한 물체를 제거하고 발작이 멈추면 기도상태와 호흡을 확인한다.
- 경찰서에 연락한다.</td></tr>
<tr><td rowspan="2">구급 출동</td><td>환자상태</td><td>출동차량 및 구급대원</td><td>출동상황</td></tr>
<tr><td>1. 무의식, 심폐기능장애
2. 난폭하고 위험한 행동
3. 의식. 호흡(통제 가능한 환자의 행동)</td><td>1. 병원 구급차, 응급구조사, 구급차
2. 경찰, 구급차, 응급구조사
3. 구급차</td><td>1. 긴급
2. 긴급
3. 보통</td></tr>
</table>

(17) 열손상과 한냉손상

<table>
<tr><td>핵심 질문</td><td colspan="3">1. 열에 노출되어 환자가 의식을 잃었는가?
2. 피부가 뜨겁고 건조한가?
3. 피부가 차갑고 축축한가?
4. 한냉에 노출되었는가?
5. 오심, 구토를 하는가?
6. 호흡 또는 맥박이 멈추었는가?</td></tr>
<tr><td>현장 도착 전 응급 처치</td><td colspan="3">1. 뜨거운 곳을 피하고 에어콘, 선풍기, 찬물 등을 사용하여 체온을 떨어뜨린다.
2. 열을 피하고 체온을 떨어뜨린다.
- 의식이 있으면 물을 마시게 한다.
3. 냉기를 피하고 젖은 옷을 벗긴 후 건조한 모포로 감싼다.
4. 옆으로 눕힌다.
5. 심폐소생술을 시작한다.</td></tr>
<tr><td rowspan="2">구급 출동</td><td>환자상태</td><td>출동차량 및 구급대원</td><td>출동상황</td></tr>
<tr><td>1. 무의식, 심폐기능장애
2. 기타</td><td>1. 병원 구급차, 응급구조사, 구급차
2. 구급차</td><td>1. 긴급
2. 보통</td></tr>
</table>

(18) 요통

<table>
<tr><td>핵심 질문</td><td colspan="3">1. 외상이 있는가?
2. 비외상인가?
3. 쇼크증상이 있는가?
4. 가슴, 복부, 턱, 팔 등에 통증이 있는가?</td></tr>
<tr><td>현장 도착 전 응급 처치</td><td colspan="3">1. 환자를 움직이지 않는다.
2. 환자가 편한 자세를 취하도록 한다.
3. 다리와 발을 지면에서 15 ~ 30cm높게 위치시킨다.</td></tr>
<tr><td rowspan="5">구급 출동</td><td>환자상태</td><td>출동차량 및 구급대원</td><td>출동상황</td></tr>
<tr><td>1. 외상*</td><td>1. 구급차 또는 구조대, 응급구조사</td><td>1. 긴급</td></tr>
<tr><td>2. 요통, 혼수</td><td>2. 구급차, 응급구조사</td><td>2. 긴급</td></tr>
<tr><td>3. 비 외상</td><td>3. 구급차</td><td>3. 보통</td></tr>
<tr><td colspan="3">* 최소한 1 ~ 2시간내의 사고에 의한 외상이어야 한다.</td></tr>
</table>

(19) 외상

<table>
<tr><td>핵심 질문</td><td colspan="3">1. 외상부위는 어디인가?
2. 출혈이 심한가?
3. 골절이 의심되는가?</td></tr>
<tr><td>현장 도착 전 응급 처치</td><td colspan="3">1. 환자상태를 추측하고 구급대를 출동시킨다.
2. 통제되지 않는다면 출혈부위를 직접 압박한다.
3. 환자를 이동시키거나 부목을 사용하지 않는다.
- 머리와 목은 고정시킨다.</td></tr>
<tr><td rowspan="4">구급 출동</td><td>환자상태</td><td>출동차량 및 구급대원</td><td>출동상황</td></tr>
<tr><td>1. 위험</td><td>1. 응급구조사, 구급차</td><td>1. 긴급</td></tr>
<tr><td>2. 위험 가능성 있음</td><td>2. 구급차</td><td>2. 긴급</td></tr>
<tr><td>3. 위험하지 않음</td><td>3. 구급차</td><td>3. 보통</td></tr>
</table>

(20) 의식불명

<table>
<tr><td>핵심 질문</td><td colspan="3">1. 무의식상태가 얼마나 지속되었는가?
2. 호흡이 곤란한가?
3. 쇼크증상을 보이는가?
4. 오심이나 구토를 하는가?</td></tr>
<tr><td>현장 도착 전 응급 처치</td><td colspan="3">1. 베개를 놓지 말고 평평한 곳에 눕힌다.
2. 머리를 뒤로 젖히고 호흡이 없으면 심폐소생술을 실시한다.
3. 다리와 발을 지면으로부터 15 ~ 30cm 높인다.
4. 환자를 옆으로 눕힌다.
5. 외상환자인 경우 척추를 고정하면서 옆으로 눕힌다.</td></tr>
<tr><td rowspan="4">구급 출동</td><td>환자상태</td><td>출동차량 및 구급대원</td><td>출동상황</td></tr>
<tr><td>1. 무의식 및 호흡장애</td><td>1. 병원 구급차, 응급구조사, 구급차</td><td>1. 긴급</td></tr>
<tr><td>2. 무의식 및 호흡가능</td><td>2. 구급차, 응급구조사</td><td>2. 긴급</td></tr>
<tr><td>3. 의식 및 호흡가능</td><td>3. 응급구조사, 구급차</td><td>3. 보통</td></tr>
</table>

(21) 정신과적 이상행동

<table>
<tr><td>핵심 질문</td><td colspan="3">1. 이상행동을 보이는가?
2. 환자가 난폭해 졌는가?
3. 환자가 흉기를 가지고 있는가?
4. 자살우려가 있는가?</td></tr>
<tr><td>현장 도착 전 응급 처치</td><td colspan="3">1. 두부손상, 약물중독, 알코올중독 및 다른 질병이 있는지 확인해 본다.
2. 신고자 자신 및 환자의 안전에 유의한다.
- 환자에게 등을 보이지 말고 환자를 혼자 두지 않는다.
- 환자의 행동을 억압하지 않는다.
3. 현장에서 피한다.
4. 신고자에게 전화를 끊지 않도록 한다.</td></tr>
<tr><td rowspan="3">구급 출동</td><td>환자상태</td><td>출동차량 및 구급대원</td><td>출동상황</td></tr>
<tr><td>1. 난폭 또는 자살기도</td><td>1. 경찰, 응급구조사, 구급차</td><td>1. 긴급</td></tr>
<tr><td>2. 기타 행동</td><td>2. 구급차</td><td>2. 긴급</td></tr>
</table>

(22) 익수 및 다이빙

핵심 질문	1. 수중에서 구조했는가? 2. 호흡이 있는가? 3. 오심, 구토를 하는가? 4. 스쿠버다이빙 후인가?		
현장 도착 전 응급 처치	1. 다이빙의 경우 경부를 고정한다. 2. 호흡이 있으면 환자를 옆으로 눕히고, 호흡이 없으면 심폐소생술을 시작한다. 3. 머리를 다리보다 낮게 하고 왼쪽으로 눕힌다. - 감압장비가 있는 병원으로 이송한다.		
구급 출동	환자상태	출동차량 및 구급대원	출동상황
	1. 의식 및 호흡 없음	1. 병원 구급차 또는 헬기, 응급구조사, 구급차	1. 긴급
	2. 의식 및 호흡 있음	2. 응급구조사, 구급차	2. 보통

(23) 임신 및 출산

핵심 질문	1. 임산부가 배변을 느끼는가? 2. 진통과 함께 아랫배에 힘이 주어지는가? 3. 과도한 질 출혈이 있는가? 4. 발작증상이 있는가? 5. 출산이 끝났는가?		
현장 도착 전 응급 처치	1. 화장실에 가지 않도록 한다. 2. 임산부를 똑바로 눕히고 무릎을 세운다. 3. 다리와 발을 높여준다. 4. 임산부를 왼쪽으로 눕히고 머리를 뒤로 젖혀 기도를 유지한다. 5. 신생아의 코와 입을 깨끗이 한다. - 깨끗한 수건으로 신생아의 몸을 닦고 모포로 전체를 감싸 따뜻하게 해준다.		
구급 출동	환자상태	출동차량 및 구급대원	출동상황
	1. 임신 7개월 이후 하혈	1. 응급구조사, 구급차	1. 긴급
	2. 통증 2분 이내 간격 (첫번째 임신) 5분 이내 간격 (두번째 임신)	2. 응급구조사, 구급차	2. 긴급
	3. 해산 또는 산후	3. 구급차	3. 긴급
	4. 기타 상태	4. 구급차	4. 보통

(24) 자살

<table>
<tr><td>핵심 질문</td><td colspan="3">1. 왜 자살을 생각하셨습니까?
- 가정이나 개인적인 문제, 지병 등
2. 정말 실행할 것입니까?
- 계획기간, 실행장소, 실행시간 및 실행방법 등
3. 어떤 약이나 술을 마셨습니까?
- 약의 종류, 음주량 등</td></tr>
<tr><td>현장 도착 전 응급 처치</td><td colspan="3">의료정보 참고</td></tr>
<tr><td rowspan="2">구급 출동</td><td>환자상태</td><td>출동차량 및 구급대원</td><td>출동상황</td></tr>
<tr><td>1. 자살 시도 중</td><td>1. 응급구조사, 구급차, 필요시 구조대 또는 경찰을 출동시킨다.</td><td>1. 긴급</td></tr>
</table>

(25) CO중독/ 흡입

<table>
<tr><td>핵심 질문</td><td colspan="3">1. 환자의 의식, 호흡, 맥박 및 구토 여부는 어떠한가?</td></tr>
<tr><td>현장 도착 전 응급 처치</td><td colspan="3">1. 먼저 환자 주변의 유해환경을 제거 하고 필요시 기도확보, 심폐소생술 실시.</td></tr>
<tr><td rowspan="3">구급 출동</td><td>환자상태</td><td>출동차량 및 구급대원</td><td>출동상황</td></tr>
<tr><td>1. CO(일산화탄소)중독</td><td>1. 병원 구급차, 응급구조사 구급차</td><td>1. 긴급</td></tr>
<tr><td>2. 흡입(화학약품 또는 연기)</td><td>2. 병원 구급차, 응급구조사 구급차</td><td>2. 긴급</td></tr>
</table>

(26) 질식

<table>
<tr><td>핵심 질문</td><td colspan="3">1. 환자가 말을 할 수 있는가?
2. 환자가 말을 할 수 있고, 호흡이 가능한가?</td></tr>
<tr><td>현장 도착 전 응급 처치</td><td colspan="3">1. 말을 할 수 있으면 안정시키고 말을 할 수 없다면 기도유지
2. 아무 처치도 하지 않고 안정시킨다.</td></tr>
<tr><td rowspan="2">구급 출동</td><td>환자상태</td><td>출동차량 및 구급대원</td><td>출동상황</td></tr>
<tr><td>1. 무의식상태의 질식</td><td>1. 병원 구급차, 응급구조사 구급차</td><td>1. 긴급</td></tr>
</table>

(27) 출혈

<table>
<tr><td>핵심 질문</td><td colspan="3">1. 출혈이 심한가?
2. 쇼크증상을 보이는가?
3. 신체의 일부분이 절단되었는가?
4. 신체에 이물질이 박혀 있는가?
5. 오심, 구토를 하는가?
6. 질출혈이 있는가?</td></tr>
<tr><td>현장 도착 전 응급 처치</td><td colspan="3">1. 출혈부위를 계속해서 손으로 압박한다.
2. 다리와 발을 지면에서 15 ~ 30cm 높게 위치시킨다.(호흡이 나빠지면 일으켜 앉힌다.)
3. 절단된 부분을 찾는다.
4. 제거하지 않는다.
5. 옆으로 눕힌다.
6. 다리와 발을 높여주고 호흡이 나빠지면 일으켜 앉힌다.</td></tr>
<tr><td rowspan="2">구급 출동</td><td>환자상태</td><td>출동차량 및 구급대원</td><td>출동상황</td></tr>
<tr><td>1. 토혈, 직장출혈, 구토, 임신말기 등
2. 신체의 찰과상
3. 얼굴부위의 외상 (기도확보가 어려우면 위험)</td><td>1. 응급구조사, 구급차
2. 구급차
3. 구급차</td><td>1. 긴급
2. 보통
3. 보통</td></tr>
</table>

(28) 특이증상 없는 질환

<table>
<tr><td rowspan="1">핵심 질문</td><td colspan="3">1. 호흡이 곤란한가?
2. 의식이 있는가?
3. 통증부위는 어디인가?
4. 병력이 있는가?</td></tr>
<tr><td>현장 도착 전 응급 처치</td><td colspan="3">관련내용 참고</td></tr>
<tr><td rowspan="3">구급 출동</td><td>환자상태</td><td>출동차량 및 구급대원</td><td>출동상황</td></tr>
<tr><td>1. 특이증상 보임. (두통, 혼수 등)</td><td>1. 관련내용 참고</td><td>1. 긴급</td></tr>
<tr><td>2. 특이증상 없이 고통만 호소함.</td><td>2. 구급차</td><td>2. 긴급</td></tr>
</table>

(29) 폭행 및 학대

<table>
<tr><td>핵심 질문</td><td colspan="3">1. 의식이 있는가?
2. 출혈이 심한가?
3. 호흡이 불안정한가?
4. 성폭행이 의심되는가?
5. 소아학대, 노인학대 및 신체위해의 흔적이 있는가?
6. 가해자가 현장에 있는가?</td></tr>
<tr><td>현장 도착 전 응급 처치</td><td colspan="3">1. 환자를 안정시킨다.
2. 지혈을 한다.
3. 머리를 뒤로 젖힌다. 호흡이 멈추면 심폐소생술을 실시한다.
4. 피해자가 목욕, 소변, 세척 등을 하지 않도록 지시한다.
5. 증거를 보존한다.
- 현장의 물건 및 사용된 무기를 옮기거나 건드리지 않도록 한다.
6. 피해자를 안정시키고 안전이 확인될 때 현장을 떠나도록 한다.</td></tr>
<tr><td rowspan="4">구급 출동</td><td>환자상태</td><td>출동차량 및 구급대원</td><td>출동상황</td></tr>
<tr><td>1. 심각한 상처 또는 정서 불안</td><td>1. 응급구조사, 구급차</td><td>1. 긴급</td></tr>
<tr><td>2. 성폭행</td><td>2. 구급차, 경찰</td><td>2. 보통</td></tr>
<tr><td>3. 가벼운 상처</td><td>3. 구급차</td><td>3. 보통</td></tr>
</table>

(30) 호흡곤란

<table>
<tr><td>핵심 질문</td><td colspan="3">1. 질식했는가?
2. 가슴, 복부, 턱, 팔 등에 통증이 있는가?
3. 환자의 자세는 어떠한가?
4. 환자가 소아인가?
5. 손과 입이 마비되거나 저려오는가?</td></tr>
<tr><td>현장 도착 전 응급 처치</td><td colspan="3">1. 질식을 확인한다.
2. 흉통을 확인하고 처치하고 참고한다.
3. 두 다리를 서로 기대고 일으켜 앉힌다.
4. 입안을 드려다 보거나 어떤 것도 입에 넣지 않는다.
5. 숨을 크게 천천히 쉬도록 하며 환자를 안정시킨다.</td></tr>
<tr><td rowspan="4">구급 출동</td><td>환자상태</td><td>출동차량 및 구급대원</td><td>출동상황</td></tr>
<tr><td>1. 호흡정지</td><td>1. 병원 구급차 또는 헬기, 응급구조사, 구급차</td><td>1. 긴급</td></tr>
<tr><td>2. 과호흡(호흡항진)</td><td>2. 응급구조사, 구급차</td><td>2. 긴급</td></tr>
<tr><td>3. 일상적인 호흡곤란</td><td>3. 응급구조사 또는 구급차</td><td>3. 긴급</td></tr>
</table>

(31) 화상

<table>
<tr><td>핵심 질문</td><td colspan="3">1. 신체부위에 연소할 수 있는 물질이 있는가?
2. 호흡곤란이 있는가?
3. 열 및 화학약품에 의한 화상인가?
4. 방사능에 노출되었는가?</td></tr>
<tr><td>현장 도착 전 응급 처치</td><td colspan="3">1. 담요, 코트 등으로 덮은 후 찬물로 식힌다.
2. 머리를 뒤로 젖혀 기도를 확보하고 호흡이 없으면 심폐소생술을 실시한다.
3. 먼저 화학약품을 제거하고 찬물로 세척한다.
4. 전기화상의 경우 환자를 전원으로부터 분리한다.
5. 구급대 및 구조대가 도착할 때까지 기다린다.</td></tr>
<tr><td rowspan="3">구급 출동</td><td>환자상태</td><td>출동차량 및 구급대원</td><td>출동상황</td></tr>
<tr><td>1. 화상부위가 신체의 10% 초과 또는 전기에 의한 화상</td><td>1. 응급구조사, 구급차, 전력회사(필요시)</td><td>1. 긴급</td></tr>
<tr><td>2. 국소화상</td><td>2. 구급차</td><td>2. 보통</td></tr>
</table>

4. 접수입력

(1) 해당 접수상황에 따라 업무사항을 기록한다.

1) 기본사항 : 환자와 관련된 기본사항을 기록한다. 연락처, 성별, 나이, 위치, 지역, 가족사항, 주변사항 등 기록

2) 의료관련 사항 : 응급환자의 상태와 주변 환경, 응급처치 내용을 기록한다. 환자상태, 병력, 사고 원인 등

(2) 응급환자와 보호자에게 제공한 응급처치 및 의료정보 등의 지시한 내용을 기록한다.

(3) 녹취통신 : 환자 접수에 대한 모든 상담전화 및 무선 통신한 내용을 녹취저장하고 관련된 모든 자료를 기록 관리한다.

CHAPTER

04

통신과 정보

Communication and Information : C & I

① 정보통신 일반

1. 개요

통신이란 사전적 의미로는 '우편이나 전신, 전화 등으로 정보나 의사(意思)를 전달하는 것'으로 어떠한 거리를 사이에 두고 자기가 전하고자 하는 의사를 상대방에게 전하거나 또는 상대방으로부터 전달받아 상호간의 의사를 소통하는 것을 말한다.

오늘날과 같은 전기통신이 발명되기 이전의 통신은 봉화나 파발마 또는 사람에 의한 편지의 전달 등과 같은 인류 상호간 또는 지역과 지역간에 직접 의사를 전달하는 방식이었다.

그러나 사회가 발전되고 인류의 문화가 발달됨에 따라 경제, 교육, 국방, 산업 등 사회 전반에 걸쳐서 보다 편리한 통신수단을 필요로 하게 되었고, 이에 따라 통신수단도 오늘날과 같은 전기적인 방식인 전기통신으로 변천하여 국내뿐 아니라 국제적으로 활용되고 있다.

세계적으로 최초로 전파통신을 가능하게 한 것은 1895년 이탈리아의 전기공학자인 마르코니(G. Marconi)가 연직 안테나를 사용하여 '무선전신'실험에 성공함으로써 1887년 헤르츠에 의해 입증된 맥스웰의 전자파 이론(1864년)이 전파통신에 실제로 성공적으로 적용되면서 부터이다.

마르코니는 실험에 성공한 후 곧 영국으로 건너가 특허를 얻고 1899년 영·불 해협간 전파에 의한 모르스 부호 송출에 성공, 1901년에는 대서양을 횡단하는 무선통신에 성공하게 되었다. 즉 신호를 보내는 것, 사람의 말이 통하는 것, 어떤 거리를 두고 송신자와 수신자가 전송내용을 통신매체를 통해 상호간 의사소통 하는 것이 바로 통신이다.

한편, '무선전화'는 페센텐이 1903년 40km 구간 통신에 성공한 후, 1906년에는 대서양 횡단 통신에도 성공함으로써 전파에 의한 통신의 이용이 급격한 발전을 거듭하게 되었다.

1900년 초까지 무선통신은 주로 해상통신과 군사용 통신에 많이 이용되었으며, 1차 세계대전을 전후해서 전파통신기술은 급격한 진전을 보았고, 20세기 초까지 중파대 이하에서 장거리 통신이 이용되다가 전쟁 후에는 단파통신의 이용을 발견하게 되면서 단파가 장거리 통신에 주로 이용되었다.

1920년대 이후 전자기술이 점점 발전하면서 단파대의 이용이 활발하게 진행되어 1931년 프랑스의 끄라빌이 M/W파의 효시인 Micro Ray파를 이용한 영·불 해협간의 구면 구경안테나의 실험에 성공하였고, 그 후 1940년대 중반 2차 세계대전이 끝날 무렵 M/W대까지 전파이용 기술이 확장되었다.

1946년 미국의 모펜슨이 달에 M/W를 반사시켜 수신에 성공함으로써 우주 공간에 전파반사 물체를 구축하여 통신을 하게 된다면 단파통신의 단점을 능가하는 우수한 통신망을 구축할 수 있다는 것을 알았으며, 드디어 1963년 SYNCOM 2호를 발사하여 최초의 지구 정지궤도 위성으로 동경올림픽을 전세계에 TV중계하는데 성공한 이후 EARLY-BIRD를 시작으로 상용 위성시대가 도래하게 되었다.

한편, 우리나라에서는 1910년 9월 5일 대한제국 정부에서 인천 월미도 무선전신소와 정부의 재무를 총괄하던 탁지부 소속의 항로표지 시찰 및 세관감시선인 광제호에 무선전신시설을 장치하여 개통한 것이 그 효시였다.

라디오 방송은 1926년 11월에 경성방송국이 설립되어 1927년 2월 16일 호출부호 JODK, 주파수 690Khz로 서울에서 개시하였고, 우리나라 흑백 TV방송은 1956년 6월1

일 RCA한국대리점인 KORCAD가 호출부호 HLKI, 채널 9로 방송을 개시함으로써 본격적으로 시작되었다.

우리나라가 전파통신의 국제기구인 ITU(International Telecommunication Union)에 가입한 것은 1950년 5월 26일 ITU에 제출한 가입신청이 그 해 10월 각 회원국의 표결에서 가결됨으로써 승인되었다. 그러나 6.25사변으로 가입절차가 지연되었다가 1952년 1월 31일 가입서가 ITU사무총국에 제출됨으로써 공식적으로 가입되었다.

이 후 우리나라는 ITU회원국으로서의 의무를 착실하게 이행하여 왔으며, 1979년에는 ITU의 기금원조를 위하여 미화 1만$를 기부함으로써 수혜국에서 원조국으로 그 지위가 격상되었다.

또한 1989년에는 프랑스의 니스(Nice)에서 개최되었던 ITU전권위원회에서 ITU이사회의 이사국으로 선출되었다.

요즘은 인간과 통신은 별도로 생각할 수가 없다. 우리가 살고 있는 현실에서 통신을 떠나서 살 수 없다. 인터넷, 핸드폰, 이메일, 신문, DMB, 영화, 게임, 스마트폰, 진료와 치료 등 어찌 보면 모든 것이 통신이라고 할 수 있다.

20세기에 출현한 반도체와 통신기술이 산업과 사회를 가장 크게 변화시킨 새로운 혁명, 즉 정보혁명이라고 볼 수 있다. 즉, '0'과 '1'이라는 2진법이 컴퓨터와 접목되면서 인간이 상상할 수 없을 정도로 인간 사회를 변화시키고 있다.

더욱이 국민의 생명과 재산을 보호하는 구조, 구급, 의료분야에서도 이제 원격진단, 원격검침, PACS, EMS 등 재난구조부터 치료까지 정보와 통신으로 이루어지며 앞으로 유비쿼터스 시대로 내달리고 있다. 즉 인간은 통신을 떠나서 살 수가 없으며 인간과 통신이 공존하며 살아가고 있다.

2. 주요 통신용어

전파관련 주요 통신 용어는 전파법상의 용어, 통신기술상의 용어, 통신운용상의 용어 등 다양하며 이 중 주요 용어들은 다음과 같다.

(1) 전파(電波)

국제전기통신연합 전파규칙에 의하면 인공적인 유도 없이 공간에 퍼져 나가는

3,000GHz 이하의 주파수의 전자파라 정의하며, 우리나라도 국제규정을 따르고 있다.

(2) 무선전신

전파를 이용하여 부호를 보내거나 받는 통신방식

(3) 무선전화

전파를 이용하여 음성 또는 음향을 보내거나 받는 통신방식

(4) 무선통신

전파를 이용하여 모든 종류의 기호, 신호, 문언, 영상 또는 음향 등의 정보를 송신하거나 수신하는 통신방식

(5) 통신센터

송신기와 수신기를 갖추고 고정된 무선장치를 이용하여 각종 정보를 전달하고 수신하는 장소

(6) 반송파(carrier)

송신이나 수신을 목적으로 하여 전달되는 음성이나 다른 사항 이외에 무선장비에 의하여 발생하는 무선파형

(7) 주파수(Frequency)

통신 파장에서 초당 반복되는 cycle로 기본단위는 Hertz(Hz)이며, 1Khz=1,000Hz, 1MHz=1,000,000Hz이고, 1GHz=1,000,000,000Hz이다.

(8) 채널(channel)

음성이나 기타의 정보전달을 위해 임의로 지정된 주파수

(9) 장파(Low Frequency)

30Khz 초과 300Khz까지의 무선통신 파장

(10) 중파(Medium Frequency)

300Khz 초과 3,000Khz까지의 무선통신 파장

(11) 단파(High Frequency)

3MHz 초과 30MHz까지의 무선통신 파장

(12) 초단파(Very High Frequency)

30MHz 초과 300MHz까지의 무선통신 파장으로 고주파수대(high band)와 저주파수대(low band)로 나뉜다.

(13) 극초단파(Ultra High Frequency)

300MHz 초과 3,000MHz까지의 무선통신 파장

(14) 유효 도달범위(Coverage)

신뢰할 수 있는 무선통신이 가능한 지리적 범위를 말하며, 일반적으로 90/90표준에 기초하는데 90% 회수에 90%정도의 신뢰도를 나타낸다. 유효 도달범위는 보통 통신장비로부터 몇 km 안의 반경으로 표시한다.

(15) 간섭(Interference)

특정 무선통신 주파수에 원하지 않는 무선신호가 혼합되는 경우로 무선 송신기나 전자기 방사와 같은 원인에 의해 생길 수 있다.

(16) 단향통신방식

통신의 상대방에 대하여 송신만 행해지는 방식

(17) 단신방식(simplex)

양쪽방향으로 무선송신은 가능하지만 동시에 송·수신을 할 수는 없는 통신방식으로, 한쪽이 송신을 하면 상대방은 수신을 하는데 단일 주파수는 이러한 단신방식으로 통신하게 된다.

(18) 반복신통신(duplex)

쌍방향으로 동시에 자료 전송을 허용하는 통신방식으로 별도의 선 또는 다중화한 하나의 선으로 송수신을 행할 수 있다.

(19) 다중 통신방식(multiplex)

하나의 전송로(傳送路)에서 몇 개 회선(回線)의 신호를 전송하고 둘 이상의 다른 형태의 정보를 동시적으로 송수신할 수 있는 통신전송 방식을 말한다.

(20) 지정전화(dedicate line)

특별한 전화(통신)회로로서 2지점간의 통신에 사용되는데 통신장치의 원격조정이나 응급구조사 비상대기실의 호출용 등으로 활용된다.

(21) 도로 이동통신(Land mobile service)

지상에서의 고정 통신장치와 이동 통신장치간 또는 2개의 이동통신 간에 이용되는 통신 시설

(22) 이동통신 중계소(mobile relay station)

이동 통신기나 휴대용 통신기의 자동적인 재송신을 위해서 설치되는 고정된 통신장치

(23) 텔레비전

전파를 이용하여 정지 또는 이동하는 사물의 순간적 영상을 송신하거나 수신하는 것

1) 텔레비전 음향다중방송

음성신호 채널을 2개로 하여 방송하는 방식의 텔레비전 방송

2) 텔레비전 문자다중방송

텔레비전 방송의 전파에 문자 또는 도형 등을 중첩하여 보내는 방송

(24) 멀티미디어

문자, 음성, 음향, 그래픽, 사진, 애니메이션, 영상 등의 다양한 형태의 정보가 통합되어 생성, 전달, 처리되도록 하는 시스템 및 서비스

(25) 개인 휴대통신(PCS : Personal Communication Service)

언제 어디서나 누구와도 음성뿐 아니라 문자 등의 데이터와 영상정보를 주고받을 수 있는 이동전화

(26) 미래 공중육상이동통신 시스템 (FPLMTS : Future Public Land Mobile Telecommunication System)

하나의 단말기로 초고속정보통신망 및 위성통신과 연계하여 음성 및 데이터, 영상 등 각종 통신서비스를 제공함은 물론 국가 간에도 이동통신서비스를 제공할 수 있는 차세대 이동전화시스템

(27) TRS (Trunked Radio Service)

특정 주파수를 전용하던 종래의 무선통신 방식과는 달리 중계소에 할당된 소수의 주파수를 다수의 이용자가 공동으로 사용하는 방식으로 즉 주파수의 활용도를 극대화한 것이 특징이며 개별통신, 그룹통신, 일괄통신이 가능하여 각국 재난통신망에 활용된다.

3. 전파의 구분 및 전달방식

(1) 주파수대에 의한 전파의 구분

전파통신에서 사용되고 있는 전파는 주파수에 따라 장파(LF), 중파 (MF), 단파(HF),

초단파(VHF), 극초단파(UHF) 등으로 구분한다. 그러나 이들은 각각 전파의 전달특성 및 통신방식의 특성에 따라 통신 운용상의 장점과 단점이 있으며, 아울러 통신보안상의 문제점도 수반되고 있다고 볼 수 있다.

1) 장파(LF : Low Frequency)

30 ~ 300Khz 주파수대의 전파이며 주파수가 낮으므로 주로 지표파에 의해서 전파되며, 파장이 클수록 지표면에서의 감쇠가 적어 주야, 계절 등의 변화가 없기 때문에 원거리 통신에 적합하다. 그러나 원거리에 전파가 도달할 경우에는 전리층의 E층과 지표와의 사이를 반사하는 상공파에 의한 것이므로 이때는 대지와 전리층에서의 흡수작용이 나타나 일반적으로 야간에는 주간보다 멀리 도달되며 여름보다는 겨울에 강력하게 수신된다. 주로 선박, 항공기 항행용 표지통신 등 원거리 통신에 이용된다.

2) 중파(MF : Medium Frequency)

300 ~ 3,000Khz 주파수대의 전파로 전달방식에 있어 지표파는 장파대보다 흡수에 의한 감쇠가 심하여 수 100km정도까지 퍼지고, 그 이상에서는 전파가 약해진다. 특히 해변이나 수면상에서는 잘 전파되지만 사막 등에서는 흡수가 더욱 심하다. 따라서 지표파에 의한 중거리 통신으로서 국내 근거리 중파방송이나 중거리 선박간의 통신에 이용된다.

3) 단파(HF : High Frequency)

3 ~ 30MHz 주파수대의 전파로 파장이 짧은 만큼 지표파의 흡수작용이 커 지표파는 수 10km의 근거리 밖에 퍼지지 못하고 감쇠된다.

따라서 단파의 전달은 전리층과 대지면의 반사를 이용한 전리층파의 형태가 주로 이용된다. 또한, 단파의 전리층파는 파장이 짧으므로 E층을 통과하여 E층보다 전자밀도가 큰 F층에서 굴절되어 지상에 되돌아오며, F층과 지표면 사이를 반복하여 반사하여 멀리까지 퍼진다.

단파는 전리층 반사파를 이용하므로 전파의 세기는 전리층의 영향을 받기 쉬워 전리층의 높이, 전자밀도의 변화 등과 일변화, 계절변화, 지역변화 등에 의해 도달거리가 변한다. 장중파에 비하여 주파수대가 넓고 공전 등의 피해가 적어 적당한 주파수를 선정하면 아주 먼 거리까지 전파되므로 단파 해외방송, 아마추어무선 등에 이용된다.

4) 초단파(VHF : Very High Frequency)

30 ~ 300MHz 주파수대의 전파로 30MHz이상의 높은 주파수의 전파는 전리층을 뚫고 통과하기 때문에 전리층을 통해 전달될 수 없고, 지표파는 지표면의 흡수가 심하여 급격하게 감쇠되므로 이를 이용할 수도 없다. 따라서 초단파 이상의 주파수대는 주로 직접파가 이용되며, 가시거리내의 근거리에 전달된다. 즉 전파의 도달거리는 가시거리와 같아 공중선의 높이, 통신로상의 장애물의 영향을 받는다. 주로 TV나 FM방송, 이동통신, 항공통신, 아마추어무선 등에 이용되고 있다.

5) 극초단파(UHF : Ultra High Frequency)

300 ~ 3,000MHz 주파수대의 전파로, 전달방식은 초단파와 같으나 초단파 보다 통과력이 커서 도심의 콘크리트 빌딩 내부에서의 통신 시 유리하고 기후에 의한 간섭의 방해도 적게 받는다. 주로 UHF TV방송, 레이더, 차량전화, 기상위성 등에 이용되고 있다.

(2) 전파의 전달방식

발사된 전파는 그 파장의 크기에 따라 퍼져가는 전파(傳播)양상이 각기 다른데 이러한 전파의 전달방식(퍼짐)은 다음에서와 같이 지표파, 전리층파(또는 상공파), 직접파 및 대지반사파 등으로 구분된다.

1) 지표파

도전성(導電性)의 지표면을 따라서 퍼져 나가는 전달방식이다. 지표에서 흡수되는 전력 손실은 파장이 길수록 적으므로 멀리까지 전파된다. 지면의 종류에 따라서 흡수량이 변하여 해면이나 수면상에서 가장 잘 전달되고, 평지가 그 다음이며 산악, 시가지, 사막일수록 흡수가 많아진다. 주파수가 낮을수록 유리하며 장중파대에 이용된다. 지표파의 통달(通達)거리는 주파수의 고저 외에 대지의 유전율에 의한 영향이 크다.

2) 전리층파(상공파)

송신안테나에서 방사된 전파 가운데 상공 방향을 향하여 진행하는 전파는 지구 상부층에 있는 일정한 전리층이라고 하는 이온층에서 굴절, 반사되어 다시 지상으로 되돌아온다. 그래서 지표파가 도달하지 못하는 원거리에서도 전파가 수신되는 것은 이 전리층

반사에 의해 수신되기 때문이다. 장·중파대보다 단파대일수록 원거리까지 통신이 잘 되며, 초단파대 지상의 주파수대는 전리층을 통과해 버리므로 이 전리층파를 이용할 수 없게 된다.

따라서 단파대(HF) 통신은 주로 이 전리층파(상공파)를 이용하는데 전리층에 의한 통신은 사용하는 전파의 주파수나 전리층의 상황에 따라 크게 영향을 받는다.

3) 직접파, 대지반사파(지상파)

초단파대(VHF)이상의 통신은 직접파와 대지반사파에 의해 이루어진다. 즉 초단파대 이상에서 지표파는 빨리 감쇠되어 버리고, 상공으로 발사된 전파는 전리층을 뚫고 통과해 버리므로 지상파인 직접파와 대지반사파에 의해 가시거리 통신이 행해지게 된다.

〈참고〉

✓ 지상파 : 직접파, 대지반사파 및 지표파를 말한다. 그러나 초단파(VHF)대 이상에서는 지표파의 감쇠가 커, 직접파와 대지반사파만을 지상파라고 한다.

✓ 산란파(scatter) : 전리층이나 대류권층내에 불규칙하게 전자밀도가 강한 부분이 존재하여 전파를 굴절 반사하는 경우이다. 따라서 이러한 층이 전파통로 상에 존재할 때, 입사전파의 각도에 관계없이 산란파가 생긴다. 특히 초단파대에 이 산란파가 존재할 경우에는 가시거리 보다 먼 거리의 수신이 가능하게 된다.

(3) 전리층의 구분과 성질

지표파에 의해서 도달할 수 없는 원거리 지점에서 수신이 가능한 것은 지구 상공의 일정한 높이에 전리층이라고 하는 일정한 층이 있어서, 여기에 전파가 반사되어 지상에 도달하기 때문이다.

전리층은 태양에서 복사되는 자외선이나 중성자 혹은 미립자가 지구 상층부의 대기를 전리하여 이온화된 것이 밀집된 상태이다. 따라서 태양의 영향을 많이 받아 분포전리층 밀도가 주야, 시간, 계절에 따라서 다소 변한다. 분포하고 있는 범위는 지상 약 50km ~ 500km에 걸쳐 존재하며 D층, E층, F층 등 여러 층이 있다.

1) D층(지상 70km ~ 90km)

1년을 통하여 태양의 자외선의 영향으로 발생하며, 따라서 낮에만 존재하고 밤에는 소멸된다. 전자밀도는 E층보다 낮다.

2) E층(지상 100km)

전자밀도가 D층보다 커서 중파대를 반사시킬 수 있지만, 단파대 이상은 통과시킨다. 전자밀도는 주간이 높고 정오에 최고, 일출경에는 최저이다. 계절별로는 여름에 가장 높고, 봄, 가을, 겨울의 순으로 낮아진다.

3) F층(지상 200km ~ 400km)

낮에는 F_1, F_2층의 두 계층으로 나뉘며 밤에는 하나의 층으로 합쳐진다. 전자밀도는 E층보다 높아서 단파대 까지 반사시키나 초단파 이상은 통과해 버린다. 전자밀도는 주간이 높고, 야간이 낮으며 F_2층이 F_1층 위에 있다.

4) 스포라딕 E층(sporadic. E)

Es층이라고도 하며 E층 부근인 지상 약 100km 영역에 불규칙하게 발생하는 전자밀도가 매우 높은 전리층으로 몇 분 내지 몇 시간 동안 나타났다 없어지는 불안정한 층이다. 여름철 주간에 주로 발생하여 초단파(VHF)대 주파수의 전파까지 반사시켜 원거리 수신이 가능하게 하며, 국내의 초단파 통신에 혼신을 일으키기도 한다.

4. 전파업무와 무선국

(1) 전파업무의 분류(전파법시행령 제3조)

1) 고정업무

일정한 고정지점간의 무선통신업무를 말한다. 즉, 통신을 송신하는 국이나 그 상대방도 그 무선설비의 설치장소가 일정한 장소에 고정되어 이동하지 아니하는 양국 간에 행하여지는 업무를 말하며 육상에서 행하여지는 업무라도 해안국, 항공국, 기지국, 휴대기지국, 무선항행국, 무선방향탐지국, 무선표지육상국 등과 같이 이동체의 무선국을 통신상대방으로 하는 국은 고정업무가 아니다.

2) 방송업무

공중(公衆)이 직접 수신하도록 할 목적으로 송신하는 무선 통신업무

3) 이동업무

이동국과 육상국간, 이동국 상호간 또는 이동중계국의 중계에 의한 이들 상호간의 무선통신업무를 말한다. 육상국 상호간의 통신은 이동업무가 아니다. 이동업무를 행하는 이동국과 육상국으로 구분된다.

4) 해상이동업무

선박국과 해안국간, 선박국 상호간 또는 관계선상통신국 상호간의 무선통신업무

5) 항공이동업무

항공기국과 항공국간 또는 항공기국 상호간의 무선통신업무를 말한다. 항공국 상호간의 통신은 이에 포함되지 아니하며 항공고정국에 포함된다.

6) 육상이동업무

기지국과 육상이동국간, 육상이동국 상호간 또는 이동중계국의 중계에 의한 이들 상호간의 무선통신업무를 말한다. 기지국 상호간의 통신을 할 경우에는 일단 고정국으로서 고정업무를 행하는 것이 된다.

7) 무선조정업무

무선에 의한 원격조정을 행하는 업무

8) 비상통신업무

지진, 태풍, 홍수, 해일, 설해, 화재, 기타 비상사태가 발생하거나 발생할 우려가 있는 경우에 인명구조, 재해구호, 교통통신의 확보 또는 질서유지를 위하여 행하는 무선통신업무

9) 아마추어업무

금전상의 이익을 위하지 아니하고 개인적인 무선기술의 흥미에 의하여 행하는 자기훈련통신과 기술적 연구의 업무

10) 무선측위업무

무선측위(전파의 특성을 이용하여 위치, 속도 및 기타 사물의 특징에 관한 정보를 취급하는 것)를 위한 무선 업무

11) 우주무선통신업무

우주국·수동위성 또는 우주내에 있는 기타의 물체를 이용하여 행하는 무선업무

12) 구명업무

구명정·구명대 기타 구명설비에 설치되어 구명용으로만 이용하기 위한 무선통신업무

13) 무선방향탐지업무

무선방향탐지(무선국 또는 물체의 방향을 결정하기 위하여 전파를 수신하여 행하는 무선측위)를 위한 무선측위업무

14) 무선항행업무

무선항행(항행을 위한 무선측위로 장애물의 탐지를 포함하는 것)을 위한 무선측위업무

15) 무선표지업무

이동국에 대하여 전파를 발사하여 그 발사 위치에서의 방향 또는 방위를 그 이동국으로 하여금 결정하게 할 수 있도록 하기 위한 무선 항행 업무

이밖에도 20여종 이상의 업무로 세분되어 있으며 이외에도 정보통신부장관은 추가하거나 조정할 수 있도록 하고 있다.

(2) 무선국의 분류(전파법시행령 제4조)

1) 고정국

M/W(극초단파대 이상 주파수대)중계국 통신처럼 양쪽 통신구간이 고정되어 있어 고정업무를 행하는 무선국으로 이때 고정국은 2국이 되며 1국의 무선설비는 1개 장치에서 수십 장치가 설치될 수 있다.

예) 한국통신 M/W시스템, 방송국의 연주소와 중계소간 무선 링크시스템 등)

2) 방송국

300 ~ 3,000Khz의 중파방송, 3 ~ 30Mhz의 단파방송, 525 ~ 1,605Khz의 표준방송, 88 ~ 108Mhz의 FM 라디오방송, 54 ~ 88, 174 ~216, 470 ~ 752Mhz의 지상 TV방송 등을 행하는 무선국

3) 육상국

이동 중의 운용을 목적으로 하지 아니하는 이동업무를 행하는 무선국으로서 해안국, 기지국, 항공국, 휴대기지국 및 이동중계국에 해당하지 아니하는 무선국

4) 해안국

선박국과 통신하기 위하여 육상에 개설하고 이동하지 아니하는 무선국으로 일반해안국, 항무용해안국, 어업용해안국 등이 있다.

예) 일반해안국 : 한국통신이 VHF통신 등을 이용하여 선박국을 대상으로 서비스를 제공하는 무선국

예) 항무용해안국 : 지방항만청에서 선박관제 또는 항로의 위치 등 을 제공하는 무선국

예) 어업용해안국 : 수협에서 어선 선박국을 대상으로 시장 상황 및 기상 정보 등을 제공하는 무선국

5) 항공국

대한항공이나 아시아나항공 등 항공회사가 항공기국과 통신을 하기 위해 육상에 개설하고 이동하지 아니하는 무선국으로 관제사가 항공기와 교신하기 위한 무선국으로 전국 공항에 설치되어있다.

6) 기지국

육상이동국과의 통신 또는 이동중계국의 중계에 의한 통신을 하기 위하여 육상에 개설하고 이동하지 아니하는 무선

7) 이동국

이동 중 또는 특정하지 아니하는 지점에서 정지 중에 이동업무를 행하는 무선국으로써 선박국, 항공기국, 육상이동국, 휴대국 및 선상통신국에 해당되지 아니하는 무선국

예) 호수 및 상수원 등의 관리소와 선박간의 통신 등

8) 육상 이동국

육상(하천 기타 이에 준하는 수역을 포함)을 이동 중에 또는 특정하지 아니하는 지점에서 정지중에 육상이동업무를 행하는 무선국

9) 이동중계국

기지국, 육상 이동국, 육상국 또는 이동국 상호간 및 이들 상호간의 통신을 중계하기 위하여 육상에 개설하고 이동하지 아니하는 무선국

10) 항공기국

항공기에 개설하여 항공이동업무를 행하는 무선국으로 조종사가 공항관제사와 교신하기 위한 무선국으로 모든 항공기에 설치되어있다.

11) 비상국

비상통신 업무만을 행하는 것을 목적으로 개설하는 무선국

예) 민방공훈련 경보발령 시스템 등

12) 아마추어국

아마추어업무 또는 위성아마추어업무를 행하는 무선국

13) 간이무선국

일정지역 안에서 간단한 업무연락을 위하여 사용할 목적으로 전파 형식, 주파수 및 공중선전력 등의 기준이 규정에 적합하게 설치된 무선국

이밖에도 27여종 이상의 무선국이 더 분류되어 있으며 방송통신위원장은 이외에도 종별을 따로 정할 수 있도록 하고 있다.

2 응급의료통신망

1. 응급의료통신의 의의

응급의료통신은 응급의료서비스체계(Emergency Medical Service System)에 있어서 매우 중요한 구성요소 중의 하나이다.

응급의료서비스체계는 일정규모의 지역내에서 응급환자 발생 시 효과적이고 신속하

게 의료서비스를 제공하기 위하여 인력, 시설, 장비를 배치하는 조직체계로서 이의 근간을 이루고 있는 것은 다음과 같다.

(1) 병원전 현장응급처치(Pre-hospital care)

(2) 환자 이송체계(Transportation)

(3) 응급의료통신망(Telecommunication)

(4) 병원 응급처치(Hospital care)

(5) 전문적 집중치료(Intensive care)

이 중 응급의료통신망은 응급환자에 있어서 매우 중요한 병원으로의 이송시간 단축은 물론 정확하고 신속한 정보전달이 가능하게 하여 응급의료활동의 효율화에 크게 기여 할 수 있다.

특히 병원전 심정지 환자를 비롯한 응급 중환자의 예후에 가장 많은 영향을 미치는 요소는 발병이나 이송 후부터 최초로 응급치료를 받기까지의 시간인데 응급정보센터의 설치, 구급차의 증차 및 현대화, 응급구조사의 양성, 응급의학 전문의의 양성, 응급실의 장비 및 인력의 증강 등이 이 시간을 가장 짧게 하려는 노력이며, 응급의료체계를 구성하는 이들 여러 요소들은 제각기 각각의 분야에서 기능을 하지만 이들의 기능을 최적의 형태로 연결하고 활용하는 데 가장 중요한 요소는 무엇보다도 통신이라고 할 수 있다.

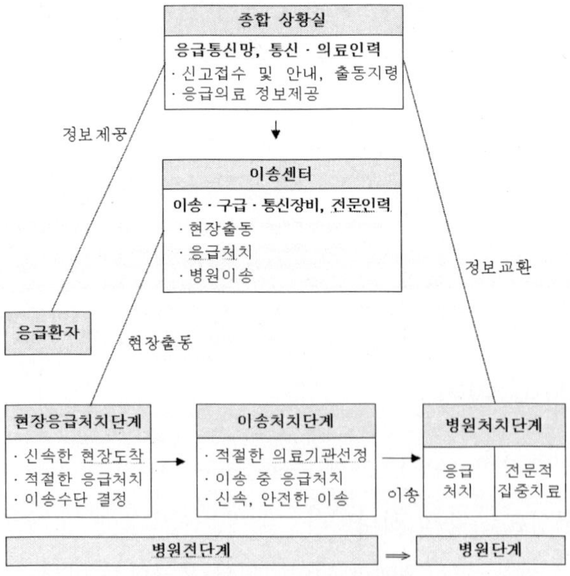

그림-4. 응급의료 체계도

따라서 유·무선에 의한 응급의료통신은 응급의료체계를 구성하는 요소들을 함께 묶어 이들 각각의 요소들이 최대한의 기능을 원활하게 수행할 수 있도록 연결하는 혈관 및 신경계의 역할을 하게 되므로 응급의료체계의 효율적인 운영에 결정적인 영향을 끼치는 중요한 요소라고 할 수 있다.

2. 응급의료통신의 기능

응급의료 활동의 전개과정을 순서대로 열거해 보면 다음과 같다.

(1) 응급환자의 발생

(2) 사건사고의 인지

(3) 신고 및 초기대응

(4) 환자의 처치와 준비

(5) 환자 이송

(6) 다음 활동의 준비 등

이와 같이 전형적인 응급의료체계 대응은 사건 사고의 발생으로부터 시작되어 누군가에 의해 상황이 인지, 신고되고 상황실에서 현장에 구급차를 보냄으로써 현장과 이송 도중에서의 응급처치가 이루어지면서 병원에 이송되어 의료진에게 인계된다.

이로써 응급의료체계의 의료활동은 종료되고 모든 인원, 장비는 다음 출동을 대비하게 된다. 응급의료통신은 응급의료체계의 모든 단계에서 다음과 같이 매우 중요한 역할을 한다.

1) 제1단계 : 현장에서의 신고

신고는 도움을 필요로 하는 곳과 응급의료체계 상황실간의 통신으로 주로 119, 1339 등의 잘 알려진 특정번호의 전화를 통하여 이루어진다.

상황실에서는 응급현장의 상황, 장소, 전화번호 등을 신속히 확인하고 상황에 가장 적합한 출동지령을 내리게 되며, 출동지령을 받고 현장에 도착할 때까지 대부분의 응급구조사 또는 응급의료관련종사자들은 통신을 통하여 현장으로 간단한 응급처치방법 등을 지시한다.

2) 제2단계 : 상황실과 현장으로 출동하는 응급의료종사자자간의 통신

출동하는 응급구조사 등 응급의료관련종사자들에 대한 상황실에서의 지령은 전화망을 통하여 이루어질 수도 있고 무선지령체계 또는 호출기, 컴퓨터 등을 통해 지령할 수도 있다.

상황실에서는 환자가 이송될 병원의 의료진에게도 이송될 환자의 상황을 전파하게 된다.

3) 제3단계 : 현장 또는 이송 도중의 응급구조사와 의료진간의 통신

현장에 도착하여 환자의 관찰과 응급처치를 시행한 응급구조사는 환자의 상태에 따라 필요한 경우, 이송하게 될 병원의 의료진에게 연락하여 환자의 상태를 알림으로써 외과적 수술 등의 준비를 할 수 있도록 한다.

이때 응급구조사는 전문의료진과 직접 통화를 할 수도 있고 Telemetry(원격 측정장치)를 통하여 환자의 심전도(Electrocardiogram, ECG)를 보낼 수도 있다.

4) 제4단계 : 환자의 병원도착 후 병원과 상황실간의 통신

환자에 대한 기록과 투약 또는 치료에 대한 반응 등에 대한 정보교환을 말하며, 상세한 기록은 환자의 영구적 의료기록의 일부가 된다.

5) 제5단계 : 구급차와 대원의 다음 출동을 위한 출동대와 상황실간의 통신

구급차량은 다음 출동 전까지 청소, 급유, 기자재 보충 등 모든 면에서 다음 출동을 위한 준비태세가 갖추어져야 하며 이를 위한 상황실과 출동대간의 통신을 말하는데, 이러한 것이 응급의료통신체계상에서 신속하고 효과적인 환자 처치의 기본적 밑받침이 되는 것이다.

위와 같은 과정에서 통신은 응급환자의 발생으로부터 응급상태의 회복에 이르는 시간을 최소한으로 단축하고 각 단계별 상황에 필요한 적절한 정보를 제공하거나 상호교환할 수 있게 해줌으로써 응급의료활동이 효율적으로 이루어질 수 있도록 도와주게 된다.

3. 효율적인 응급의료통신망 구축 및 운용요건

응급의료통신체계의 조직과 장비는 다양하지만, 주된 목적은 응급환자가 쉽게 응급의료체계에 접근할 수 있도록 하고, 응급의료체계 요원들과 공공기관 및 의료기관 등의 신속하고도 효율적인 운영 및 협조를 유도하는 것이다.

따라서 응급의료통신망의 구축이나 운용과정에는 다음과 같은 몇 가지 사항이 충분히 고려되어야 한다.

첫째, 이용하기 쉽고 일원화 된 응급환자 전용 신고전화번호가 있어야 한다. 응급의료 통신체계에 있어서 가장 중요하고도 기본적인 업무는 응급환자와 응급의료체계를 연결시키는 일이다.

응급전화는 응급의료체계로 접근하는 최초의 방법이기 때문에 누구나 암기하기 쉽고 단순한 번호라야 한다. 따라서 외국의 경우 미국은 911, 일본은 119, 영국은 999 등의 번호를 응급환자 전용 신고 전화번호로 활용하고 있으나, 우리나라에서는 소방의 119, 응급의료정보센터의 1339, 경찰의 112 등으로 다원화 되어 있어 많은 문제점을 안고 있다.

일반 시민이 응급의료체계를 효율적으로 이용할 수 있게 하기 위해서는 다음과 같은 사항들이 충족되어야 한다.

(1) 모든 사람이 쉽게 기억하고 이용할 수 있어야 한다.
(2) 신속하게 전화상담원(상황실)과 직접 통화되어야 한다.
(3) 충분한 전화회선이 확보되고, 최상의 음질을 선택할 수 있는 요원이 상주해야 한다.
(4) 신뢰할 만한 서비스를 제공하기 위하여, 전화상담원이 응답하지 못하거나 상황을 잘못 판단하거나, 신고자를 기다리게 하는 등의 상황이 발생하지 않도록 한다.

둘째, 응급의료 통신장비의 hardware는 지역의 특성, 소요경비 및 통신의 목적 등에 따라 필요한 사항이 다를 수 있으나 모든 시스템은 예비기능과 신축성이 반드시 확보되어야 한다.

셋째, 종합상황실은 갖추어야 할 기본적인 장비 외에 보다 신속한 정보수집 및 제공을 위해, 전화번호를 이용하여 발신자 위치를 자동으로 추적할 수 있는 지리정보시스템(Geographic Information System, GIS), 그리고 인공위성을 이용하여 구급차의 위치 및 상태를 추적할 수 있는 위치정보시스템(Global Positioning System, GPS), 발신자의 전화번호를 수신자에게 알려 주는 서비스로 송신자의 전화번호를 접수프로그램에 연계시켜주는 기능인 발신번호 자동인식(Automatic Numberic Identification, ANI) 시스템과 발신번호연결서비스(Caller-ID Service, CIDS) 등을 모두 갖추어야 이상적인 응급의료통신망으로서의 기능을 할 수 있다.

넷째, 구급정보센터는 통신에 대하여 잘 훈련된 요원에 의해 운용되어야 한다.

구급정보센터의 첫 번째 임무는 통신장치, 자동중계장치, 이동 통신대, 휴대용 통신기, 원격조정계기판, 전화기 등과 같은 모든 통신설비들을 통제하고 관리하는 것이다.

따라서, 통신장비의 기능, 출력과 작동의 과정은 응급의료체계간에 매우 다양하지만 모든 시설은 간결하고 정확한 정보를 전달할 수 있도록 잘 훈련된 요원에 의해서 운용되어야 효과적이다.

한편 응급구조사(EMT)는 언어통신과 서면기록과 무선통신기술을 포함하는 통신기술에 숙련되어야 한다. 환자를 정확히 치료하고 안정되게 이송하는 응급의료활동의 적절성은 응급구조사와 응급의료진간의 통신이 얼마나 원활하게 이루어지는가에 달려 있기 때문이다.

다섯째, 응급구조사와 정보센터의 응급의료 전화상담원은 통신장비의 상태를 항상 점검하고, 장비의 결함이나 고장사항을 교체하거나 수리하는 등의 조치능력이 있어야 각자의 임무를 원만하게 수행할 수 있다.

여섯째, 모든 응급구조사, 응급의료 전화상담원, 그 밖의 응급의료통신체계의 구성원들을 효과적으로 지원하기 위해서는 응급의료통신체계의 관리자들은 표준화된 무선통신 지침(Protocol)을 제정하여 활용하는 것이 바람직하다.

이러한 지침에는 의사전달에 필요한 일정한 형식, 즉 통신에 사용되는 주요한 용어에 대한 정의와 무선통신 중에 실제로 발생할 수 있는 문제점들에 대한 조치방법 등이 포함되어야 한다.

이 밖에도 효율적인 지역 응급통신시스템의 구축을 위해서는 필요한 전달수단, 통신설비의 최소화와 무선공간을 최소화할 수 있는 주파수 지정 및 장비배치, 통신정책에 대한 감사과정의 마련 등도 충분히 고려되어야 한다.

4. 응급의료통신방식의 종류 및 기능

(1) 유선통신(전용전화)

전화는 응급의료통신의 필수적인 요소로서 개인이 응급의료를 요청할 때뿐만 아니라 시스템내 또는 시스템간의 연락에 전형적인 수단으로 활용된다.

이는 구급출동대가 응급환자 보호자에게 연락할 때, 병원간 연락이 필요할 때, 무선으로는 교신하기 어려운 장거리 일 때 믿을만한 통신수단이다.

응급의료체계를 구축하는데 있어서 대중에게 가장 효과적이고 활용도가 높은 방법이 바로 전화를 이용하는 것으로 미국의 경우 25%가 전화번호 911에 의해 연결되어지는 본부로부터 서비스를 제공받고 있다.

(2) 무선통신

1906년 설립된 국제전기통신연합(International Telecommunication Union, ITU)은 전자기 파동의 혼란을 막기 위해서 주파수를 배정하도록 하고 있으며, 그 일부인 무전기도 주파수 범위를 지정하고 있다. 무선통신은 응급의료통신체계의 많은 부분을 차지한다.

국제규약에 따라 국제통신연합에서 무선주파수를 포함한 전자기파의 주파수를 관장하며, 무선주파수는 특성에 따라 밴드(band)로 구별한다.

미국의 IRAC(Interagency Radio Advisory Committee)는 군대를 포함하여 미연방정부의 원활한 무선사용에 관한 책임을 지고 있으며, 미연방통신국(Federal Communication Commission, FCC)은 민간분야의 무선주파수의 사용을 조정한다.

미국의 경우, 의학적인 응급상황에서 공공안전 주파수로 VHF와 UHF로 배분하였으며, 응급의료통신체계에서의 무선은 VHF Low band, VHF High band 또는 UHF를 사용하는데, 각각의 band는 특수한 상황에서 가장 적합한 것을 사용하여야 한다.

1) 주파수에 의한 구분

① VHF Low band(저대역 VHF)

저주파 VHF에서 공공안전 주파수는 32 ~ 50MHz를 사용하는데 이런 파장의 무선주파수는 지구의 곡선을 따라 굴곡을 할 수 있는 특성을 가지고 있어 먼 지역까지의 통신이 가능하다. 그러나 기상악화, 전기적 시설물, 빌딩과 거대한 고정물 등을 통과하지 못하는 단점이 있어 거대도시 또는 거친 산악지형에서의 저주파 VHF의 사용을 제한해야 한다.

특정 기상상태에서는 혼돈된 간섭현상으로 예측하지 못한 먼 거리로의 전달도 가능하며, 이러한 경우 수신 및 그 지역의 지역무선통신의 혼돈을 초래하기도 한다.

저주파 VHF는 단일 모드로 시행되어 같은 주파수로 송·수신을 하기 때문에 같은 시간에 송신과 수신을 동시에 할 수는 없고, 상대방이 송신하는 동안 수신하고, 수신이 끝난 뒤에야 송신할 수 있으며, 음성과 문자(Paging)로 전달되어진다.

따라서 무선의 질서를 지키는 보다 확실한 관례가 필요하며, 이러한 관례가 지켜지지 않을 경우 전송의 메시지 에러의 결과를 초래하게 된다.

② VHF high band(고대역 VHF)

고주파 VHF의 공공안전 주파수는 150 ~ 174MHz이다. 이 범위의 주파수는 일직선의 형태로 진행되어 지구의 곡선을 넘지 못하며 수평선 너머까지의 전달도 불가능하다.

범위는 좁지만 고주파 VHF 신호는 "skip"현상이 저주파 VHF 보다 덜하고 간섭현상도 덜하여 거대도시에서의 통신은 저주파보다는 적당하다.

정도에 있어서 저주파 VHF 보다는 덜하지만 큰 건물과 같은 고정 건축물에 의한 간섭에 민감하고 내부 콘크리트 안의 전달에 방해를 받는다.

저주파에서와 같이 단일 모드를 사용하기 때문에 무선관례를 지키는 일이 필수적이며 본부의 안테나는 통신지역을 높이기 위해 가장 높은 곳에 위치하며 출동, 이동, 그리고 병원과의 효과적인 통신을 제공한다.

대부분의 시골이나, 도시외곽의 응급의료 통신체계에서는 주로 VHF를 이용하는데 평지에서는 약 24km정도의 범위를 가진다.

③ UHF

UHF파의 공공안전 서비스 주파수는 450 ~ 470MHz의 범위다. 고주파 VHF와 같이 UHF 무선파는 직선으로 전달되며 먼 거리의 이동은 안 되나 통과능력이 크다. UHF 주파수는 울퉁불퉁한 지형과 먼 거리로의 통신에는 적당하지 못하나 탁월한 통과력 때문에 콘크리트 빌딩 내에서의 통신 및 거대한 장해물이 있는 거대도시에서의 통신에 적합하다.

상대적으로 짧은 통신거리 때문에 반복적인 시스템의 이용이 필요하며 세 종류의 주파수 중에서 UHF는 'skip'현상과 기후에 의한 간섭의 방해를 가장 적게 받는다.

UHF는 쌍방 모드의 통신을 제공할 수 있어 전화통화와 같이 동시에 송·수신이 가능하며 표준적인 쌍방 실행에다 동시에 심전도의 전송도 가능한 다양한 통신 시스템이다.

미국의 경우 미연방통신국은 의료통신시스템으로 UHF주파수 10쌍의 회로를 이용하고 있는데, 8번째까지의 회선은 구급차와 병원간의 통신에 이용하고 나머지 채널 9와 10은 입원, 출동에 이용하는 회선이다.

주파수 800MHz 범위의 주파수 사용은 상당히 발전된 통신방식으로 빌딩의 통과가 쉬운 거대도시에서 적합하고 많은 조직에서 활용하고 있는데 조직의 내부통신이나, 이동 중인 컴퓨터 터미널로의 자료전송도 가능하다.

2) 설치형태에 의한 구분

① 기지국

기지국은 응급의료통신에 있어서 가장 중요한 송·수신자의 역할을 하는데 일반적으로 원격조정이 가능한 고출력 시스템으로 출력은 보통 45 ~ 275W정도이다.

미국의 경우 기지국에서 송출할 수 있는 출력의 최대치는 연방통신위원회에서 규정하고 있는 각 기지국의 허가증에 기재되어 있다.

기지국 출력의 최대치는 지리적으로 담당하고 있는 관할구역의 면적을 참고하며, 일부 기지국에서는 다중채널을 사용하기도 하지만 대부분의 경우 하나의 채널만을 사용하고 있다.

② 이동국

이동국은 보통 차량에 적재되고 기지국보다 훨씬 적은 출력(20 ~ 25W)으로 운용하는데 재송장치 없이 10 ~ 15mile(16.7 ~ 25Km정도)까지 사용이 가능하다.

중간에 평지나 호수 등이 있으면 그 범위는 증가되지만 산 속 또는 무성한 숲을 지나거나 고층건물이 많은 도시지역에서는 범위가 줄게 된다. 채널은 하나 또는 여러 개일수도 있고 원격측정법을 포함할 수도 있다.

③ 휴대용 무전기

휴대용 무전기는 출력이 1 ~ 5W로 약해서 근거리 통신에 사용되는 장비이다. 이동국보다 출력이 작기 때문에 대원이 차량밖에 나와 있을 때 사용하게 되며, 이동국과 같이 채널은 하나 또는 여러 개 일 수 있고, 대부분의 경우 반드시 재송장치를 필요로 하게 된다.

3) 기 타

① 재송장치(Repeater)

재송장치는 저출력의 휴대용 무전기 또는 이동국으로부터 수신 받은 내용을 다른 주파수를 통하여 고출력으로 송신하는 장치인데, 휴대용 무전기 또는 이동국은 출력이 작아서 대원 상호간이나 상황실 또는 병원과의 통신에 어려움이 많기 때문에 지역적으로 넓은 곳에서 매우 중요하다.

이것은 저출력으로 송신되는 것을 용이하게 수신하기 위해서 일반적으로 탑을 세우고 그 위에 안테나를 올린다. 재송장치를 사용함으로써 저출력 무전기의 사용자들이 서로 상대방의 송신내용을 들을 수 있게 되고 이로써 서로가 동시에 송신하는 일을 방지할 수 있다.

대부분의 광역 응급의료체계에서 하나 이상의 재송장치를 가지고 있으며, 대개 한 대의 구급차가 출동할 때 하나 이상의 재송장치가 이를 지원해 준다. 이 장치는 동시에 수신되는 여러 개의 신호 중에서 가장 출력이 큰 신호만을 선택하여 수신할 수 있도록 하는데 Filtering이라고 한다.

일부에서는 재송장치를 차량에 적재하기도 하는데 이 경우 저 출력인 휴대용무전기의 신호를 수신해서 그 신호를 증폭하여 기지국으로 송출하여 주며, 이러한 방식은 특히 원격측정법에 유용하게 활용된다.

② 원격제어

일반적으로 기지국은 가장 넓은 지역을 담당할 수 있는 곳에 위치하여야 하나 현실적으로 쉽지 않기 때문에 기지국과 상황실이 서로 떨어져 있을 수 있다. 이러한 경우 원격조정 장치를 통하여 완벽하게 기지국을 제어하여 운용할 수 있는데, 이것은 전화선 또는 전자파 전송망을 통하여 작동하고 대부분의 경우 하나의 기지국에 하나 이상의 원격조정장치가 연결되어 있다.

③ 코드발신기, 코드수신기

하나의 주파수를 여러 곳의 기지국들이 사용할 수 있는데 이들은 대개 환자의 정보를 병원으로 전달하기 위하여 주파수를 사용하게 된다. 그러나 대부분의 병원에서 동일한 주파수로 송신과 수신을 하게 되므로 각각의 병원에서는 자기병원에서 필요한 정보만이 전달되고 불필요한 정보는 수신되지 않도록 하는 장치가 필요한데, 이러한 기능을 할 수 있도록 사용되는 것이 바로 코드발신기 및 수신기이다.

코드 발신기는 전화기의 키패드와 성능이 비슷한 것으로 버튼을 누르게 되면 이 장치에서는 특별한 신호로 송신을 하게 되며, 대부분의 무선호출기가 이러한 원리로 작동된다.

④ 휴대용 전화

미국의 경우 거의 전역에서 휴대폰을 통한 통신이 개통됨으로써 대부분의 응급의료체계에서 중요한 환자정보를 의료진에게 알리는 수단으로 비용면에서 유리한 휴대폰을 활용하고 있다.

휴대폰 서비스는 이동통신 사업자들의 무선기지국을 통하여 구성된 수많은 'cell'단위의 권역으로 구분되어 있는데 통신 중에 해당 cell 권역을 벗어나게 되면, 즉시 이동된 cell로 연결되어 전혀 지장을 받지 않게 된다.

현장에 출동한 응급구조사와 병원의 의료진과의 통신을 위해 사용되던 무선통신은 하나의 주파수를 사용함으로서 많은 어려움이 뒤따랐으나 휴대폰의 보급으로 해결되게 되었다.

원격측정법(Telemetry) 또한 변복조장치(modem)를 통한 동일 주파수에서의 송수신이 가능해졌다. 휴대폰의 기술진보는 EMS통신에 있어서 새로운 시대를 열어 주었으며 이제 구급차에서도 12전극 심전도, FAX, 그리고 컴퓨터 데이터 등을 상황실이나 병원으로 직접 전송할 수 있게 되었다.

3 우리나라의 응급의료통신체계

1. 응급의료 관련기관

우리나라의 응급의료 관련기관은 크게 소방서의 119구급대, 보건복지부 산하의 1339 응급의료정보센터, 사단법인체로 조직 운영되고 있는 한국응급구조단, 그리고 전국의 종합병원 등 응급의료에 관한 법률에 의해 지정된 응급의료지정병원 등이 있다.

이들 각 기관과 단체를 응급의료체계상의 단계별 기능 중심으로 구분해 보면, 119구급대는 전용 통신망인 119번으로 응급환자 신고를 받아 현장출동 및 초기 응급처치와 함께 병원으로의 이송을 담당하고 있으므로 '병원전 응급처치' 및 '이송체계'에 해당된다.

1339응급환자정보센터는 전용 통신망인 1339번을 통하여 공중보건의가 응급환자 상담을 맡고 있어 '통신체계'에는 해당되며, 119구급대가 현장에 직접 출동하여 구급차량이나 구급요원이 환자를 관찰하고 응급처치를 시행할 때, 의료기관에 이송할 때, 구급차량을 보유하고 있는 기관이나 단체와 응급환자를 연결 시켜주는 역할을 담당하고 있으며, 실시간 진료와 수술의 가능여부를 파악하여 구급대원과 전원기관에게 알려주는 '정보제공통신체계'에 해당된다.

한국응급구조단은 전용 통신망이 없이 개별 유선망을 통하여 응급환자 신고를 받아 현장응급처치 및 이송업무를 담당하고 있어 '병원전 응급처치' 및 '이송체계'에 해당되는 것으로 볼 수 있으나 119구급대가 이용하는 시민들에게 무료로 봉사하는 것과는 달리 후송기준표의 이송요금을 받고 사설 전용 통신망을 이용한다는 점에서 119구급대와 구분된다.

의료기관과 보건기관의 경우는 당연히 병원 진료단계에 해당되며 병원의 구급차가 응급환자 발생현장에 출동하여 병원전 진료나 이송업무를 담당하는 일은 극히 적으며, 특히 야간의 경우는 거의 없는 실정이다.

2. 관련기관간 통신망 체계

(1) 119 신고센터

소방관서에서 운영하는 119신고센터는 가장 먼저 응급환자 신고업무를 시작하여 국민들에게 가장 널리 인식되어 있으며, 특히 신고 이후 응급환자 발생현장에 직접 출동하여 도움을 줄 수 있는 119구급대가 필요한 인력과 장비를 보유하고 있어 응급환자이송센터로써 가장 적절한 체계라고 평가할 수 있다.

그러나 119상황실 요원이 화재신고와 응급환자 신고접수업무를 겸하고 있어 응급상황에 대한 판단 및 정보제공의 효율성을 기하지 못하고 있다.

(2) 1339 신고센터

보건복지부 산하 1339응급의료정보센터는 응급의료에 관련한 의원, 약국, 의료시설, 응급의료기관, 보건긴관 등 전반적인 의료정보를 수집 및 제공하고 환자의 대한 응급구조사와 전문상담의사가 각종 질병상담과 현장응급처치 지도, 당직병원 안내, 응급환자에 대한 구급차량 연결 업무 등 응급의료 업무를 담당하고 있다.

그러나 시민들의 인지도가 낮고 응급환자를 병원까지 이송할 수 있는 구급차량이 없어 병원, 소방서, 이송단에 구급차 출동을 의뢰하고 있다.

(3) 112 신고센터

경찰관서에서 운영하고 있는 112신고센터는 119신고센터와 마찬가지로 시민들에 대한 인지도는 매우 높은 편이나, 112상황실요원이 일반 범죄신고와 응급환자 신고접수업무를 겸하고 있어 전문성이 떨어지며, 특히 응급처치 전담요원이 없고 구급차가 아닌 순찰차량으로 응급환자 이송에 활용하고 있어 적절한 응급처치를 할 수 없을 뿐 아니라, 중증 질환자의 경우 환자의 상태를 더욱 악화시킬 우려도 있다.

3. 응급의료통신체계의 발전방향

(1) 응급의료통신센터의 설치운영

다양한 사건이 동시에 발생할 때 응급의료 서비스를 효율적으로 조정하기 위해서는 지역단위로 중앙 집중화된 통신센터를 설치하는 것이 필요하나 집중화의 정도는 각 지역에서의 응급의료 수요 및 재정능력에 따라 다음과 같은 3가지 조직형태를 고려해 볼 수 있다.

첫째, 단일 건물에 수용한 통신센터로서 EMS, 소방, 경찰서비스의 조정 및 현장출동에 필요한 인력, 장비를 모두 수용하는 형태

둘째, 보건소 지정병원이나 소방서 출동대 등에 응급의료통신센터를 설치 운영하는 형태

셋째, 각 공공서비스 기관별로 분리 운영되는 통신센터

위의 어느 형태이든 응급의료를 조정할 수 있는 구조가 대 전제가 되어야 하며, 기존의 공공안전기관을 적극적으로 활용하는 방향으로 대원칙이 정해져야 행·재정력의 낭비를 줄일 수 있다. 통신센터는 각 응급진료권 마다 1개소씩 설치하되, 장소는 지역적인 여건에 따라 달리 선정할 수 있다.

응급환자가 많고 이용 빈도가 높은 서울 등 대도시의 경우는 119구급대 또는 3차의료기관내에 통신센터를 둘 수 있으며 중소도시 이하의 지역에서는 119구급대, 응급지정병원 또는 보건소 등에 통신센터를 둘 수 있다.

병원에 통신센터를 둘 경우 3차의료기관, 수련병원, 일반종합병원, 일반병원 등의 순으로 결정할 수 있으며, 그밖에 여러 기관이 공존하는 지역의 경우 지역 응급의료의 효율화에 유리한 정도에 따라 지정될 수 있다.

그러나 통신센터의 지정에 있어서 통신이 방해받지 않을 것과 교통이 편리해야 하는 점은 반드시 고려되어야 한다.

(2) 이상적인 응급의료통신체계

모든 응급환자 및 사고와 관련되는 신고는 단일번호의 정보센터에서 일괄적으로 접수할 수 있는 신고 시스템으로서 원칙적으로 유선전화여야 하며 이용 요금이 무료이고 지역적으로 차이가 없어야 한다.

정보센터에서는 지속적으로 의료기관의 정보를 입수할 수 있어야 하며 소방, 경찰기관 및 각 기관의 구급차에 유·무선으로 각종 정보를 제공할 수 있고, 이송중 구급차 탑승 응급구조사에게 응급처치지시를 할 수 있는 통신체계를 갖추어야 한다.

또한 의료기관간 통합전산망을 우선 구축하여 응급센터간 기본적인 정보는 이 전산망을 통해 서로 교환하고 긴급한 상황은 무선 또는 별도의 유선(핫-라인)을 이용함으로써 상호 보완할 수 있고 이를 정보센터에 제공할 수 있는 시스템이 되어야 하며 이를 위해서는 다음의 조건들이 선결되어야 한다.

1) 전문 응급의료전화상담원(Dispatcher)의 양성

2) 통신 및 전산망의 보강 : GIS, ANI System, GPS, PACS, u-Health System 및 원격진료시스템
3) 정보센터의 적절한 지역분배

(3) 종합 통신시스템의 구축

현재 1339 및 119, 112 등으로 다원화되어 있는 응급의료정보통신체계를 어느 하나로 일원화할 필요가 있는데, 어느 방향으로 일원화를 유도하더라도 정보센터로서 최신의 대형 컴퓨터와 유선, 무선 등의 모든 통신시설을 이용한 각 통신주체로의 종합통신시스템을 구축하여야 하며 잘 훈련된 접수상담요원이 양성 배치되어야 한다.

현재 어느 정도의 체계를 갖추고 있는 소방서의 119지령정보시스템, 경찰의 112지령센터, 보건복지부의 1339정보센터를 통합하여 하나의 정보센터(지령정보시스템)로 묶고 하부구조를 편성한다. 즉 현재 우리나라의 각 통신주체들의 장점들, 의료상담이 가능한 의사의 상주, 119신고센터의 지역별 기동성 있는 구급차의 배치, 112신고센터의 첨단 통신장비 등을 고려하여 점진적으로 일원화를 꾀하여 나가야 할 것이다.

최근 첨단 통신망의 발달로 국가종합지휘무선통신망이 구축되면 의료통제센터를 비롯한 헬기통제센터 등 점점 현장응급처치의 신속성과 의료진의 전문성이 요구되고 있고 환자상태 판단 등 급속한 u-Health Care의 요구로 Medical Control 모니터를 할 수 있는 전문의료 신고체계시스템으로 변화될 것으로 전망되어진다.

최근 선진국에서도 북미 911과 311, 영국 999와 08454647(NHS Direct), 일본 119와 7119로 나누어져 있다. 구급차 호출번호와 의료상담 응급의료지도 등의 상담전화번호로 나뉘어져 있는 한국 119와 1339와 일맥상통하고 있다. 이와 같은 현상은 전문성과 비용측면을 고려한다면 현재 119구급대에서 접수처리 건수중 30% 전후의 미이송 되는 환자의 구급차 출동낭비와 예산절감 효과를 기대할 수 있다. 또한 최첨단 통신망을 이용하여 1차적 의료상담이 효과적으로 이루어질 수 있고 현재 문제가 되고 있는 응급실 과밀화현상을 해소하는데도 효과가 있을 것이다.

결국, 전체 통신체계에서 주도적 역할을 수행할 정보센터, 소방, 응급의료기관, 경찰 및 유관단체의 개별적인 시스템이 우선 구축되어야 하며, 궁극적으로는 이러한 신고시스템을 전문화시킴으로써 이제는 한 단계 발전하는 응급의료신고체계를 구축하여야 할 것이다.

4 응급의료통신의 활용

1. 통신망 활용의 효율화를 위한 요건

(1) 통신에 대하여 잘 훈련된 응급구조사의 배치

통신장비의 기능, 출력과 작동의 과정은 응급의료체계간에 매우 다양하지만 모든 시설은 간결하고 정확한 정보를 전달할 수 있도록 다음의 요소들에 대하여 정확히 훈련된 요원에 의해서 이용되어야 한다.

1) 무선통신장비와 유선통신장비의 조작방법
2) 적당한 음성통신 과정
3) 적절한 정보와 전송시간
4) 현재 응급구조사의 준비상태
5) 설비가 다양한 경우에 설치자간의 관계
6) 지역사회의 건강관리 체계

한편 응급구조사는 훌륭한 통신자로서의 역할을 수행하기 위하여 아래 사항을 숙지해야만 한다.

1) 다른 응급구조사와의 통신이 이루어져야 하고 무선장비를 작동할 때마다 올바른 지식과 판단이 가능해야 한다.
2) 내부규정이나 통신규약을 숙지하고 주의집중이 가능해야 한다.
3) 언어는 간결하고 이해하기 쉽게 한다.
4) 응급의료체계에서 사용되는 모든 통신장비에 익숙해야 하며 장비를 정확하게 사용 할 줄 알아야 한다. 이것은 단지 무전이나 통신조작만을 의미하는 것이 아니라 차량 조명과 경음기, 확성기, 손으로 할 수 있는 신호 및 수화, 문자통신과 보고방법 등을 포함한다.

(2) 전문 응급의료전화상담원(Dispatcher)의 양성 배치

통신센터에 전문 응급의료전화상담원이 배치되어야 한다. 응급의료정보센터가 응급의료체계의 중심이라면 응급의료전화상담원은 정보센터의 핵심이다.

응급의료 통신체계는 신속한 처리뿐만 아니라 최초의 응급처치 임무를 수행할 수도 있기 때문에 응급의료정보센터에 근무하는 응급의료전화상담원은 응급구조사가 알고 있는 응급의료에 관한 기본적인 수준을 초월하여 박학다식할 필요가 있으며 순간판단력이 뛰어날 것이 요구된다.

이것은 응급의료전화상담원이 신고자로부터 입수한 상황을 분석하여 응급구조사에게 정확한 정보를 제공하고 또한 응급구조사가 현장에 도착하기 전까지 신고자가 기본적인 응급처치를 시행할 수 있도록 조언하여야 한다. 즉, 응급의료전화상담원은 신고자로 하여금 스스로 효과적인 응급조치를 취하도록 조언할 수 있어야 한다.

나아가 응급의료전화상담원은 응급차량의 의료장비뿐 아니라 응급처치를 시행하고 있는 응급구조사의 수준을 정확히 알아야 한다.

응급의료전화상담원의 역할은 지역적으로 차이가 있을 수 있으나, 모든 응급의료전화상담원은 응급의료정보센터에서 이용되고 있는 각종 무선통신장비를 정확히 사용할 수 있어야 한다.

또한 지역에 위치하고 있는 경찰서, 소방서, 군부대, 행정관서, 특수구조대, 전력공급소 등 공공기관의 재난관련 책임기관과의 비상연락방법, 의료기관의 규모와 응급환자 수용능력 등에 대하여 최신 정보로 업데이트된 상태를 유지하고 필요시 즉시 자료를 출력·활용 할 수 있어야 한다.

현장에 출동한 응급구조사가 특수한 상황에 직면하였을 때에 이들을 도와줄 수 있는 각종 단체나 요원에게 신속히 연락할 수 있는 방법과 상황별 전문인의 호출법을 잘 알고 있어야 한다.

응급의료통신의 준비와 운영 상태는 응급의료전화상담원의 임무수행능력에 따라 좌우되는데 응급의료전화상담원은 다음의 행동지침을 준수하여야 한다.

1) 각각의 응급신고는 적절하게 선별하고 우선순위를 결정하여야 한다.

2) 적절한 응급구조사를 선정하고 응급출동을 요청해야 한다.

3) 응급환자가 발생한 위치를 정확하게 파악해야 한다.

4) 상황이 해결될 때까지 다른 응급구조사의 통신체계를 총괄한다.

신고를 처음 접수한 응급의료전화상담원은 신고내용을 토대로 응급상황을 정확히 평가하고 상황에 적절히 대처할 수 있는 응급구조팀을 현장으로 출동하도록 지시해야 한다. 응급의료전화상담원은 도움을 필요로 하는 환자의 정확한 위치와 현장상황, 환자 수, 주위의 위험물질 유무, 사고유형 등의 주변환경, 환자의 주증상, 환자의 연령과 성별 등에 대한 정보를 신고자로부터 계속 얻어내야 한다.

이러한 정보들은 현장으로 출동중인 응급구조사에게 통신으로 연락하여 응급구조사가 준비할 여유를 갖게 해야 하며 상황이 심각한 경우에는 다른 응급구조팀이나 인근 소방서, 경찰서, 의료진 등의 공공단체 출동을 요청해야 한다.

응급의료전화상담원은 다음과 같은 상황을 판단하여 적당한 응급구조팀을 선정하여야 한다.

1) 상황의 심각성(생명에 위협적인가, 자력탈출이 불가능한가)
2) 현장으로 응급구조팀이 접근하는데 소요되는 시간(반응시간)
3) 신고자가 시행할 수 있는 응급처치의 수준과 출동하는 응급구조사의 수준
4) 추가적으로 필요한 응급의료 단체(다른 응급구조사, 소방서, 위험물처리반, 경찰서 항공기 등)의 필요성 여부

대기하고 있는 요원들에게 내려지는 출동지시는 다음과 같은 세부 항목에 근거하여 주어진 언어 통신규약으로 전달되어야 한다.

1) 사고, 손상이나 질병의 상태
2) 응급환자가 발생한 정확한 위치
3) 환자의 수
4) 다른 공공기관의 수행 여부
5) 주위 도로망의 교통상태나 위험한 환경 유무
6) 요원들이 출동하는 시간

응급의료전화상담원이 응급처치요령을 전화로 전달하여 신고자가 스스로 응급처치를 시행할 수 있도록 응급처치에 관한 의학적 정보를 제공하거나 조언을 해주는 경우 응급의료전화상담원은 신고자에게 자립상황을 유도하여 응급구조사나 최초반응자(최초로 현장에 도착한 소방대원, 경찰대원, 혹은 자원봉사자 등)가 현장에 도착할 때까지 신고자가 필수적인 응급처치를 시행할 수 있도록 해야 한다. 이러한 지시사항에는 다음과

같은 사항이 포함되는 것이 바람직할 것이다.

1) 어떻게 하면 심장이나 폐의 기능을 회복시킬 수 있는가?
2) 직접적인 압박으로 어떻게 출혈을 막는가?
3) 질식자에게 시행하는 하임리히 방법은 어떻게 하는가?
4) 열사병 환자는 어떻게 보호하는가?
5) 열상 환자는 어떻게 처치하는가?
6) 목의 상처나 심각한 골절환자는 더 이상의 손상을 방지하기 위하여 어떻게 처치하는가?

2. 표준화된 무선통신 운영과정

(1) 무선통신시에 지켜야 할 원칙

표준화된 무선통신 운영절차는 송신하는 내용이 잘못 이해될 가능성을 줄일 수 있도록 설계되어 있고 또한 응급상황에 대비하여 통신을 짧게 함으로써 언제나 통신을 할 수 있도록 하고 있다. 따라서 응급구조사들은 이러한 과정을 잘 익히고, 아래의 사항들을 숙지하도록 해야 한다.

1) 혼선을 피할 수 있도록 송신하기 전에 회선에 항상 귀를 기울이도록 한다.
2) 송신기 스위치를 누르기 전에 무슨 말을 할 것인지를 생각하도록 한다.
3) 표준어를 사용하도록 하고 간결하게 말하도록 한다.
4) 상대방이 알아들을 수 있도록 적당한 속도로 이야기 한다.
5) 또박또박 말하고 마이크에 대고 큰 소리를 내지 않도록 한다. 마이크는 입으로부터 5㎝ 정도 간격을 둔다. 이렇게 함으로써 송신을 짧고 정확하게 할 수 있다.
6) 송신할 사항은 즉각 처리하고, 다른 상황이 발생하여 송신을 중단해 야 할 상황에서는 '대기요망' '잠시대기'라고 알린다.
7) 송신할 때는 화를 내거나 짜증스러운 감정 등을 피하고 예의 있는 말투를 사용하되 '미안합니다만', '고맙습니다.' 등의 완충언어 및 존칭어를 생략한다.

(2) 응급구조사가 전화상담원과 통신해야 하는 경우

표준용어와 기술을 숙달하면 응급의료 통신체계로 구조업무가 효과적으로 이루어질 수 있는데, 응급의료전화상담원의 출동지시에서 시작하여 응급구조사가 응급처치를 마치고 철수할 때까지 응급의료체계의 이동 무선통신의 역할은 여러 가지 중요한 측면이 있으며, 응급구조사는 다음의 각 단계에서 전화상담원에게 보고하거나 개인용 휴대용 정보단말기(ultra-mobile PC, umPC)(Personal Digital Assistant, PDA) 등에 입력해야 한다.

1) 전화상담원이 제공한 정보를 접수했을 때
2) 현장에 도착할 것으로 추정되는 예정시간
3) 현장에 응급구조사가 도착했을 때
4) 현장에서 응급구조사가 출발할 때
5) 병원도착 예정시간 등을 알릴 때
6) 병원 등의 의료기관에 응급구조사가 도착했을 때
7) 병원 등의 의료기관에서 응급구조사가 철수할 때
8) 응급구조사가 본부로 귀환했을 때 등

현장으로 출동하거나 환자를 이송하는 도중에도 응급구조사는 운행중에 발견한 도로 폐쇄, 교량통제 등의 출동장해 요인 등을 응급의료전화상담원에게 보고해야 한다. 또한 현장에 도착하여 추가로 응급의료 장비나 구조장비 등이 필요한 경우에는 무선통신을 이용하여 요청할 수 있다.

(3) 무선통신 요령

1) 무전기를 든 후 송신버튼을 누르고 수신처의 호출 명칭을 1회 호출하고 연이어 송신자의 호출 명칭을 1회 알린다.
2) 수신처에서 연락이 없으면 상기 방법으로 계속 호출한다.
3) 수신처에서 답신연락이 오면 송신자의 소속과 성명을 밝힌다(생략가능).
4) 응급의료진과의 통화를 요청하고 환자의 병력이나 사고력에 대하여 보고한다.
5) 자신의 보고나 답변이 끝날 때마다 송신을 끝마쳤다는 표시로 '송신끝'을 말하고

버튼을 해제한다.

6) 수신처에서 질의 후 '송신 끝' 이라는 말이 나오면, 상대자는 다시 송신 버튼을 누르고 대화를 시작한다.

7) 상호 대화가 모두 끝나면 최종 수신자가 '교신 끝'이라는 답신과 함께 무전기를 원위치 시키고 환자를 관찰한다.

3. 응급의료분야의 통신이용

모든 응급의료체계에는 응급의료진이 포함되어야 하는데, 이들은 응급구조사들에게 응급처치를 지시하고 필요한 사항을 조언할 수 있도록 응급의료 통신체계와 지침을 익혀야 한다. 이를 위해서는 병원이나 응급차량 등에 무선통신장비를 설치하도록 한다.

응급의료진과 응급구조사가 쉽게 이용할 수 있는 표준화된 응급의료지침과 무선통신지침을 개발해야 하는데 개발은 응급의료진, 응급의료전화상담원, 통신전문가 등에 의하여 수행되어야 한다.

이러한 지침서는 응급의료진과 응급구조사들간의 의사전달이 정확히 될 수 있도록 도움을 준다.

(1) 응급차량과 병원간의 통신

응급구조사들은 응급의료진과 직접 통신할 수 있어야 하는데, 이들은 이동식 혹은 휴대용 무선통신기를 이용하여 응급의료진의 조언을 구하고 환자상태를 보고한다. 무선으로 응급의료진에게 보고 시에는 다음과 같은 사항들이 포함되도록 한다.

1) 환자의 성별과 연령(서류 양식에 표시된 사항), 문제점과 중증도
2) 환자의 주증상, 응급구조사가 판단한 환자의 문제점과 중증도
3) 간략한 환자의 과거력 : 약물 복용력, 알레르기, 당뇨병, 심질환, 임신 등
4) 생체징후(혈압, 맥박수, 호흡수, 체온), 의식상태, 전신상태, 손상정도 등을 포함한 의학적 검사소견
5) 환자에게 시행한 응급처치 내용과 응급처치 후의 환자상태
6) 병원 도착 예정시간 등

일시에 여러명의 환자가 발생한 경우에는 환자에게 일련번호를 부여함으로써 응급의료진이 혼동하지 않도록 한다.

의료업무에 무선통신을 이용할 경우는 혼선이 없는 채널을 이용해야 하는데, 응급의료체계의 경우 여러가지 방법이 동원되고 있다. 응급의료전화상담원이 통신을 청취하고 있다가 혼선이 없는 깨끗한 채널을 지정해 주는 경우도 있고, 특별한 통신체계를 이용하여 응급구조사들에게 채널을 쉽게 배분할 수도 있다. 이러한 체계는 여러 가지 UHF 주파수 중에서 깨끗한 채널을 자동적으로 선택해 줄 수 있는 장비를 사용하는 것이 바람직하다.

무선통신자들이 응급구조사들에게 적당한 채널을 설정해 주는 방법으로 '실시간(real time)'방법이 있는데, 이는 무선통신이 빈번한 기간 동안에 많은 융통성을 발휘할 수 있게 해 준다.

응급의료체계의 무선채널을 지정하는 다른 방법으로 일부 지역에서는 지역을 여러 구간으로 나누어 채널을 지정해 주기도 있다.

각 채널마다 1차, 2차로 사용할 수 있는 응급구조사들이 정해져 있는데 이러한 지정방법은 무선주파수를 사용하는데 있어서 융통성이 없는 단점은 있지만, 통신이 빈번하지 않아 중첩되지 않고 여러 요원이 구간별로 동시에 활동하고 있는 지역에서는 유용하게 이용하고 있다.

(2) 병원과 병원간의 통신

대부분의 통신은 상업용 전화체계에 의존한다. 일반적인 전화와 직통전화로 병원내의 여러 임상관련과와 이와 관계있는 시설들이 업무상 연결되어 있고, 또한 병원에서는 병원시설 내외의 인력들을 호출하는 호출체계를 많이 사용하는 실정이다.

심한 일기변화나 많은 사상자가 발생하는 사고가 발생한 경우에는 갑작스런 통화량의 증가로 통신기능이 마비되는 경우가 많으므로 이에 대비한 2차적인 통신체계도 갖추어야 한다.

일상적인 방법만으로는 중요한 사항이 응급의료진에게 전달되지 않는 경우가 많다. 이러한 경우에 이원화된 통신체계를 이용하면 병원에 남아 있는 병상수, 혈액은행의 혈액 보유상태 등의 의료자원 현황을 응급의료 무선통신체계를 이용하여 전달할 수 있다.

응급구조팀의 선임자들은 병원 그리고 다른 응급의료체계와의 무선통신망을 설치하고 수시 점검해야 한다.

4. 응급의료통신망 운용상 필요한 사항

(1) 관련법규의 준수

응급의료통신을 위하여 무선국을 운용할 때에는 무선통신의 원활화를 기하고 전파자원의 합리적 이용과 효율적 관리에 지장이 없도록 허가장에 기재된 목적과 통신사항의 범위내에서 운용하고, 무선설비의 시설은 허가장의 내용을 변경할 경우에는 허가를 받는 등 전파관련법규에 정한 사항들을 성실하게 준수하여야 하며, 이를 위반할 경우에는 법적 제재를 받게 된다.

1) 무선통신업무에 종사하는 자로서 조난통신, 긴급통신 또는 안전통신을 발신하여야 할 사태에 이르러 그 선장 또는 기장의 명령을 받고 지체없이 이를 발신하지 아니한 자는 1년 이상의 유기징역에 처한다.
2) 무선통신업무에 종사하는 자로서 규정에 의한 조난통신의 취급을 하지 아니하거나 지연시킨 자 또는 조난통신의 취급을 방해한 자도 1년 이상의 유기징역에 처한다.
3) 무선설비 또는 허가기준 이상의 통신설비에 의하여 대한민국 헌법 또는 정부를 폭력으로 파괴할 것을 주장하는 통신을 발한 자나 미수범인 자는 3년 이상의 유기징역 또는 금고에 처한다.
4) 폭력으로 파괴를 주장하는 통신을 예비 또는 음모한 자도 2년 이상의 유기징역이나 금고에 처한다.
5) 전기통신업무, 방송업무, 치안업무, 기상업무, 전기공급 또는 철도, 선박, 항공기의 운행업무에 공하는 무선국의 무선설비를 손괴하거나 물품의 접촉 등의 방법으로 무선설비의 기능에 방해를 주어 무선통신을 방해한 자는 10년 이하의 징역 또는 3천만원 이하의 벌금에 처한다.
6) 공공의 업무에 공하는 무선설비 이외의 무선설비에 대하여 기능에 방해를 주어 무선통신을 방해한 자는 5년 이하의 징역이나 2천만원 이하의 벌금에 처한다.
7) 자기 또는 타인의 이익을 위하거나 타인에게 손해를 가할 목적으로 무선설비 또는 통신설비에 의하여 허위의 통신을 발한 자는 3년 이하의 징역 또는 1천만원

이하의 벌금에 처한다.

8) 선박조난 또는 항공기 조난이 없음에도 불구하고 무선설비에 의하여 조난통신을 발한 자는 5년 이하의 징역에 처한다.

9) 무선설비 또는 통신설비('전파법제72조제1항제1호★'규정에 의한)에 의하여 음란한 통신을 발한 자는 2년 이하의 징역 또는 500만원 이하의 벌금에 처한다.

10) 허가없이 무선국을 개설하거나 무선국을 운용한 자 또는 허가 없이 고주파 이용설비를 하거나 이를 운용한 자는 3년이하의 징역 또는 1천만원 이하의 벌금에 처한다.

11) 다음 각호의 1에 해당하는 자는 1년 이하의 징역 또는 300만원 이하의 벌금에 처한다.

㉮ 형식검정에 합격하지 아니하거나 형식등록을 하지 아니한 기기 또는 전자파 적합등록을 하지 아니한 기기를 판매하거나 판매를 목적으로 제작·진열·보관 또는 운송한 자

㉯ 조사·시험 또는 검사를 거부하거나 방해한 자

㉰ 조사 또는 시험결과 위반사실 확인시 이의 시정·철거·파기·수거 또는 사용중지 및 생산중지 등 조치명령을 이행하지 아니한 자

㉱ 규정에 의하여 운용이 정지된 무선국 또는 고주파 이용설비를 운용 한 자

㉲ 전파를 방해할 우려가 있는 건조물 또는 공작물을 승인을 얻지 아니하고 건설한 자(무선방위측정 장치에서 1km 이내 지역)

12) 그 밖에 행정질서법에 해당하는 행위를 한자에 대하여 위반정도에 따라 각각 300만원이하, 200만원이하, 100만원이하의 과태료 규정이 있다. 〈전파법 제90조 ~ 제92조〉

註★ : 방송통신위원장 허가 설비

ⅰ. 전선로에 10khz이상의 고주파 전류를 통하는 통신

ⅱ. 무선설비 및 제ⅰ호 설비 외에 10khz 이상의 고주파 전류를 이용하는 것 중 대통령령으로 정하는 것(의료용 설비, 공업용 가열설비 등)

(2) 응급의료 통신관련 법규

1) 제15조(응급의료 통신망의 구축)

   국가 및 지방자치단체는 응급의료에 관한 정보를 원활하게 교류하기 위하여 응급의료통신망을 구축하여야 한다. (법률)제1항의 규정에 의한 응급의료 통신망의 통신체계 및 운용비용 등에 관하여 필요한 사항은 보건복지부령으로 정한다(법률)

2) 제27조(응급의료정보센터의 설치 및 운영)

   응급의료통신망 및 응급의료전산망의 관리 운영 및 그에 따른 업무(법률)

3) 제47조(구급차등의 장비)

   구급차는 구급차등이 속한 기관, 의료기관 및 정보센터와 통화할 수 있는 통신장비를 갖추어야 한다. 제1항의 규정에 의한 갖추어야 할 의료장비, 구급의약품, 통신장비 등 의 관리 등에 관하여 필요한 사항은 보건복지부가족부장관령으로 정한다(법률)

4) 제7조(응급의료 통신체계)

   국가 및 지방자치단체는 법 제 15조1항 규정에 따라 응급 의료기관 등을 운용하는 자와 정보센터가 연계될 수 있도록 하여야 한다(시행 규칙)

5) 제38조(구급차등의 장비와 관리)

   법47조1힝 규정에 따라 구급차등에 의료장비, 구급의약품 및 통신장비의 기쥬(별표16)에 따라 갖추어야 한다(시행규칙)

6) 제47조2항 규정에 따라 구급차등에 의료장비, 구급의약품 및 통신장비의 관리기준(별표17)에 따라 갖추어야 한다(시행규칙)

7) (별표16) 구급차에 장착된 무전기로써 정보통신부 장관이 지정하는 응급의료 전용주파수를 사용하는 무전기를 갖추어야 한다.

8) (별표17) 구급차등의 통신시설은 응급의료정보센터와 응급의료기관과 항상 교신이 이루어질 수 있도록 유지되어야 한다.

(3) 통신장비기준

특수구급차에 갖추어야 하는 통신장비의 기준(제43조 제2항 관련)은 표-12와 같다.

표-12. 특수구급차에 갖추어야 하는 통신장비의 기준(제43조 제2항 관련)

구분	내 용
통신장비	구급차에 장착된 무전기로서 정보통신부장관이 지정한 응급의료전용 주파수를 사용할 수 있는 무전기. 다만, 소방서구급차에 장착된 무전기는 정보통신부장관이 지정한 소방용전파지정기준에 의한 전파를 사용할 수 있는 통신장비를 갖춘 경우에는 이를 구급차무전기에 갈음할 수 있다.

(4) 통신과 관련된 구급차등의 세부관리기준(제43조 제3항 관련)

통신과 관련된 구급차 등의 세부관리기준은 다음과 같다.

1) 구급차등에는 의료장비·구급의약품 및 통신장비가 항상 사용 가능한 상태로 유지되어야 한다.

2) 구급차등의 통신시설은 응급의료정보센터 및 응급의료기관과 항상 교신이 이루어질 수 있도록 관리되어야 한다.

5 응급의료정보관리 및 정보통신보안

1. 관련법규와 통신운영

(1) 전파법의 목적

목적은 크게 효율적인 이용 및 관리를 통해 전파의 기술개발 촉진과 전파 진흥을 도모하여 공공복리증진에 이바지 하고자 함이다.

1) 전파의 효율적인 이용 및 관리

주파수를 공평하게 할당하고 능률적인 전파이용과 관리를 실시한다.

2) 전파이용 촉진

전파매체의 개발 및 보급과 우주통신의 개발을 꾀하고 전파 이용질서의 확립하여 전파산업 육성한다. 더불어 새로운 전파자원의 개발과 전파이용기술의 고도화 지원한다.

3) 전파에 관한 기술개발 촉진

정보통신기술 전문 인력 양성하고 전파통신기기의 표준화하여 전파통신 기술기준을 연구한다.

4) 전파진흥 도모

전파분야 기초 연구와 특수과제 수행의 재정적 지원하고 전파 전문 인력 양성을 위한 교육 및 훈련 지도를 실시하며 전파에 관한 기술정보를 제공한다. 국제기구와의 협력 지원을 통해 전파진흥계획의 수립 및 공고하며, 연구기관 등을 육성하여 전파이용기술을 개발하고 주파수 이용을 공고한다.

(2) 통신운영

1) 무선통신의 원칙

① 내용은 필요최소한 사항으로 구성

② 간명한 용어사용

③ 호출부호(명칭)를 사용하여 출처를 명확히

④ 정확한 송신, 오류 시 즉시 정정

2) 허가증 기재 범위 외의 통신을 행할 수 있는 경우

① 조난통신(조난신호를 먼저 보내고 행하는 무선통신)

② 긴급통신(긴급신호를 먼저 보내고 행하는 무선통신) 〈의료통보인 경우 “MAY DEE CAL”을 추가하여 송신〉

③ 안전통신(안전신호를 먼저 보내고 행하는 무선통신)

3) 호출방법

① 상대국의 호출 명칭(3회이하)

② 여기는(1회)

③ 자국의 호출 명칭(1회)

④ 응답이 없을 경우 3분이상 경과 후 다시 호출

⑤ 타 통신에 혼신을 줄 때에는 즉시 호출정지

4) 응답방법

① 상대국의 호출 명칭(3회이하)

② 여기는(1회)

③ 자국의 호출 명칭(1회)

④ '말씀하시오'(즉시 수신시) 또는

⑤ '잠시 기다리시오'(즉시 수신불가시)

5) 통화방법

① 상대국의 호출 명칭 (1회)

② 여기는, 자국의 호출명칭 (각1회)

③ 통보 (통보는 '이상'으로 마침) (1회)

④ '말씀하시오'

⑤ 상대국의 호출 명칭 (1회)

⑥ 여기는, 자국의 호출명칭 (각1회)

⑦ '알겠습니다' 또는 'OK' (1회)

6) 송신순위

통보송신 우선순위는 인명의 구조에 관한 통보 등 긴급의 정도에 따라 순위결정

① 인명의 구조에 관한 통보

② 천재의 예보에 관한 통보

③ 질서유지를 위하여 필요한 긴급조치에 관한 통보

④ 조난자 구조에 관한 통보

⑤ 철도선로 복구, 도로수리, 이재민 수송, 구조물자 긴급수송 등에 필요한 통보

⑥ 전력설비의 수리, 복구에 관한 통보

⑦ 기타 통보

7) 비상통신

비상통신은 지진, 태풍, 해일, 화재 기타 비상사태가 발생하거나 또는 발생할 우려가 있는 경우에 인명의 구조, 재해의 구호, 교통통신의 확보 또는 질서유지를 위해 행하는 무선통신이다.

2. 통신보안 및 정보보안

(1) 보안 개요

통신보안이라 함은 전기통신 수단에 의하여 발신되는 국가기밀 또는 산업정보를 직접 또는 간접적으로 적성국 또는 불순분자나 비인가자에게 누설되는 것을 미연에 방지하거나 정보의 획득을 지연시키기 위해 취하여 지는 각종 수단과 방법을 말한다.

정보 전달 수단으로 각광 받고 있는 무선통신은 산업 고도성장과 전세계 교류확대에 따라 그 이용도가 날로 증가추세에 있으나 북한을 비롯한 각 국은 통신정보의 수집활동을 위한 도청 능력을 강화하고 있어 이에 대처하기 위한 통신보안대책이 필요하다.

우리가 일상 업무에 사용하는 유선전화를 비롯하여 팩시밀리, 텔렉스, 차량전화 등 각종의 통신수단의 전기신호를 전달매체로 함으로써 회선개입을 통하여 다른 사람의 접근이 용이한 통신보안상 취약점을 가지고 있다.

전화 등 전기통신수단을 이용하여 일상 업무를 처리하거나 의사소통 시에는 소통 당사자가 아닌 다른 사람에게 통신내용이 누설될 수 있다는 점을 유의하여 통신보안이 생활화 될 수 있도록 다음사항을 지켜야 한다.

(2) 통신보안의 주요 수단

1) 암호, 암어, 약호, 약어 등의 사용

① 암호

적 또는 제3자가 알지 못하도록 은익하기 위해 평문의 문자나 숫자 등의 암호 기술상의 처리를 가함으로서 통신내용을 체계적으로 변경시키는 방식으로 통신내용을 은폐하는 방법 중 가장 고도화된 통신보안 방법이며, 당사자간의 약속으로 그들에게만 통화할 수 있는 의미를 포함하고 있으며 주로 유·무선통신 방식으로 전문을 소통 할 때 사용된다.

② 암어

통신내용의 전체 또는 비밀에 속하는 부분을 평문의 단어나 구절 또는 숫자를 다른 어구 또는 숫자, 문자 등으로 변경시키는 각종 방식으로 암호와의 구별은 암호기술상의 처리를 가하지 않으며 암호에 비하여 조립해독이 신속하고 주로 유·무선 전화방식으로 통신을 소통할 때 사용된다.

③ 약호

긴 문장이나 단어 및 어구를 전혀 뜻이 다른 간략한 문자나 숫자 등으로 대치하여 교신 상호간에 신속히 식별하도록 하고 또 중요내용을 은닉할 수 있는 방식으로 신속과 보안을 동시에 이룰 수 있다.

④ 약어

통신내용의 긴 문장이나 단어 및 어구 중에서 중요한 문자만을 발췌해서 간략하게 한 방식이다.

⑤ 음어

문자나 어구, 말 대신에 숫자로 사용하는 것으로, 군대의 음어가 이에 해당한다.

2) 통신시설의 보호

보호는 통신시설에 따라 제한지역, 제한구역, 통제구역으로 구분하며, 이 시설을 보호하는 데는 비 인가자의 출입제한 그리고 금지수단에 따라 결정될 수 있고 특히, 제한구역과 통제구역 설정에 있어서도 최소한의 범위로 제한하는 것이 효과적이라고 할 수 있다.

① 제한지역

비밀 또는 재산의 보호 및 통신시설을 보호하기 위하여 울타리 또는 경비원에 의하여 일반인의 감시가 요구되는 지역

② 제한구역

비밀 또는 주요통신시설에 대한 출입시 비 인가자의 접근을 방지하기 위하여 그 출입에 안내가 요구되는 구역

③ 통제구역

비인가자의 출입이 금지되는 지역으로 장비 및 통신시설의 보호를 요하는 통신보안상 극히 중요한 구역

3) 통신보안 근거규정

통신보안에 관하여는 「전파법 제42조의2」 (통신보안의 준수)에서 '시설자 및 무선통신업무에 종사하는 자와 무선설비를 이용하는 자는 정보통신부령이 정하는 바에 의하여 통신보안에 관한 사항을 준수하여야 한다.'고 규정되어 있어 모범적 성격으로서의 구실을 하고 있으며 「통신비밀보호법」 을 비롯한 타 법령과 하위법규로 구체적인 운용 준수 사항 등이 이관되거나 규제해소 차원에서 규정이 일부 완화되었다.

(3) 정보보안

1) 정보보안의 개요

정보보안이란 정보의 수집, 가공, 저장, 검색, 송신, 수신 도중에 정보의 훼손, 변조, 유출 등을 방지하기 위한 관리적, 기술적 방법을 의미하며 정보보호란 공급자 측면에서 내·외부의 위협요인들로부터 네트워크, 시스템 등의 하드웨어, 데이터베이스, 통신 및 전산시설 등 정보자산을 안전하게 보호·운영하기 위한 일련의 행위를 말하며 사용자 측면에서는 개인 정보 유출, 남용을 방지하기 위한 모든 행위를 말한다.

2) 정보보안의 목표

① 기밀성(機密性, confidentiality)

허락 되지 않은 사용자 또는 객체가 정보의 내용을 알 수 없도록 하는 것이다. 비밀보장이라고 할 수도 있다. 원치 않는 정보의 공개를 막는다는 의미에서 프라이버시 보호와 밀접한 관계가 있다.

② 무결성(無缺性, integrity)

허락 되지 않은 사용자 또는 객체가 정보를 함부로 수정할 수 없도록 하는 것이다. 다시 말하면, 수신자가 정보를 수신했을 때, 또는 보관돼 있던 정보를 꺼내 보았을 때 그 정보가 중간에 수정 또는 첨삭되지 않았음을 확인할 수 있도록 하는 것이다.

③ 가용성(可用性, availability)

허락된 사용자 또는 객체가 정보에 접근하려 하고자 할 때 이것이 방해받지 않도록 하는 것이다. 최근에 네트웍의 고도화로 대중에 많이 알려진 서비스 거부 공격(DoS 공격, Denial of Service Attack) 이 이러한 가용성을 해치는 공격이다.

3) 용어의 해설

① 해킹

네트워크를 통해 타 시스템에 침입하여 시스템내의 자료를 변조, 삭제하거나 이상 작동을 일으키도록 하는 행위

예) Sendmail 버그 해킹, Packet Sniffering, IP Spooning 등

② 바이러스, 웜

바이러스는 시스템에 기생하면서, 자기증식 및 복제가 가능하고 파괴성을 가진 프로그램이며, 웜은 감염대상이 없고 인터넷을 통해 전파하여 네트워크 부하, 서비스 중단 등의 피해를 초래한다.

예) 바이러스: 미켈란젤로 등 웜 : 코드-레드 등 웜바이러스 : 슬래머, 사세르 등

③ 백도어

해커가 해킹을 시도하기 위해 일반적인 프로그램으로 위장하거나, 실행코드 형태로 다른 프로그램의 내부에 존재하는 프로그램을 일단 실행하게 되면 해커는 언제든지 해당 컴퓨터에 침입할 수 있다.

예) Trojan, Back Orifice, Win32 Bymer 등

④ 악성 BOT

봇(BOT)은 '로봇'의 준말로써, PC 통신과 인터넷에서 사용자들이 직접 자신의 손으로 수행하던 작업을 자동화된 방법으로 처리할 수 있도록 설치된 것이나, 악성봇은 웜과 같이 인터넷을 통해 전파되며, 감염된 시스템 및 개인의 주요 정보를 유출한다.

예) IRCbot, Agobot 등

⑤ 피싱(Phishing)

'개인정보(Privacy)'와 '낚시(Fishing)'의 합성어로 유명업체(은행, 전자거래업체)의 홈페이지와 동일하게 보이는 위장 홈페이지를 만든 후, 인터넷 이용자들에게 이메일을 보내, 위장 홈페이지에 접속하게 하여 계좌번호, 주민등록번호 등의 개인정보를 입력하도록 유인하는 신종 사기 수법

⑥ 접근제한(Access control)

보호할 대상에 대해 인가된 접근을 허용하고 비인가된 접근시도를 차단하는 것.

⑦ 신분증명(Identification)

개개인을 식별할 수 있는 정보(ID, 주민등록증, 출입카드, 주민등록번호, 여권)

⑧ 인증(認證, authentication)

인증에는 실체인증(개체인증으로도 표현함)과 출처인증이 있다. 즉, 로그인(아이디와 암호), 부대의 암구호, 자물쇠와 열쇠 등

⑨ 암호화(Cryptography)

암호화한 정보를 전달과정에서 인가되지 않은 사람이 취득한 경우 암호화하기 이전 정보를 취득하지 못하게 하는 방법.

⑩ 부인방지(否認防止, non-repudiation)

부인봉쇄(否認封鎖)라고도 한다. 정보를 보낸 사람이 나중에 정보를 보냈다는 것을 발뺌(부인)하지 못하도록 하는 것.

4) 정보자료 유출

① 디스켓이나 CD 등 보조기억매체방치로 인한 정보유출

② 개인정보관련 자료디스켓관리 허술로 인한 정보유출

③ 디스켓보관 부주의로 인한 디스크손상 또는 내용삭제

④ 역보안사고 : 비밀번호의 무작위부여로 기억하지 못해 사용자 자신의 정보 접근 불가

5) 컴퓨터 정보유출 사항

① 컴퓨터를 켜 놓은 채 자리 비우기

② 컴퓨터 부팅시 비밀번호 미부여로 인하여 누구나 접근허용

③ 네트워크상의 공유폴더 지정으로 인한 정보유출

④ 불법 소프트웨어 사용으로 바이러스 침입하여 시스템 손상

⑤ 컴퓨터를 여러 명이 동시에 사용함으로써 상대방정보 검색

⑥ 해킹 소프트웨어설치로 인해 불법 해킹작업에 이용 되어 통신망 교란, 자료 파괴

3. 의료정보관리 및 정보보호

(1) 의료정보관리

1) ID/PASSWORD 관리

① 컴퓨터부팅/로그인/화면보호기암호설정

② 중요문서(한글, 엑셀 등)암호설정

2) 암호 설정 시 주의사항

① 사용자 아이디를 패스워드로 사용하지 말 것

② 개인 관련정보를 패스워드로 사용하지 말 것

③ 패스워드에 동일숫자 또는 문자를 반복하지 말 것

④ 다른 시스템에서 사용중인 것과 동일한 패스워드를 사용하지 말 것

⑤ 영문, 숫자와 특수문자를 함께 조합하여 8자이상 사용할 것

⑥ 3개월 주기로 패스워드를 변경할 것

3) 이메일 관리

① 각종바이러스와 해킹 프로그램들의 침입경로 제공

② 첨부파일에 첨부된 악성 프로그램중에는 시스템에 상주하여 개인정보를 외부로 유출

③ 시키는 해킹 프로그램이 포함된 경우도 많아 메일 보안에 대한 각별한 주의 요구

④ 메일의 첨부 파일을 실행하기 전에 반드시 바이러스 백신으로 검사하는 습관

(2) 정보보호

1) 사용자 보호수칙

① 백신 자동업데이트, 패치 강제화(MS 정기보안패치는 매월 둘째 주 수요일)

② 출처, 첨부파일 등이 의심스러운 E-Mail은 열람하지 말고 삭제

③ 개인 컴퓨터에 부팅, 로그인, 화면보호기의 패스워드를 반드시 설정

④ 공유폴더 사용은 최소화하고, 사용시 반드시 패스워드 설정

⑤ 공공장소(PC방 등)에서 인터넷 사용시, 가능한 개인정보(금융거래 등)

⑥ 사용하는 웹사이트 접속 하지 말기

⑦ P2P, 메신저 등을 이용한 파일 다운로드시 최신 백신 소프트웨어로 점검후 사용

⑧ 중요한 자료는 패스워드를 설정하여 저장하고 주기적인 백업의 생활화

⑨ 정품 소프트웨어의 사용

⑩ 패스워드 설정 권고안(국가정보원, 2002. 2)

⑪ id와 동일하게 하지 않음, 성 또는 이름을 패스워드로 사용하지 않기

⑫ 가족 및 부서명칭, 전화번호, 주민등록번호, 자동차 번호 등 사용하지 않기

⑬ 8글자 이상, 영문자, 숫자, 기호가 혼합된 패스워드 사용

⑭ 분기당 1회 패스워드 변경 등

2) 업무용/개인용 컴퓨터 보호

① 바이러스백신은 항상 최신버전으로 실시간 감시설정

② 디스크공유는 필요한 경우에만 실시

③ 공용 PC에 ID/패스워드 저장하지 않음

④ 평가판, 셰어웨어 프로그램은 꼭 필요한 것만 설치

⑤ 신뢰할 수 없는 사이트의 쿠키 요청은 거부

⑥ 최신 윈도우 보안 업데이트 설치

⑦ 정품 소프트웨어의 사용, 불법 복제 소프트웨어의 유포금지

PART 02

보건의료정보

처방전달체계 Order Communication System : OCS — CHAPTER 01

의료영상 저장 전송시스템 Picture Archiving & Communication System : PACS — CHAPTER 02

병원정보시스템 Hospital Information System : HIS — CHAPTER 03

전자의무기록 Electronic Medical Record : EMR — CHAPTER 04

전자문서교환방식 Electronic Data Interchange : EDI — CHAPTER 05

국가응급환자진료정보망 National Emergency Data Information System : NEDIS — CHAPTER 06

국가응급의료이송정보망 National Ambulance Information System : NAIS (중증환자 질환별 실시간 응급의료정보시스템) — CHAPTER 07

응급의료정보시스템 Emergency Medical Information System : EMIS — CHAPTER 08

원격의료 및 u-헬스 Tele-medicine & u-Health — CHAPTER 09

TRS-재난무선통신망 TRS-Disaster Radio network — CHAPTER 10

PART

2

CHAPTER

01

처방전달체계

Order Communication System : OCS

1 OCS의 개요

1. OCS의 정의

의사가 환자를 진료한 내용을 처방전에 기록하여 수납을 하고, 약국, 검사실, 방사선실 등으로 다니면서 치료를 하는데 있어 처방전이라는 서식지를 반드시 가지고 다녀야 하는 것을 컴퓨터를 이용하여 행하는 시스템이다.

의사가 처방전이라는 서식지 대신 컴퓨터를 이용하여 직접 진료내용을 저장하면, 입력 데이터가 병원의 통신망을 통하여 환자가 도착하기 전에 모든 자료들이 각 부서로 전달되어 수납에서는 챠트번호만 입력하면 수납계산이 자동 처리되며, 이어서 자료가 약제부로 전달되어 약사가 확인을 하면 약 자동조제기기(ATC)를 통하여 조제되고, 임상병리과에서 실시하는 각종 검사는 컴퓨터와 연결된 임상기기를 통하여 자동 분석되며, 방사선과로 전달된 촬영자료는 의료기사의 확인으로 처리되는 이러한 일련의 과정들이 병원의 신경망 (Network) 이라는 회선을 통하여 전달되는 시스템이라고 할 수 있다.

2. 처방전달체계의 도입목적

처방전달체계는 날로 심각해져 가는 병원경영환경에서 환자서비스를 획기적으로 개선하여 병원의 경쟁력을 향상시키고 진료수입의 발생시점 처리로 병원의 진료수입 누락을 방지하며 의약품 및 진료재료의 입출고의 명확성을 기하여 과비용 발생을 억제하고 정확한 통계분석으로 경영자의 의사결정을 지원하는 병원경영의 필수 도구이다

(1) 환자만족

1) 환자의 진료대기시간 단축
   ① 창구업무의 신속처리
   ② 약 조제시간 단축
   ③ 진료장비와의 공유영역으로 검사시간 단축
2) 친절하고 다양한 서비스
   ① 의료정보의 이용
   ② 전자 우편 정보의 이용
3) 신뢰받는 진료체계
4) 검사받기 편리한 병원
5) 다양한 정보제공

(2) 직원만족

1) 의사, 간호사, 의료기사, 경영진, 기술직, 사무직원들의 효율적인 업무처리 지원으로 인한 업무능력 향상
2) 임상연구자료, 의학연구자료 지원으로 진료의 신뢰도 증가
3) 통합 OA 환경(사무환경개선)
   ① OCS 정보를 기반으로 한 관리업무의 시스템화(재무회계, 구매재고, 장비관리, 원가분석, 경영분석 ⇒ 경영정보시스템(Management Information System, MIS)
   ② PC를 이용한 사무업무의 자동화
   인터넷이용, E-Mail이용, IntraNet을 이용한 전자결재환경이용 ⇒ 사무능률

향상

(3) 효율적 경영

1) 원내 통합 Database의 구축을 통한 여러 가지 정보의 효과적 이용
2) 다양한 경영분석 자료를 통한 합리적 경영
수진실적, 환자검색, 운영현황, 수진예약현황, 병동가동현황, 수술실 가동현황, 인원가동현황, 재무현황, 자금현황, 자재현황 등
3) 임상연구의 자료를 DB화로 연구의 자료로 이용
4) 병원의 다양한 정보를 이용 병원발전 전략의 수립
5) 정확 신속한 청구로 자금회전이 원활하며 병원경영상태 파악

(4) 첨단자료

1) 원내 Network화로 병원업무의 Online 처리
2) Non – Chart System
3) PACS(Picture Archiving & Communication System)도입으로 인한 각종 필름의 효과적 보관 및 필름의 자료화
4) EMR을 통한 의무기록의 검색 편의성 노모
5) 실시간 진료정보 활용
6) 대량의 임상정보 활용

(5) 효율적인 물류체계 확립(원가계산 합리화)

1) Film, Chart 대출업무의 최소화(PACS, EMR)
2) 물품 청구업무 효율 극대화(물품 정수 배치에 근거한 정량보충, 재고관리 시스템)

(6) 최적의 자원관리

1) 적정 진료인력 투입체계 확립
2) 다양한 인력관리 정보제공으로 의사결정 지원(인력현황, 교육현황 정보 제공)
3) 장비시설 가동률 향상을 위한 정보체계 확립

① 예방점검, 수리이력 전산관리로 장비시설 가동상태 점검

② OCS정보를 이용한 장비 가동을 자동 산출로 가동 장비의 평가

4) 실시간 재고관리 파악

(7) 임상연구의 활성화

1) 인터넷을 이용한 최신의학정보의 열람

2) 내부 네트워크(LAN)를 이용한 부서별 각종 정보의 공유

대부분 병원에 설치된 전산시스템은 현재 운영 중인 HIS(원무업무), OCS(처방전달시스템)이며, 향후 사업으로써는 EMR(전자의무기록), PACS(방사선영상진단), DW(의료데이터 웨어하우징) 원가 시스템 등이 종합시스템을 중심으로 통합된다는 점이다.

또한 서버와 함께 네트워크도 대용량으로 교체하여 모든 서비스를 빠른 속도로 이용할 수 있어 보다 한 차원 높은 환자 서비스를 제공할 수 있다는 점이 일차적인 효과이며 이런 기반들을 토대로 차세대 의료정보시스템의 구축과 본격적인 지식기반 경영이 가능하게 되었다.

최근 급변하는 의료 환경에 능동적으로 대처하는데 새로운 전산시스템이 필수적이라 판단하여 향후 병원경영 합리화는 물론 의학교육기관으로서 환자진료에 필요한 지식기반 구축에도 큰 도움이 될 것으로 여겨진다.

3. 처방전달체계의 구성 및 흐름도

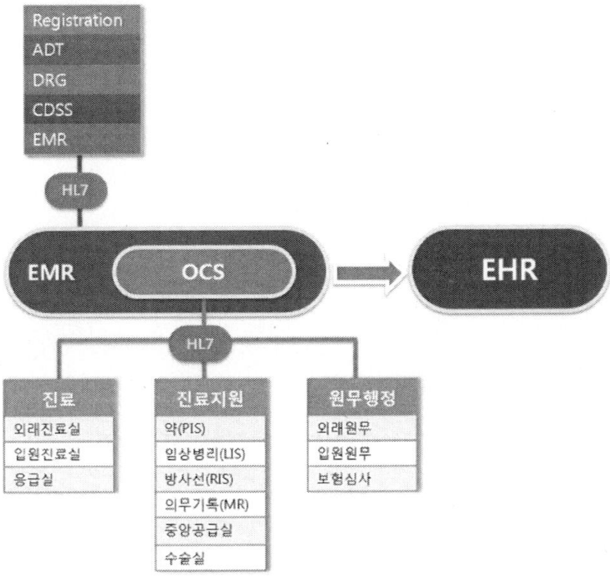

그림-5. OCS 구성도

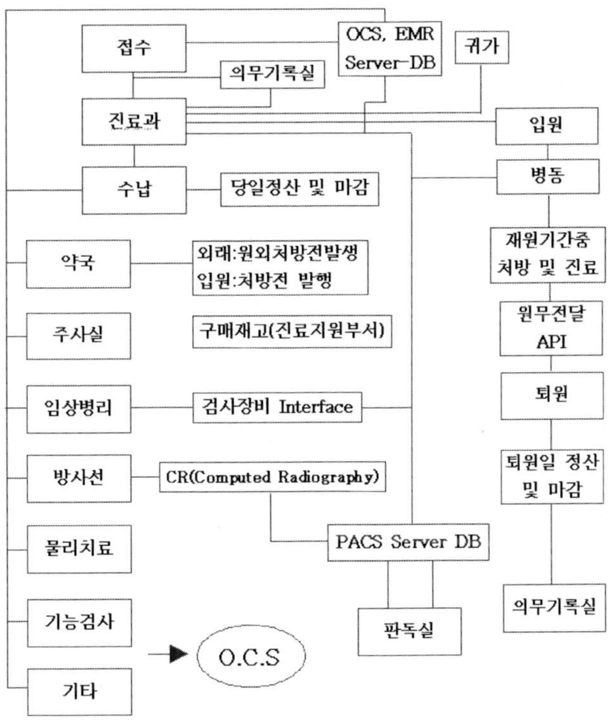

그림-6. OCS 흐름도

② OCS의 운영

1. 전산발전의 디딤돌로서의 처방전달체계

처방전달 체계란 개개 환자에 대한 처방 및 처치 정보를 효율적이고 정확하게 온라인 형태로 입력, 수정, 처리, 취소, 결과입력, 조회 그리고 사용자 요구에 따라 처리, 출력하는 일련의 내용을 포함한다. 처방입력자로서 진료부서 각 과의 의사, 간호사 그리고 전담 오퍼레이터 등이며 결과입력자는 약국, 임상병리과, 진단방사선과 등을 포함하는 진료지원부서의 의사, 간호사, 그리고 보건직 등이다. 즉 이들은 의료서비스 제공의 핵심 구성원으로서 병원 운영의 최전방 요원이라 할 수 있다.

의료전달체계의 발전단계라는 맥락에서 처방전달 체계의 의미를 살펴보면 병원전산의 발전은 단계적인 연속선상에서 지속적으로 추구되어야 하는 과제이므로 기 전산화된 부문과 향후 전산화 될 부문 간의 수직적인 연계는 물론 진료와 관리의 최종 사용자를 포함하는 하부체계로의 수평적인 전산화를 고려하여야 한다.

처방전달체계는 병원의 핵심적인 전방업무로서 진료와 진료지원부서의 업무를 전산화한다는 점이 원무 관리의 그것과 의미가 크게 다르다. 즉, 병원 기능의 핵심 부분인 의료서비스를 제고하는 부분에 대한 전산화를 의미하는 것이다. 이는 진료 및 진료지원분서의 전문지식을 구조화하고 이를 전산화하여 구현함으로서 의료서비스의 질 향상과 일반관리 및 임상적인 효율성 제고를 동시에 목표로 할 수 있다.

처방관리체계를 운영함으로써 진료와 일반관리의 통합, 연계를 시도하는 바탕이 될 수 있다. 이 시스템을 바탕으로 환자 접수에서 진료, 검사 및 처치, 진료비관리, 각종 지원의 관리, 최종적인 경영분석에 이르기까지의 업무를 연계하여 운영 할 수 있다. 이를 위해 각 부서별로 상이하게 되어 있는 각종 서식, 코드체계, 업무관리지침 등이 표준화되고 업무간의 관계가 재정의 되어야 하며 이에 따라 데이터베이스를 이용한 병원 내 자료의 통합 관리와 업무의 효과적인 재배치가 이루어져야 한다. 이러한 바탕위에 진료, 연구 등 임상 활동을 위한 자료와 원가분석, 경영분석 등 관리를 위한 기본 자료가 추출되며 업무의 효율적인 관리를 통한 병원 생산성 증대를 기대할 수 있다.

중요한 점은 원무 관리는 특정한 입력 전담 오퍼레이타를 이용하는 체계적인 반면, 처방관리 체계는 불특정 다수의 최종사용자들을 포함하는 체계이다. 전담 오퍼레이터를 이용하는 체계는 입력자료의 단순한 입출력만이 요구되나 최종 사용자가 불특정 다수인 경우 요구사항이 임의적이고 다양하다. 즉, 입출력 형태의 다양성, 자료구성의 복잡성이 요구되며 이에 따른 전산업무량이 급증하게 된다. 또한 다양한 직종의 요구를 수합하고 이를 조정하며, 변화하는 요구사항에 대해 신속하게 대응하기 위하여 체계적인 지침서(documentation) 유지가 필수적이다.

마지막으로 처방전달체계는 의무기록 전산화의 디딤돌로서 병원 의료정보체계의 향후 발전을 결정짓는 요체이다. 즉 의무기록의 자료는 처방전달체계의 운영에 의해 생성되는 원시 자료의 부분집합이거나 가공 처리된 자료로서 처방전달체계의 물리적, 논리적 설계 구현에 종속될 수밖에 없다. 그러므로 향후 의무기록을 전산화하는 데에 처방전달체계의 구현 형태는 병목화, 혹은 도약의 요인이 될 수 있다.

2. 병원의 정보화

정보화 시대로의 구동력은 정보 및 그 관련 기술의 급속한 발전에 의해 이루어지고 있다. 하드웨어로서의 전산기, 주변기기, 접속기기 그리고 통신매체의 용량과 성능 증대화와 더불어 소프트웨어로서 전산기 운영체계, 프로그램 개발도구, 사용자 친화도가 높은 패키지, 그리고 통신 관련 소프트웨어의 발전은 실로 눈부실만하다.

이 같은 발전에 따른 전산기 사용의 경제성 제고로 인하여 전산화 대상영역은 확내되고 있으며 나아가서 전산화에 의한 새로운 응용분야를 창출해 내고 있다. 병원 의료분야도 이러한 정보화의 큰 물결을 타기 위해서는 적극적이고 능동적인 대응이 절실하다.

국내 병원전산의 역사도 4반세기가 넘었다. 초기의 병원 전산화의 시초는 주로 1977년에 실시된 의료보험에 따른 보험청국의 수작업 탈피라는 수동적 이유에 근거한다. 따라서 대부분의 병원전산 체계는 보험청구자료 생성의 정확성, 신속성을 최우선으로 하여 이에 부수하는 원무관리(환자등록, 진료비계산포함)의 전산화에 초점이 모아졌다. 이는 이상적인 병원전산의 순차적 발전단계와 비교하면 전산개발 대사의 선후가 바뀌어진 것이다.

병원자료의 개략 흐름에 의하면 진료의 발생은 진료비계산 행위에 선행한다. 따라서 진료발생에 대해 우선적으로 전산화를 시도함이 이상적일 것이다. 이는 병원전산의 단계적 발전을 원칙적으로 제약하는 요인으로서 원무관리 이후의 처방전달체계 구축에 어려움을 말해주고 있다.

3. 병원 운영상의 제약과 컴퓨터 기술의 불확실성

응용 프로그램의 개발은 개발대상의 여건을 전제로 하므로 병원 전산의 외적 환경요소에 제약을 받는다. 또한 개발자는 현존하는 컴퓨터 기술의 역량 중에 구사 가능한 기술의 일부가 응용, 구현되므로 현재와 미래의 제공 가능한 기술의 종류와 형태, 그리고 기술 추이에 종속되기 마련이다. 해결책을 논의하기에 앞서 병원 운영상의 제약사항들과 컴퓨터 기술 구현에 관한 논의를 해보면, 관리자로서 병원운영상 일차적인 관심은 병원의 적정수익의 확보에 관심이 많다.

지난 몇 년간 급격한 인건비 상승, 행위별 고정수가제에 의한 의료수가의 일방적인 통제와 아울러 사회적으로는 복지 차원의 양질의 의료서비스에 대한 요구의 증대 등 병원운영상의 재정 압박이 가중되고 있음은 주지의 사실이다. 이러한 여건 하에서 처방전달 체계 운영을 위한 대규모 자본투자 혹은 비용증가를 감당해야 한다. 다시 말해서 전산기와 관련 소프트웨어의 구입 그리고 응용 소프트웨어의 개발에 대한 투자와 전산훈련 교육 또는 전산화함으로써 발생되는 자료요구의 급증에 따르는 비용 등 예측하지 못한 비용의 증가에 상응하는 수익성과 생산성 향상이 가능할 것인가는 좀 더 연구해야 할 사항이다.

설령 이들 문제가 해결되고 전산개발이 성공적으로 완료된다고 해도 개발된 체계를 운영할 수 있느냐는 또 하나의 심각한 문제이다. 이는 일차적으로 처방전달체계를 유지 운영하고, 성장시킬 만한 능력을 갖춘 전산 인력의 확보에 달려 있다.

병원운영의 핵심기술은 의학이므로 의료서비스의 한계효과(marginal effectiveness)를 높이기 위해서라도 정보체계의 도움이 절대적으로 필요하다.

처방전달체계 개발에 있어서 또 하나의 제약은 병원은 다양한 전문 직종으로 구성되어 있다는 조직의 특성에 기인한다. 전술한 바와 같이 처방전달체계는 이들 다양한 직종을 사용자로서 포함하는 것으로서 부서간의 의사소통을 위한 매개체로 정의할 수 있다. 따라서 개발자는 이들의 다양한 요구사항을 수집, 파악, 절충하여 직종간의 마찰을 최소화하고 조직전체의 이익을 극대화해야 함은 그리 수월치 않다.

우선은 사용자측의 전문지식에 관한 일부분의 이해를 바탕으로 의사교환이 가능해야 하며 경우에 따라서 이해의 상충을 다스리고 필요한 대안을 제시해야한다. 특히 대부분의 의료서비스 전문가는 전산에 대한 충분한 이해가 부족할 뿐더러 개발에 따르는 책임이 부과되지 않으므로 이들이 적극적으로 개발과정에 참여하지를 않고 있다.

전산화에 의해 생성된 자료를 적극적으로 활용하기 위해서는 진료와 관리체계의 연계통합화에 한계가 있다. 일반적으로 관리부문의 정보는 구조화가 용이하며 측정이 가능하여 수리적이거나 회계상의 표현이 가능한 반면, 진료정보는 일부를 제외하고는 서술적이고 비구조적이며 다양한 입출력 형태(그래픽 이미지 등)를 요구한다. 이러한 요구를 충족시키기 위해서는 다양한 기술을 연계 통합하여 처방전달체계를 구축하는 것이 필요하다.

처방전달체계 구현의 가능성은 현재와 향후의 업계가 제공할 수 있는 하드웨어, 시스템 소프트웨어 그리고 응용프로그램의 개발에 요구되는 제반 사항을 포함하는 컴퓨터기술의 역량에 일차적으로 종속된다. 처방전달체계 구축은 병원의 여러 부서 간 진료정보의 교환을 위한 것인 만큼 이에 소요되는 기술의 종류 또한 다양한 선택이 열려 있다. 상부구조인 처방전달체계의 운영에 의해 생성되는 자료는 하위 시스템 개개의 전산처리 요구에 대응할 수 있기 위함이다.

서구의 전산기술이 국산화되는 데에 시간이 걸리며 개발업체에 따라 기술 선택의 제약을 받을 수밖에 없다는 점이다. 게다가 처방전달체계의 구축에 소요되는 시간이 비교적 장기간이며, 이의 기술요소 구성은 향후 시스템 개발의 제한요건이 된다. 따라서 처방전달체계를 기획할 때 소요기술의 수명주기, 사용자 저항과 학습 소요기간 등을 예측하여 적합한 선택을 해야 한다.

CHAPTER

02

의료영상 저장 전송시스템

Picture Archiving & Communication System : PACS

1 PACS의 개요

1. PACS의 탄생배경

환자의 생명을 다루는 의료 행위에 있어서 임상진단은 환자를 치료하는 큰 설계 부분이다. 현대의학의 발전은 정확한 임상진단을 하는데 많은 도움을 주었고 앞으로도 더욱 더 그 의존도는 높아 갈 것이다. 특히 CT, MRI 등의 의료영상 장비들의 도움은 의사의 청진기와 같이 필수적인 것이 되었다. 그러나 도움을 주는 의료장비들로 환자의 이상 부위를 찍고 그것을 필름으로 인화하여 방사선과 의사가 소견서를 쓰고 필름과 소견서를 가지고 다시 환자의 주치의에게 통보가 되어 최종적으로 임상진단을 내리기까지 많은 시간과 인력이 투입되므로 비효율적인 자원운영이 되고 병원의 재정에도 결코 도움이 되지 않는다. 그리고 환자로써도 신속하고 정확한 치료를 받을 권리가 있음에도 그렇게 하지 못하는 비정상적인 현실이 정상적인 분위기가 되어있다.

인간의 필요에 의해 과학기술이 발전 되어 왔는데, 정보화 사회에서는 발전된 기술이 살기 좋은 사회를 만들어 가는 원동력이 되었다. 그러므로 병원도 여기에 예외 일

수가 없고, 사회의 전반적인 흐름에 따라 궁극적인 인류의 목표인 인간을 존귀하게 여기는 사회는 결국 PACS와 원격의료(Telemedicine)의 탄생을 가져왔다.

Telemedicine은 컴퓨터와 데이터 통신기술을 이용하여 의료서비스를 전달하는 기술을 통칭하는 것으로 각종 분야에서의 응용이 가능한 무한한 분야이다. 우리나라의 경우 예를 들면 병원의 양극화 현상이 두드러진다. 이 말은 의료시설과 많은 분야의 전문가들이 있는 대형 병원을 선호하여 지리적으로 외지이거나 낙후된 농어촌 등에서 사는 사람들은 인간의 기본권이 있음에도 불구하고 질적으로 높은 의료서비스를 받지 못한 것은 물론, 이로 인한 잘못된 의료체계는 큰 문제이며 이것을 해결할 수 있는 것이 바로 Telemedicine이다.

Telemedicine은 원격영상진단시스템(Teleradiology system)을 만들었다. 이것은 컴퓨터와 통신망을 이용하여 원거리에서 X-ray, MRI, CT 등의 의료용 영상들을 전송하여 방사선과 의사가 방사선 판독을 할 수 있게 하는 의료서비스시스템이다.

❑ 역사적 배경

의료영상 장비 표준화의 필요성은 MR, CT, CR, Ultrasound, 및 핵의학(Nuclear Medicine)과 같은 Digital 영상을 출력하는 장비 사용 및 보급이 급증함에 따라 ACR (The America College of Radiology)와 NEMA(The National Electrical Manufacturers Association)가 결합하여 1983년 표준화에 관한 조직을 처음으로 결성하게 되었다. 이 조직의 목적은 표준화를 통하여 사용자가 원하는 의료 영상 장비의 연동을 위한 표준안 작성이었다. 이는 구체적으로 각 장비별 Hardware 간의 연결 방식은 물론 영상 및 일반 정보의 해석을 위한 표준 양식까지를 포함하고 있다.

초기 기존 자료 분석 결과 모든 것을 만족할 만한 표준은 없었지만 몇 가지 유용한 방식에 관한 정보를 얻게 되었다. 그것은 AAPM(The American Association of Physicists in Medicine)에서 사용하는 방식으로 Image Data 앞에 Header를 사용하여 환자 및 검사 정보를 기록하는 방식으로 가변적 길이를 가지는 Tag와 Key를 가지고 정보를 등록하는 방식이 Committee에 의하여 받아 들여졌다. 이와 함께 장비간의 Network 연결은 일반 Computer를 연결할 때 가장 많이 사용하고 있는 TCP/IP Network Protocol을 채택하고 Open Systems Interconnection에서 정의한 Network 7단계 구성을 Model로 사용하였다.

1985년에 비로소 ACR-NEMA조직이 결성된 후 2년간의 작업을 바탕으로 ACR-NEMA 300-1985(ACR-NEMA Version 1.0)를 RSNA Meeting에서 발표하게 되었으나 많은 Error와 실제 연동 적용에 적합하지 않은 점들이 발견되어 이러한 Error와 새로운 요구 사항들을 받아들인 ACR-NEMA 300-1988(ACR-NEMA Version 2.0)을 1988년 다시 내놓게 되었다. 그 당시 사용자들로부터 가장 요구되었던 사항은 영상 장비간의 Network 연동이었다. 그러나 Version 2.0에서도 역시 사용자들이 원하는 수준의 Network 지원 기능을 가지고 있지 못하였다. 따라서 이러한 이전 Version의 취약점을 좀 더 보완한 것이 현재 사용되고 있는 DICOM Version 3.0이다. DICOM Version 3.0에서는 설계 단계에서부터 Object-Oriented의 새로운 설계 방식을 도입하게 되었으며 특히, 영상 장비를 Network에 직접 연결이 가능하게 되어 필요한 Header Information과 Image 정보를 결합하여 영상을 전송하는 기능을 지원하게 되었다.

2. PACS의 정의

의료영상 저장 전송시스템(Picture Archiving & Communication System, PACS) 이란 의료영상 특히 컴퓨터영상처리장치(Computed Radiography, CR), 전산화단층촬영장치(Computed Tomography, CT), 자기공명영상장치(Magnetic Resonance Imaging, MRI), 디지털감산심혈관단층촬영장치(Digital Subtraction Angiography, DSA), 초음파조영술(Ultrasonography, US) 등과 같은 방사선과 진단영상들을 디지털상태로 전환한 후 고속의 전산망을 이용하여 전송하고, 디지털 데이터로 의료영상을 저장하며 의료진들이 기존의 필름과 뷰박스 대신에 컴퓨터를 이용하여 의료영상을 조회, 검색하는 것으로 영상을 이용하여 환자를 진료하는 포괄적인 디지털 영상관리 및 전송 시스템을 말한다. 즉, PACS는 방사선 진단에 관계된 각종 영상진단 장치들과 컴퓨터 통신망, 영상표시용 Workstation 및 Database등을 포함한 의료영상 Total System이다.

그간의 처방전달체계(Order Communication System, OCS), 의료영상처리기술 등의 의료전산화의 노하우를 바탕으로 개발하고 있는 PACS가 있으며 이 시스템은 촬영 당시부터 필름이 없는 CR(Computer Radiology)장비를 이용한 PACS와 기존에 촬영한 필름을 필름전용 스캐너를 이용하여 디지털화하는 포괄적인 시스템으로 개발되었다.

3. PACS의 필요성

의료기관에서의 PACS의 필요성은 필름 보관소의 최소화로 병원 경영성 향상, 필름의 분실 및 훼손 방지, 필름 현상 및 관리 비용과 인건비의 절감 등이다.

(1) 필요성 1 : X-ray 필름 기반의 영상 관리시스템의 문제점

1) 필름을 보관하기 위해 넓은 저장 공간과 비용이 소요된다.

1000병상을 보유한 대학병원의 경우 필름 보관을 위해 연간 32평 이상의 저장 공간이 필요하다. 기존의 필름(5년분)의 저장과 매년 증가해가는 필름의 보관 및 관리에 대한 해결책이 필요한 상황에 처하고 있다.

2) 필름을 검색하는데 많은 시간과 인력이 필요하다

대학병원의 경우 매일 평균 6.45명의 수련의들이 필름을 찾기 위해 매일 약 48분의 시간을 보낸다.

3) 필름의 활용도가 낮아진다.

필름은 한 명의 의사만이 사용할 수 있고 손상시에는 다시 복원하기 어려운 점이 있다.

4) 필름 가격의 인상과 현상액으로 인한 환경오염이 발생한다.

환율 급등과 은의 고갈로 인한 필름 가격의 인상은 병원의 채산성을 낮추고 현상액의 사용은 오염물질을 발생시킨다.

(2) 필요성 2 : PACS가 제시하는 문제의 해결책

1) 작은 공간에 방대한 양의 필름 정보를 저장할 수 있다.

필름을 디지털 영상자료로 데이터 저장자치에 압축 저장하여 작은 공간에 많은 양의 필름을 영구히 저장 할 수 있다.

2) 필름 검색을 위한 시간이 획기적으로 줄어든다.

저장된 영상자료는 환자의 차트 번호와 각 영상 시리얼 번호를 기준으로 Index를

DB가진 컴퓨터를 이용하여 검색하므로 ON, OFF에 상관없이 필름의 검색시간이 줄어들고 시간이 오래 지난 필름의 검색에서도 간편하게 원하는 필름을 곧바로 검색 할 수 있어 방사선과 직원들의 업무효율이 상승할 것이며 진료파트의 대기시간도 획기적으로 감소할 것으로 기대된다.

3) 필름의 활용도가 높아진다.

디지털화된 필름 정보는 화질의 손상 없이 무한 복제가 가능하므로 한 필름을 병원의 PACS Network를 통해 여러명의 의사들이 동시에 이용할 수 있고, WAN을 이용해 멀리 있는 원격지와도 영상 및 환자 데이터를 주고받을 수 있다.

4) 필요한 필름만 프린트하여 경제적이고, 현상액 발생이 줄어들거나 없어진다.

4. PACS의 특징

PACS의 주요 특징은 촬영 후 즉시 의료영상 재현이 가능하고, 이미지를 상세하게 재구성할 수 있으며, 협진, 전송, 정보관리, 이미지 데이터의 보관이 용이하고, 필름의 분실 및 훼손을 방지한다는 특징이 있다.

2 PACS의 구성

1. 영상획득부문(Image Acquisition Subsystem)

PACS는 CR, CR Reader, US, Film Scanner(Digitizer), Work-station(Gateway), Monitor 등으로 구성되어 있으며 영상획득부문은 Mammography, MRI, CT/PET, X-ray, C-arm, Sonography 등으로 구성되어 있다.

PACS(NEW)

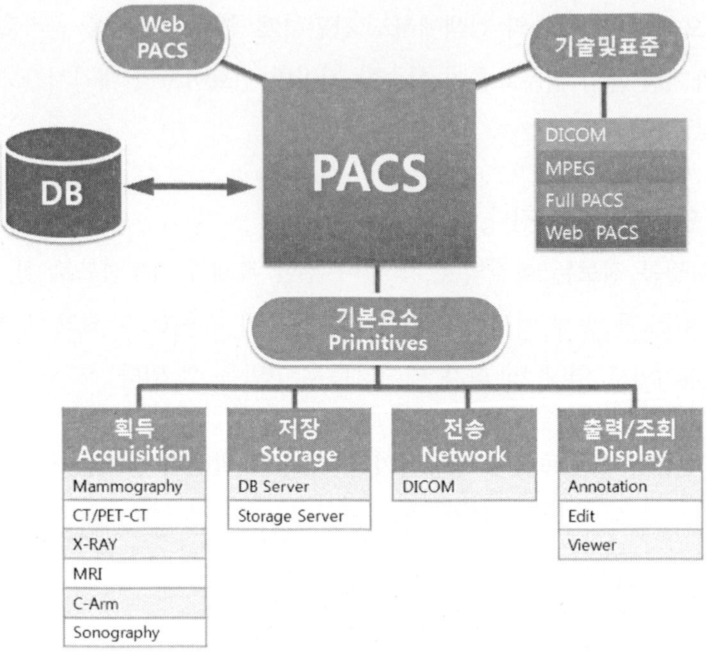

그림-7. PACS 구성도

(1) Network과 통신(전송)

일반 컴퓨터에서 컴퓨터 환경을 제공하여주는 Operating System이 필요하듯이 Network 환경을 제공하여 주는 Network Operating System(NOS)이 필요하다. NOS로는 Windows NT, Unix 등이 있다

Network을 통하여 영상을 볼 때, 많은 데이터 량을 빠르게 사용자에게 전달하기 위해서는 고속의 Network이 필요한데, 고속 Network으로는 ATM이 많이 쓰인다. ATM은 전화 교환기가 기반 기술이기 때문에 이미지, 데이터, 음성을 한 선으로 전달할 수 있는 장점을 가지고 있다

PACS Network 구축시 C/S 방법을 쓰는데, 이유는 많은 어플리케이션을 사용할 수 있는 장점과 자원의 효율적인 이용이 가능하기 때문이다. 반면에 Host-terminal 방식은 모든 처리를 host에서 하기 때문에 Network관리자가 관리를 용이하게 할 수 있지만, 한정된 자원만 사용하기 때문에 의뢰인들이 타 부서에 폐쇄적일 수밖에 없다.

일반적으로 병원 Network의 구축시에는 병원에서 사용되는 데이터들의 정확한 이해와 병원 업무의 흐름을 정확히 파악하여 병원 네트워이 가지는 독특한 면을 잘 고려하여 구축하여야 한다.

(2) Digital Imaging and Communications in Medicine, DICOM 이란?

DICOM은 1992년 RSNA(The Radiological Society of North America) 회의에서 처음으로 서로 다른 형태의 영상 정보를 가지는 장비들의 연결을 위하여 Network를 사용한 Message 전송에 관한 규약을 통하여 시작되었다. 그 후 표준화 작업을 위한 ACR-NEMA 각 Working Group(WG)이 형성되었으며 이들 WG간의 협의를 거듭하여 1993년 RSNA에서 처음으로 Demo를 가졌다. 현재는 DICOM Version 3.0이 발표되어 사용자와 업체간의 표준에 대한 이해와 발전을 거듭하여 의학 영상 장비 연동의 표준으로 자리를 잡아가고 있으며 또한 표준화 영역을 넓혀 가고 있다.

(3) DICOM 3.0 communications protocol model

지금도 계속적으로 여러 장비 개발 업체와 학계는 물론 다양한 사용자로부터 의견을 수렴하여 협의를 거듭하는 각각의 Working Group 활동을 통하여 계속적인 발전을 추진 중에 있다. 현재 DICOM의 구성은 13 Part로 구성되어 있으며, 10~13 Part는 여러 저장 매체를 지원하기 위한 Part로 현재 활동이 활발히 진행중인에 있는 Part이다.

또한 DICOM을 간단하게 설명하면 의학 영상과 관련된 정보를 주고받는 표준이라 말할 수 있다. DICOM Version 3.0 이 과거 ACR-NEMA Version 1.0 및 2.0과 비교하여 볼 때 가장 큰 차이점으로는 이전 Version은 설계 자체가 현실과 많은 차이점을 가지고 있었으며 Message의 구성, 즉 Group과 Element의 조합이 많은 부분에서 실제 상황과 일치하지 않았기 때문에 정보의 전달에 어려움이 많았다.

(4) DICOM의 구성

이러한 문제점을 해결하기 위하여 DICOM Version 3.0에서는 실제 방사선과 업무와 밀접한 관련이 있는 환자, 영상 정보 및 판독 결과들의 연관성을 중심으로 한 모델을 바탕으로 전반적인 방사선과 업무 흐름을 고려하여 설계 되어있는 점을 들 수 있다. 다시 말해, 발생되는 정보가 어떻게 연관되고 기술되는지를 자세하게 나타내는 모델을 기초로 설계되어 졌다. 이것은 DICOM 3.0 내에서 Entity-Relation Model 이라고 하는 데이터 구조의 기본이 된다. 이 모델은 사용자가 연동을 원하는 두 데이터 요소와 요건들이 어떻게 서로 작용하고 연관되는지를 명확하게 보여 주고 있다.

일반적인 병원 전산 시스템들은 각기 다른 업체로부터 제공되기 때문에 서로 다른 Network, Database, 및 Host Platform을 사용한다. 이 때문에 전체 시스템의 운영 효율을 높이고 중복된 정보의 저장을 줄이기 위해서는 시스템간의 연동이 반드시 필요하다. 이와 같은 서로 다른 시스템 간의 연동을 위해서는 반드시 표준이 필요하며 의료영상에 관련된 표준으로써 전체 DICOM을 가장 많이 사용하고 있다.

2. 영상 출력 및 판독 부문(Image Out & Display Subsystem)

Laser Imager, Workstation(Preview Station, Review Station, Gate Way 등)등으로 구성되어있다. DBMS에 저장된 영상을 필요한 조건을 주고 검색하여 불러낸다. 화면에 나타난 영상을 보기 위해서는 다음과 같은 조건들을 갖추어야 한다.

■ Resolution

MRI, CT : 256*256, 512*512, 1K*1K

X-ray : 1K*1K, 2K*2K

Mommo : 4K*4K 이상

Contrast : X-ray, CT, MRI, CR(10bit – 16bit)

US, NM : 8 bit

Monitor(Size) : 20인치 이상

Brightness : 최소 60 foot-lamberts

Refresh Rate : 70Hz 이상

Digital Format으로 입력된 이미지 출력은 Laser Film Printer, 35mm Slide Maker등을 사용한다.

3. 영상 데이터베이스 및 저장 부문(Image Database & Storage Subsystem)

Main Server, Disk Array, Juke Box(CD, MOD), DAT 등으로 구성되어있다. DB 서버는 획득한 이미지의 양에 따라 저장 용량을 계획한다. 이미지 데이터 량이 저장의 많은 부분을 차지하기 때문에 대용량 DBMS가 주로 많이 쓰이는데 단기 저장과 장기 저장으로 구분하여 구성한다. 치료를 위해 계속적으로 오는 환자나 연구 또는 기타의 목적을 위한 환자의 영상 자료들은 단기 저장하고, 압축 방법으로는 데이터 량이 커도 3:1 무손실 압축 방법을 쓴다. 왜냐하면 데이터 손실로 인한 정밀한 판독에 악영향을 끼쳐 환자의 치료에 결정적인 지장을 주기 때문이다. 치료가 종결되어 지속적으로 쓰지 않는 영상들은 장기 저장에 판독된 소견서와 함께 압축률 10:1 이상의 손실 압축 방법으로 데이터의 양을 줄여 저장한다. 장기 저장된 영상 자료로 재판독은 불가능하다. 그것은 압축으로 인하여 이미지가 손실되어 정확한 판독이 힘들기 때문이다. 만약 치료가 종결되어 장기 저장할 영상이라도 차후 연구, 기타 목적으로 필요하다면 무손실 압축을 하여야 한다.

4. PACS의 구축효과

PACS의 가동으로 인해 방사선 필름을 컴퓨터 영상처리를 통해 실시간으로 각 진료과와 연결하는 것은 물론 영상정보 Data Base를 구축, 검색을 통한 고객의 질병기록 및 증상변화를 한 번의 클릭으로 분석할 수 있으며 원격화상진료체계의 기초자료 공유가 가능해 졌다.

또한 필름보관소에서 과거 필름을 찾아 진료과에서 병력 및 질환의 증상변화 추이를 비교, 검토해 오던 방식이 이제는 단 한 번의 클릭으로 고객의 방사선 진료정보를 한눈에 파악할 수 있으며 동시에 여러 명의 의사가 필름판독결과를 확인할 수 있어 정확성을 매우 높일 수 있고 방사선과의 원활한 업무진행으로 환자의 대기시간 을 단축하고 필름분실 및 훼손방지에도 기여하고 있다. 의료기관에 PACS를 구축함에 따라 다음과 같은 효과를 기대할 수 있다.

(1) 필름 분실 및 관리 소홀 등으로 진료에 차질을 가져오던 경우가 시스템에 저장됨으로써 손실 없이 재생이 가능하다.

(2) 환자 대기시간의 감소

(3) 편리하고 체계적인 필름의 관리로 시간과 인건비 절감

(4) CD-ROM으로 저장시 반영구적으로 보관이 가능

(5) 공간 활용도를 높여 여유 있고 깨끗한 병원환경 조성

(6) 병원경영의 효율성 제고.

(7) 판독내역의 데이터베이스화로 신속한 판독결과 작성 가능

(8) Zoom, Invert, Angle, Distance 등의 기능을 활용하여 좀 더 편리하게 판독 가능

(9) 환자명단 및 자료를 여러 가지 형태로 조회, 출력 할 수 있어 효율적인 학술자료 제공

(10) 일반 방사선 영상뿐만 아니라 내시경, 심혈관등의 동영상도 지원

- Windows에서 지원되는 모든 동영상을 지원한다.
- 한 화면에서 여러 개의 동영상 조회가 가능하다.

(11) 방사선 영상을 판독하면서 판독결과 등을 디지털로 녹음, 수정 및 조회

(12) 의료정보 시스템과의 통합 가능

(13) 의료정보의 실시간 공유가 가능

(14) 시스템간의 단순한 공유영역이 아닌 통합 개념

(15) 사용자 편의성과 저비용 시스템 채택

(16) Windows 탐색기와 유사한 형태의 User Interface를 제공

(17) 사용자의 업무 동선(動線)을 최대한 고려하여 불필요한 동작을 최소화

(18) 기존 고가의 server가 수행하던 기능을 분산 처리 개념을 이용하여 저가의 개인 컴퓨터 여러대가 업무를 나누어 동시 처리

(19) 고성능 저가의 시스템 구현이 가능

즉, PACS(의료영상 저장 전송시스템)는 방사선학적 영상진단장치를 통해 진단 영상을 디지털 상태로 획득, 저장하고 진단 방사선과 의사들의 판독과 진료기록을 함께 각 단말기로 전송, 검색하는데 필요한 기능을 통합적으로 처리하는 디지털 의료영상 저장 전송시스템인 것이다.

CHAPTER

03 병원정보시스템

Hospital Information System : HIS

1 HIS의 개요

1. HIS의 정의

병원정보시스템(HIS : Hospital Information System)이란 병원을 찾는 환자의 질병을 치료하기 위하여 병원내에서 정보를 통합하여 병원 내/외부로 통신을 하고 병원 내의 모든 사용자에게 공통적인 정보기능을 제공하는 일종의 개방적인 시스템으로, 환자의 병적사항을 동시에 공유하며 서로의 약속된 코드로 처방을 전달하고 해당진료 지원부서에서 이러한 정보를 신속히 전달하여 전문적인 진료행위 및 행정서비스를 시행하고 이러한 자료들을 병원경영분석에 의사결정자료로서 활용하며 의료기관의 규모 및 역할에 따라서 국민건강증진을 위한 정보제공의 역할을 수행할 수 있다.

병원정보시스템은 개념적으로 진료정보시스템, 환자관리시스템, 회계, 경영관리시스템으로 구성된다. 병원정보시스템은 병원 하부 시스템 간에 통신이라는 필수적인 매개체를 통해 상호작용을 한다.

병원정보시스템은 각과에 상호 연결된 시스템이 자료를 생성하고 검색하고 보관할 수 있는 중앙집중식 database로 구성된다. 행정 및 진료자료도 병원정보시스템으로 모이게 된다.

2. HIS의 목적

병원정보시스템(Hospital Information System)은 1960년대부터 개발되었으며, 병원내 의료 및 행정 업무를 관리하기 위한 시스템이다.

병원정보시스템은 진료부서, 진료지원부서, 병원행정부서 등 규칙적이고 정확한 정보를 신속히 제공하여 부서간의 환자처치 자료 등의 이동을 줄여서 환자와 의료진에게 충분한 진료시간과 여유를 제공함으로써 질적인 의료서비스를 시행하고 다음단계로 체계적이고 정리된 자료를 활용하여 병원의 이익을 추구하고 병원의 발전에 기여한다는 목적을 가지고 있다.

3. HIS의 도입배경

과거의 병원시스템이 행정지원시스템이었다면 현재는 진료지원기능을 중심으로 정화화가 앞서가는 병원이라고 할 수 있으며 이러한 현상은 많은 의료진의 배출과 병의원의 개원으로 인하여 병원간의 경쟁력이 강화되고 환자 모셔오기 경쟁으로 인하여 외적, 내적 변화를 주어 병원진료업무에 변화를 주고 개선하여 상호 앞서가는 병원이 되어가는 현상이며 그 첫 번째 변화가 바로 진료지원기능의 강화이고 환자안내, 진료기록부 전달, 처방전 전달, 환자 접수대장 작성, 처방내역 실시, 장부작성, 각종 통계 작성 등으로 많은 시간과 인력의 낭비를 막아 진료업무에 집중하게 만들었다. 현재는 의료분야에서도 컴퓨터의 발전과 데이터베이스, 모바일 등의 최첨단기술의 발전과 접목으로 병원의 진료 지원 부서들이 좀 더 효과적이고 효율적인 기능을 지원해주고 있기 때문이다.

② HIS의 구성 및 활용

1. HIS의 구성

병원정보시스템은 진료 및 진료지원정보시스템, 병원행정시스템으로 구분할 수 있으며, 과거 행정지원중심에서 현재 진료지원중심으로 변해가는 추세에 OCS(Order Communication System), PACS(Picture Archiving and Communicating System) EMR(Electronic Medical Record) 등의 시스템은 이러한 요구사항을 능동적으로 수용한 것으로 각종 의학정보 및 환자들의 진료자료를 보관한 데이터베이스 구축과 의사가 환자를 진단한 후 처방전을 네트워크를 통해 각 해당진료부서로 전달하고 영상정보전달과 컴퓨터기반의 진료기록보관 등의 기능을 제공하는 시스템이라 할 수 있다. 이 시스템은 환자의 등록에서 진료, 수반까지 원내의 모든 DATA를 관리 전달하는 것은 물론 병원의 모든 행정을 효율적으로 관리할 수 있도록 하는 통합의료정보시스템이라고 할 수 있다. 병원내 진료현황부터 의약품 관리 및 재무 관리를 포함하기 때문에 매우 복잡하게 구성되어 있다.

병원정보시스템은 내부적으로 나음 시스템들의 결합으로 구성된다.

① 임상정보시스템(CIS) ② 재무정보시스템(FIS) ③ 연구실정보시스템(LIS)
④ 간호정보시스템(NIS) ⑤ 약국정보시스템(PIS) ⑥ 의료영상저장전송시스템(PACS)
⑦ 방사선과 정보시스템(RIS) ⑧ 처방전달시스템(OCS) ⑨ 전자의료기록(EMR)
⑩ 광역의료정보시스템(WAMIS)

병원 database에 저장된 정보를 구분해 보면 다음과 같다.

1) 환자를 중심으로 한 진료 및 환자관리 자료 : 진료자료는 모두 환자의 진료상태에 관한 것으로 측정된 생리적인 자료와 진료기록 등과 같은 환자의 진단 및 치료에 관련된 자료로 구성된다.
2) 병원회계 및 관리와 기획에 관련된 자료 : 병원관리에 관한 자료는 회계와 임상관련 자료로 생각할 수 있다.

환자가 간접적으로 임상적, 회계적 자료를 생성함에 따라 이 두가지 형태의 자료는 미래 지향적인 계획과 관리기능에 대한 입력 자료라 할 수 있다.

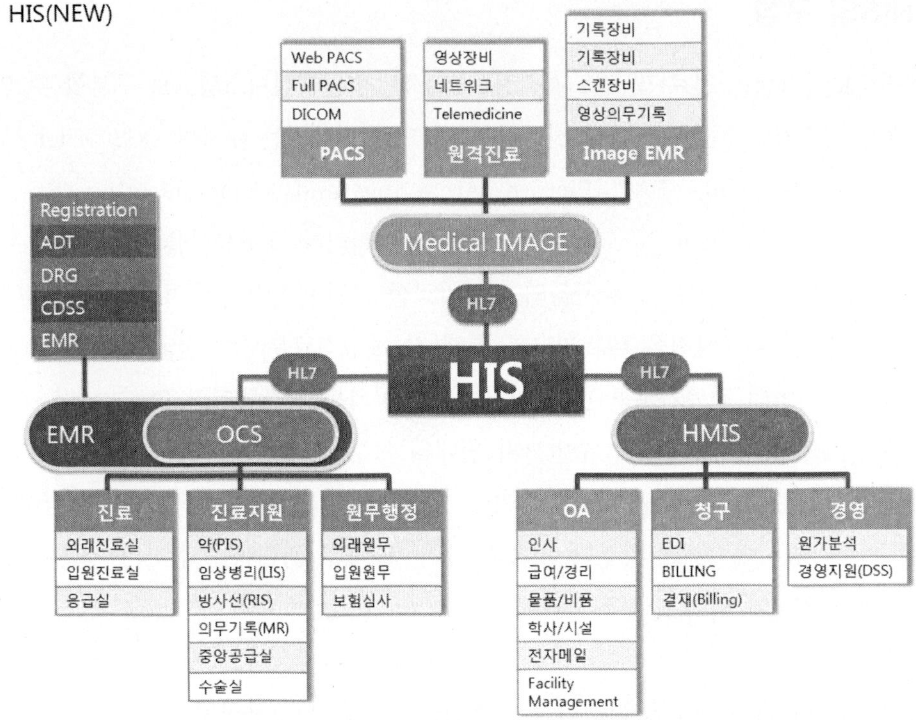

그림-8. 병원정보시스템(Hospital Information System, HIS) 구성도

2. HIS의 활용

병원정보시스템은 병원이 대형화 되면서 모든 정보시스템을 상호 연동될 수 있도록 지원하는 시스템으로 각 병원에서는 OCS Server, EMR, PACS, BACK 시스템을 라우터와 허브를 통해 각 업무지원부서인 원무과, 진료과, 병동간호, 진료지원과, 의무기록, 행정부서 등 진료 및 행정, 정보관리를 통합해서 운영하고 있다.

병원의 규모가 확장될수록 신속하고 체계적인 환자의 자료관리와 의료서비스의 제공으로 병원에 도움을 주고 있으며, 앞으로 외부시스템과의 연동도 점차 확대될 것이며, 특히 EDI, EMIS, NAIS, NEDIS 등과도 연동되어 운영되게 된다.

③ HIS의 운영

병원정보시스템의 핵심은 병동시스템, 외래시스템이 기본으로 진료지시, 기본정보와 지원서비스, 예약시스템, 물류시스템을 이용한 각각의 서브시스템과 밀접한 관계를 맺고 있는 종합정보시스템을 구성한다.

1. 기본시스템

(1) 진료지시

의사가 투약, 주사, 검체, 식이 등의 각종 지시를 전 상황 면에서 시행하고 그 지시가 환자에게 수행되고 그 결과가 의사에게 돌아간다. 진료지시의 장점은 다음과 같다.

1) 진료실, 병동에서 다양한 형태의 처방전을 줄일 수 있다.
2) 각 진료부서에서 관련부서로 필용한 정보가 신속하게 전달될 수 있다.
3) 환자 개개의 자세한 정보 축적으로 환자 정보의 신속화를 추구한다.
4) 진료 DB의 구축으로 진료연구의 이용이 가능하다.
5) 어떤 단말기에서도 동일한 지시입력이 가능하고 정확한 정보의 전달이 가능하다.

(2) 기본정보 및 지원서비스

환자의 기본정보로서 사회, 병력, 신체상황 등을 입력하여 의료정보로서 제공이 가능하게 된다.

1) 환자 기본정보 : 환자성명, 생년월일, 연령, 성별, 주소, 연락처, 사회력, 가족력, 병력, 입원력, 신체상황 등
2) 지원서비스 : 의약품정보, 각종검색, 각종 추출서비스, 각종 진료기록, 검체검사 결과 등

(3) 물류시스템

병원 내 모든 물류의 정보를 일관되게 관리하고 중앙창고의 재고 관리 시스템을 각

부서, 병동 단위의 재고관리에 적용한 시스템으로 중앙창고와 현장부서와의 수불처리가 중앙창고의 재고량 변동, 각 현장의 재고수의 변동에 의해 발주 처리까지 연동되어 있는 시스템이다. 병원내의 물류의 종류, 약품, 시약, 의료재료, 비품, 멸균재료, 린넨, 급식재료 등을 DB화해서 관리하면 다음과 같은 물류관리시스템 전산화의 이점이 있다.

1) 기기, 비품관리, 부서별 재고관리, 물품정보, 사용반영 및 입력, 자동지불, 발주통계집계 등을 일원적으로 할 수 있다.
2) 단말기로부터 각 현장 재고 수를 파악할 수 있고 적정 재고 관리가 가능하다.
3) 각 부서로서의 기기, 비품 정보를 단말기로 참조할 수 있다.
4) 병원의 효율적인 운영과 고품질 의료를 실현하기 위한 병원경영관리정보에 충실을 기할 수 있다.

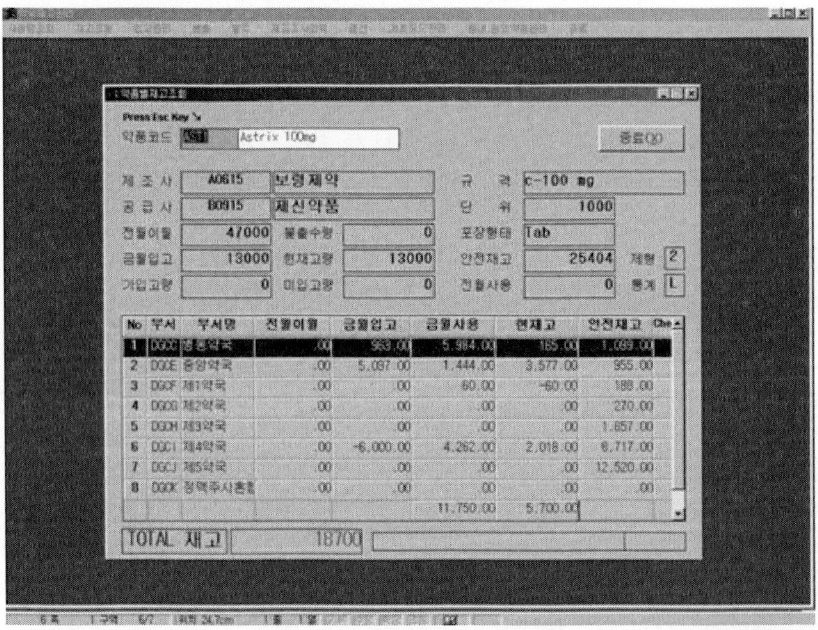

그림-9. 발주 작업 프로그램

2. 외래시스템

(1) 노령화 및 장기치료 환자가 증가하면서 외래진료가 증가하고 또한 병원내에서의 효율적인 외래진료를 위한 외래시스템 전산화의 목적은 다음과 같다.

1) 외래접수창구의 집중화를 피한다.
2) 진찰실과 원무과와 약국 등의 대기시간 적체해소
3) 환자가 병원에 머무는 시간을 단축
4) 외래에서 각종 정보의 정확한 전달과 효율적 운용

(2) 외래환자 흐름도

외래환자는 병원에 내원하면 세분화되어 진료받기가 쉽지 않다. 특히 환자의 불편한 몸으로 접수부터 검사, 진료, 처방, 수납하고 귀가할 때까지 많은 불편함이 따른다.

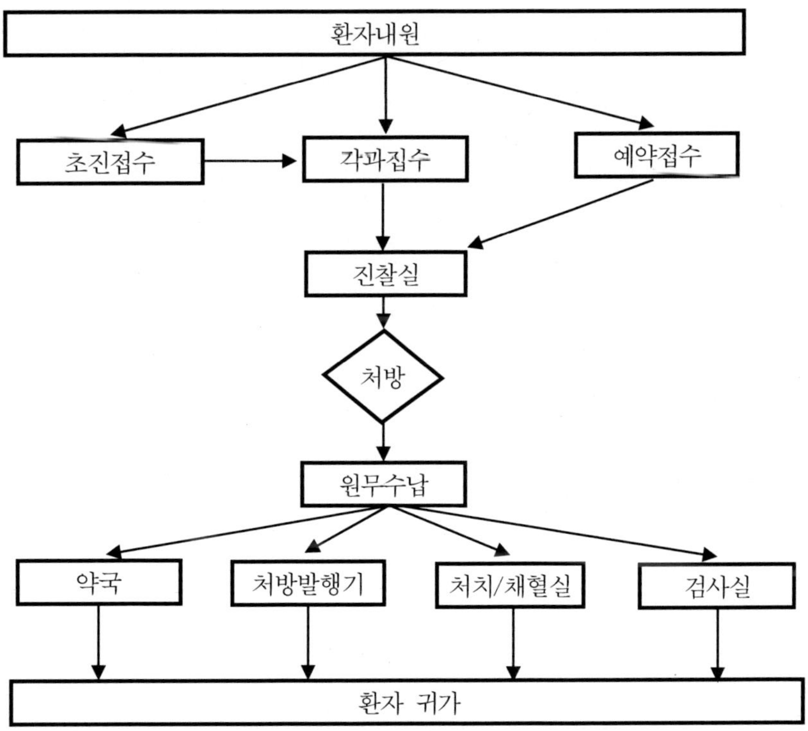

그림-10. 외래환자 흐름도

3. 약국관련 정보시스템

(1) 조제업무

병원의 일반약품 조제와 약품정보, 투약처방을 기본으로 조제업무를 지원하는 전산 시스템이다. 통상적으로 처방과 동시에 약국의 조제실에서 처방전과 약봉투용 라벨이 출력되고 동시에 환자용 원무, 회계의 청구서와 세금계산서까지 연계된다. 또한 입원환자에 대한 조제업무로 퇴원처방, 정규처방, 추가처방, 응급처방 등이 구분되기도 하고 병동약국에 전달되어 처방전과 라벨화 된다.

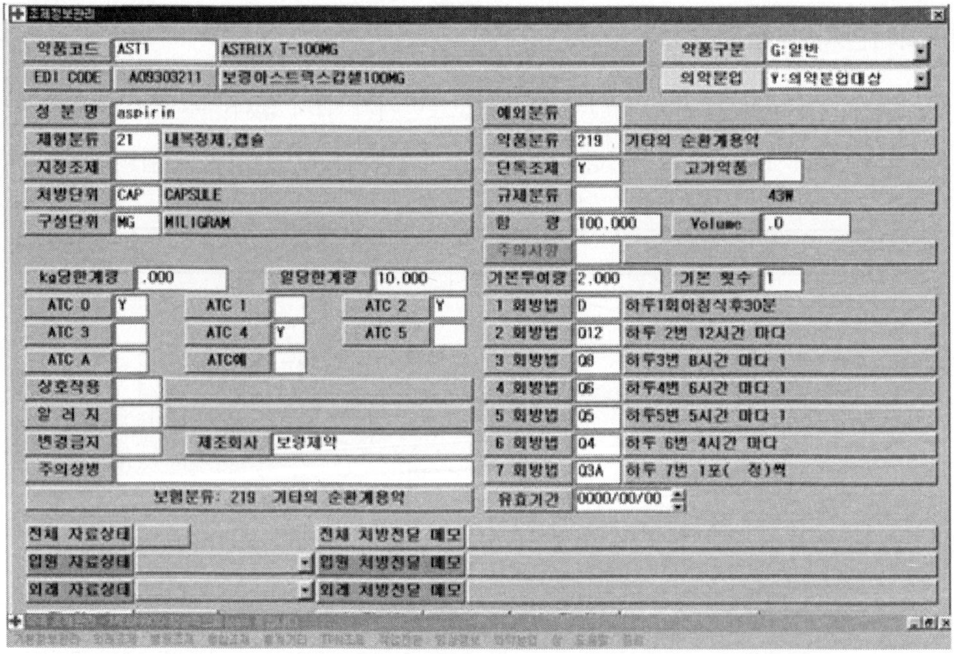

그림-11. 조제 정보관리 프로그램

(2) 의약품관리

입고관리, 출고관리, 발주관리, 결산관리 등 전산처방과 물류체계가 연동되어 효율적이고 정확하게 재고파악이 가능하고 PC를 통해 약품발주와 관리가 가능하도록 되어 있고 장점으로는 다음과 같다.

1) 신속하고 정확한 처방 전달로 환자서비스 개선에 도움이 된다.
2) 약품 정보 마스터 관리를 통해 처방업무를 지원 할 수 있다.
3) 각종 코드의 작성, 신설, 약품정보제공, 복약지도 등 정보를 제공할 수 있다.
4) 약품명 조회, 확인기능, 성분명, 제품명 등을 통한 약품조회 기능이 강화된다.
5) 기능적으로 다양하게 약품을 분류 관리하여 실무에 적용한다.
6) 마약, 독극약, 임상약, 정신성약품 등 규제약품은 특별관리 할 수도 있으며, 조제 통계기능이 부여된다.

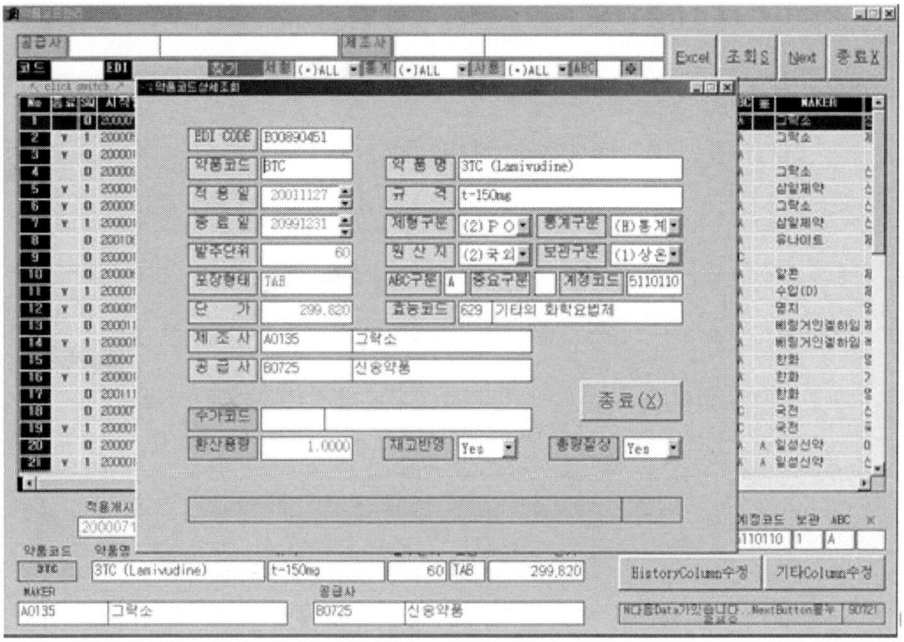

그림-12. 약품코드 프로그램

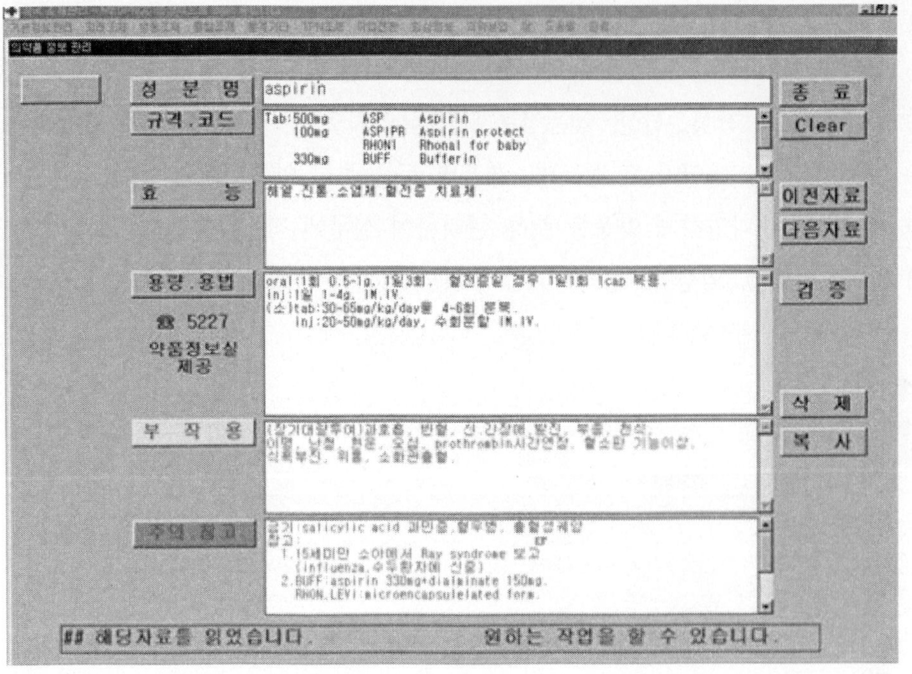

그림-13. 의약품 정보관리 프로그램

CHAPTER

04

전자의무기록

Electronic Medical Record : EMR

1 EMR의 개요

1. 정보화 사회와 병원 전산화

인류발전의 역사는 크게 농경사회, 산업화사회, 정보화사회로 구분할 수 있는데 현재 우리의 위치는 산업화사회에서 정보화사회로 전환되는 시점이다. 농경사회에서 산업화사회로 전환 시 많은 사회적 변화가 있었지만 우리가 산업화사회에서 정보화사회로 전환될 시의 사회적 변화에 비해서는 그 변화의 정도는 미미하다 할 수 있다. 즉, 현재 컴퓨터와 정보통신기술에 의한 정보화의 물결은 산업과 사회전반에 심대한 변화를 일으키며 예측하기 힘들 정도로 빠른 속도로 사회구조를 변화시키고 있다

정보화 사회의 도래는 산업사회의 지배적인 원리들을 무용지물로 만들며 산업사회를 급격하게 변화시키고 있다. 아무런 특징 없이 동일한 내용의 표준화된 모든 서비스와 제품은 다양한 형태와 기능을 갖는 특화된 제품에 밀려나고 있다. 즉 대량생산체제는 컴퓨터와 통신을 기반으로 하는 다품종 소량 생산체제로 대체되고 있는 것이다. 이러한 다양성은 경제, 교육, 정치, 행정, 방송 등의 사회 모든 분야에서 공통적으로 나타나고

있는 현상이다.

이제는 공급자보다는 소비자의 힘이 더 커지는 추세이다. 교육수준이 높아지고 전문적인 정보의 보급으로 전문가가 독점했던 지식이 일반인들에게 공개되어 전문가의 권한이 약화되고 있다.

또 하루가 다르게 새로운 정보용어들이 쏟아지고 있고 원-투-원 마케팅(one-to-one marketing), 인터넷 컴퓨팅(internet computing), 전자상거래(electronic commerce), 엔터프라이스 컴퓨팅(enterprise computing), 모빌 컴퓨팅(mobile computing), 데이터 웨어하우스, 데이터 마트, 데이터 마이닝, 지식관리 등 눈부시게 변화하는 신종 정보기술들은 21세기 국가경쟁력을 좌우하는 핵심요소로 그 영향력과 중요성이 더욱 커져가고 있으며 지금의 어려운 현실을 현명하게 극복할 수 있는 주요한 도구로서 인식되고 있다.

이렇게 정보화 기술이 발달됨에 따라 정보기술을 효율적으로 활용하는 관리기법으로 '업무재설계(Business Process Reengineering, BPR)', 조달에서 설계, 개발, 생산, 운용, 유지보수에 이르는 제품의 수명주기를 통해서 기술정보들을 통합 데이터베이스로 관리하는 '통합물류생산 및 지원정보시스템(Computer-aided Acquisition & Logistic Support, CALS)' 등의 개념이 널리 사용되고 있다. 특히 CALS의 도입으로 서류 없는 업무처리 환경을 구현하고 되었고 산업장의 제품설계부터 판매 후 관리까지 내부 자료들을 표준화된 형태로 디지털 데이터화해서 통합 데이터베이스로 하고 관련회사간의 거래를 전자데이터교환(Electronic data interchange, EDI)로 처리하면서 제품설계에서부터 부품관리, 계약 및 납품, 판매 후 A/S까지 혁신적인 시간 단축과 비용절감이 가능하고 적시에 고품질, 저비용의 대고객 서비스가 가능해지는 효과가 있었다.

이와 같은 정보기술의 변화는 우리들의 생활방식의 변화를 요구할 만큼 사회변화의 원동력으로 작용하고 있다.

이러한 정보기술이 의료 환경에 도입된 첫 번째 단계는 70년대 말에 전 국민 의료보험제도의 시행이 계기가 되어 시작되었으며 이로 인하여 주로 환자의 접수와 입·퇴원, 수납, 보험청구 등의 원무행정을 중심으로 개발되었고 그 후 인사, 재고, 회계 등과 같은 사무행정관리가 개발되었으며 현재 대부분의 대형 종합병원을 중심으로 임상진료지원시스템이며 의무기록 전산화의 초기 단계라 할 수 있는 처방전달체계(OCS : Order Communicating System)까지를 포함한 병원정보시스템이 개발된 상태이다.

처방전달체계는 1998년 대한의무기록협회에서 전국의 수련병원을 대상으로 OCS구현상황을 조사한 바에 따르면 응답병원중의 34.5%가 입원과 외래 전면 실시, 17.2%가 입원과 외래 중 한 가지만 실시, 24.1%가 현재 개발 중, 13.8%가 개발예정으로 조사되어 현재 OCS를 실시중인 전국의 수련병원은 51.7%, 개발예정까지 포함하면 89.6%로 우리나라의 대부분 수련병원에서는 OCS를 이미 도입하였거나 도입할 예정으로 진료업무의 효율화, 환자서비스 향상, 병원경영의 합리화를 위하여 OCS도입 필요성을 인식하고 있는 것으로 보여 진다.

이와 더불어 의료과학의 발달로 수많은 정보가 새로이 발생하고 더불어 증가하는 의료정보 속에서 정보의 신속, 정확한 상호교류와 양질의 환자진료를 위하여 전자의무기록(EMR : Electronic Medical Record)에 이르기까지 효율적인 의료정보시스템의 구축을 위한 투자가 급증하고 있다.

2. EMR의 정의

전자의무기록이란 환자의 처방자료를 포함하는 모든 진료기록을 발생시점부터 컴퓨터에 저장하는 것이며, 이 기록은 컴퓨터를 통해서 필요시 언제 어디서나 조회해 볼 수 있으며 진료를 위한 기존의 수작업 의무기록이 갖는 기능을 충분히 대신할 수 있는 시스템구성이다.

3. 의무기록 전산화의 필요성

현행 의무기록은 이상과 같이 여러 가지 현실적으로 이용하기 어려운 문제들을 안고 있으며 정보기술의 발전 방향과 의료기관에 적용되는 정보기술의 추세에 따라서 전자의무기록의 개발은 필연적인 결과라고 할 수 있다.

1) 컴퓨터 기술이 급속히 발전됨에 따라 컴퓨터의 가격은 급격히 하락하면서 성능은 향상되므로 진료정보를 종이에 저장하는 것 보다 컴퓨터에 저장하는 것이 보다 경제성이 있다.

2) 정보기술의 급격한 발전으로 의사들이 직접 입력하지 않으려는 저항을 최소화 할

수 있다.(입력보조수단으로 음성인식장치가 개발되고 있으며 현재 미국에서는 음성입력을 데이터베이스 파일로 전환하려는 연구가 활발히 진행)

3) 의료사고가 증가함에 따라 의무기록의 법적인 가치의 증가로 임상적인 치료의 내용이 체계적으로 관리되어야 하나 현행 의무기록 방식에서는 미비기록과 검사기록지의 누락이 많으므로 진료행위를 한 바로 그 시간대에 의무기록이 정리되어야 하며 누락을 방지하기 위하여 의무기록 전산화의 필요성이 증가되고 있다.

4) 컴퓨터 사용의 일상화로 의료분야의 컴퓨터 사용이 용이하게 되었다.

5) 현대 인구의 고령화로 노인들에 있어 주로 만성질환의 문제를 가지면서 유병율이 높아짐에 따라 병원을 많이 이용하므로 의무기록이 두꺼워지게 된다. 이러한 노인 환자들이 응급환자가 되는 경우 진료정보의 신속한 전달이 필요하나 기존의 의무기록 방식으로는 이를 실현하기가 용이하지 않으므로 전산화된 의무기록을 활용하는 응급의료정보체계의 필요성이 증대되고 있다.

6) 다양한 의학연구를 신속, 정확하게 하기 위해서는 체계적인 관리가 필요하며, 컴퓨터를 이용한 진료정보수집이 증대되고 있다.

표-13. 의무기록서식과 의무기록에서의 정보시스템

구분	의무기록서식	의무기록에서의 정보시스템
1	진단요약색인기록지	환자진료이력조회
2	입퇴원기록지	입퇴원관리시스템
3	퇴원요약지	퇴원요약시스템
4	병력기록지	병력관리시스템
5	신체검진기록지	검사결과시스템
6	경과기록지	진료관리시스템
7	수술기록지	수술실 관리시스템
8	의사지시기록지	처방입력시스템
9	협의진단기록지	협의진단시스템
10	임상병리검사보고서	임상병리시스템
11	조직병리검사보고서	조직병리시스템
12	임상관찰기록지	검사결과시스템
13	방사선기록지	방사선관리시스템
14	심전도검사보고서	검사결과시스템
15	뇌파검사보고서	검사결과시스템
16	마취기록지	마취관리시스템
17	회복실기록지	회복실관리시스템
18	수혈기록지	혈액관리시스템
19	산전기록지	간호정보시스템
20	신생아기록지	신생아관리시스템

2 의무기록 전산화의 현황

의무기록을 대체하기 위한 방편으로 그동안 마이크로필름 또는 광디스크 등의 매체에 의한 저장방법을 이용하여 왔지만 이는 보관공간의 문제는 해결할지 몰라도 저장된 정보의 검색과 분석이 용이하지 않기 때문에 의료정보로서의 가치는 별로 없었다.

미국의 MRI(Medical Record Institute)에서는 전자 의무기록 내용을 전산화시키는 방법과 그 범위에 따라 발전단계를 다음과 같이 5단계로 구분하였으며 전자 의무기록의 정착을 2005년부터 2025년까지로 보고 있다.

(1) 제 1단계 : 의무기록의 자동화(Automated medical record)

현재 병원이나 개원가에서도 행해지고 있는 형태로 의료보험 청구를 위하여 전산화 작업을 하거나 환자등록, 수납 등을 컴퓨터를 이용하는 것 등이 이에 해당된다.

(2) 제 2단계 : 의무기록의 전자보관(Computerized medical record system)

종이를 이용한 의무기록에서 가장 먼저 발생한 문제인 보관 공간부족을 해결하기 위하여 채택한 형태로 단순히 의무기록을 이미지화하여 컴퓨터에 보관하는 것 이상의 의미를 갖지 못하므로 종이를 이용한 의무기록의 구조에서 크게 벗어나지 못하며 이용이 제한적이다.

(3) 제 3단계 : 전자의무기록(Electronic medical record)

의무기록의 내용이 디지털화 되는 것을 의미하며 국내 병원에서 개발하고자 하는 전자의무기록에 해당된다. 의무기록이 텍스트나 약속된 코드 등 활용 가능한 형태로 컴퓨터에 보관되고 쌍방향의 의사소통이 가능하여야 하며 저장된 내용은 수정되지 않아야 한다.

(4) 제 4단계 : 전자 의무기록시스템(Computer based patient record system)

기존의 의무기록보다 광범위한 정보를 담고 있다. 제 3단계의 연장선에 있으며 한 병원내에서의 의무기록의 전산화가 아닌 병원간 국가간의 정보교류가 되는 것이다. 따라서 원격진료 등이 가능해지려면 전자 의무기록이 호환될 수 있도록 국가적인 표준이 설정되어야 하고 환자 정보의 안전한 관리 및 비밀유지를 위한 국가적인 차원의 지원이 이루어져야 한다.

(5) 제 5단계 : 전자건강기록(Electronic health record)

단순히 환자의 의료적인 내용 뿐 아니라 민간의료, 한의학, 흡연, 운동, 식이습관 등 한 사람의 건강문제에 대한 모든 정보를 포함하고 있어야 한다. 그래서 결과적으로 자신의 정보를 의료인 뿐 아니라 자신이 관리하여야 한다. 국민건강카드, Smart card와 같은 광카드 등이 이의 기초적 단계라 할 수 있다.

1. 국내 병원의 의무기록 전산화 현황

의무기록 전산화에 대한 개념을 현재 국내에서는 개원가를 중심으로 하는 협의의 전자의무기록과 종합병원에서 개발 추구하는 광의의 전자의무기록으로 구분해 볼 수 있다. 개원가에서 널리 이용하고 있는 전자의무기록은 PC based program으로 그 주된 기능이 접수, 처방, 수납 및 보험청구의 자동화에 있고 요즈음에는 내시경사진을 저장해서 이용하기도 하며 개원가라는 한정된 공간, 자원 및 인력을 가지고 가장 효율적으로 필요한 의무기록의 내용만 전산화한 것이라 할 수 있다. 미국 MRI의 발전단계 구분 중 제 1단계에 해당한다고 할 수 있다.

종합병원을 중심으로 개발 및 계획중에 있는 의무기록 전산화는 크게 두 종류로 나타난다.

먼저 MRI의 제2단계와 제3단계의 중간정도로 처방전달체계와 함께 종이차트로 구성된 입원진료기록을 이미지로 스캐닝한 전자의무기록을 구성하는 형식이다. 이러한 형식을 취하는 대표적인 병원은 서울삼성병원으로 데이터베이스화 되어있는 검사결과 등의 내용과 이미지화한 진료내용(검사결과를 제외한 진료기록)을 함께 활용하는 형태이다.

이러한 형태는 이미지부분이 많으며 텍스트형태로의 입력이 아니기 때문에 데이터베이스로서의 활용이 안 되는 단점이 있다.

또 다른 형태로는 일부병원에서 취하는 외래기록의 EMR 전자의무기록으로 MRI의 제 3단계에 해당된다. 이는 처방전달체계와 함께 의사의 진료내용(초진기록, 재진 경과기록 등)의 텍스트입력으로 다음 진료시 종이차트의 준비 없이도 이전 기록의 조회가 가능한 형태를 말하며 이러한 전자의무기록은 데이터베이스화할 수 있어서 자료의 활용을 극대화 할 수 있으므로 진료와 의학연구의 수준을 한층 올릴 수 있다.

2. EMR의 구성

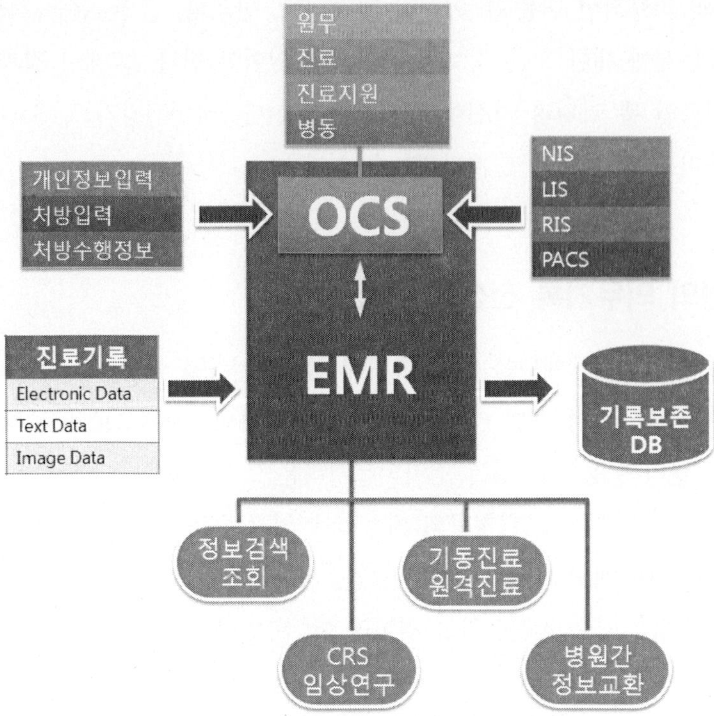

그림-14. EMR 구성

③ 현행 의무기록 관리의 문제점

1. 관리상의 문제

(1) 의무기록을 분실

(2) 의무기록을 알아보기 힘들거나 부정확성

(3) 외래의무기록에 기술된 내용을 통해서 환자의 건강상의 문제와 이에 대한 처치의 내역을 파악할 수 없는 경우

(4) 환자의 과거력이 제대로 기술되지 않아 외래환자의 의무기록을 필요시 이용할 수 없는 경우

(5) 검사결과가 의무기록에 붙어 있지 않는 경우

(6) 외래의무기록의 내용이 매우 미비

(7) 인구의 고령화와 만성병 위주로의 질병구조의 변화, 새로운 검사, 진단방법과 치료방법에 의하여 의무기록이 점점 두꺼워짐에 따라 의무기록을 보관할 공간이 문제

2. 의무기록 기술 양식상의 문제

(1) 의무기록의 기술양식이 논리적이며 체계적이지 못 하여 복합적인 질환을 가진 장기환자인 경우 의무기록을 통한 정보검색에 많은 시간이 소요됨

(2) 의무기록에 기술하는 용어가 표준화되어 있지 않음

(3) 필요한 내용이 충분히 기재되어 있지 않음

3. 의무기록의 용이성

(1) 2인 이상이 동시에 의무기록을 이용할 수 없음

(2) 의사들이 의무기록을 반납하지 않거나, 의무기록실내에서 잘못 배열 (misfile)되어 의무기록 없이 환자를 진료하는 경우가 발생

4. 환자에 대한 정보의 통합화 문제점

(1) 환자의 입원에 관한 정보와 외래에 관한 정보가 체계적으로 연결되어 있어야 하나 그렇지 않은 경우가 많음.

(2) 병원간에 환자진료에 대한 정보의 교환이 제대로 이루어지지 않아서 불필요한 검사나 진단이 이루어짐

④ 의무기록 전산화의 기대효과

1. 데이터에 대한 접근성의 향상

Zielstorff의 연구에 의하면 필요한 시점에 원하는 의무기록을 찾을 수 있는 확률이 72%에 불과한데 반해, 전산화된 의무기록을 사용하면 99%까지 찾을 수 있어서 전산화된 의무기록의 접근성이 매우 뛰어나다는 것을 알 수 있다. 또한, 의무기록은 한 사람만이 볼 수 있어서 동시에 여러 명이 의무기록의 이용이 필요한 경우 이들의 수요를 충족시켜 줄 수 없다. 만일 의무기록이 전산화 되어 있으면 동시에 여러명이 볼 수 있어서 많은 수의 사용자의 요구를 충족 시켜 줄 수 있다. 또한, 응급환자인 경우 필요시 기록지를 즉시 볼 수 있어서 신속한 진료를 가능하게 된다. 또한 검사결과를 신속히 조회할 수 있어서 환자의 불필요한 대기시간을 줄일 수 있다.

2. 자료의 질 향상

데이터가 표준화 되어있으므로 의무기록을 직접 작성하지 않은 다른 이용자들이 이해하기 좋다. 또한, 데이터베이스 기법을 이용하여 다양한 논리식을 씀에 따라 입력 에러를 방지할 수 있어서 진료정보의 질을 향상시킬 수 있으며 또한, 문제지향방식(problem oriented medical record)의 의무기록의 실현이 보다 용이해져 정보의 체계적인 관리가 가능해진다.

3. 의사결정 및 의료의 질 보장(Quality Assurance) 활성화

다양한 진료정보를 신속히 이용할 수 있으므로 환자에 대한 의사결정이 신속, 정확하게 이루어 질 수 있다. 또한, 병원의 지속적인 QA활동이 가능해져 QA활동이 활성화 될 것이다. 미국의 뉴욕병원(Newark-wayne Community Hospital)에서 의무기록 전산화가 이루어진 후에 QA의 활성화가 이루어진 사례가 있다.

4. 다양한 형태로의 데이터 검색

컴퓨터에 저장된 텍스트문자, 그래픽 정보 등 다양한 정보를 사용자가 원하는 다양한 형태로 조회해 볼 수 있다.

5. 연구수준의 향상

진료정보가 컴퓨터에 체계적으로 구축되어 있음에 따라 의학적 연구가 활성화될 수 있다. 의무기록의 많은 귀중한 정보가 종이로 흘러버리는 것을 막고 데이터화 할 수 있고 과거의 연구용 검색정보가 제한적이었던 반면 의무기록 전산화가 실현되면 병원의 기초조사를 훨씬 손쉽게 할 수 있으며 의무기록 검토 없이도 원하는 결과를 얻을 수 있게 된다.

6. 비용절감효과

의무기록 전산화가 이루어 질 경우 의무기록을 보관할 공간과 인력, 운송수단 등이 필요 없게 됨에 따라 막대한 비용을 줄일 수 있다. 이외에도 부가적인 효과에 의해 추가적인 비용절감의 효과가 있다. 지금까지 입증된 사례를 보면 다음과 같다.

Gregory의 연구에 의하면 응급실에서 의무기록 정보시스템을 사용하지 않았을 경우에 평균 검사건수는 3.2건, 평균 검사비용은 34.91달러인데 비해, 의무기록 정보시스템을 사용했을 경우의 평균 검사건수는 2.7건, 평균 검사비용은 29.94달러로 검사건수 및 검사비용이 절감되는 효과가 있는 것으로 나타났다.

Garrett의 연구에 의하면 의무기록 정보시스템이 구축되어 있는 경우 의사는 컴퓨터를 이용하여 신속히 진료정보를 검색할 수 있으므로 의사의 진료시간을 13% 절감시키는 효과가 있는 것으로 나타났다.

단순히 EMR 시스템상에서 과거의 검사 결과를 보여 주었을 경우에 검사건수는 8.5%, 비용은 13% 감소하였으며, 의무기록 정보시스템상에서 검사처방을 내릴 시 검사결과의 비정상 확률을 예측해줄 경우에 검사건수는 추가적으로 8.8% 감소되는 효과가 있는 것으로 나타났다.

외래의무기록 전산화는 의무기록방식에 비해 환자 당 600달러의 비용절감의 효과가 있었으며, 입원의무기록시스템을 이용하는 경우에 환자 당 평균 887달러의 비용절감과 0.89일의 재원일수의 단축효과가 있어서 병원 전체적으로 연간 3백만 달러, 미국 전역에서는 수백억 달러의 비용절감의 효과가 있는 것으로 나타났다.

실제적으로 1993년에 의무기록 전산화를 구축한 병원의 사례를 보면 의무기록 전산화가 이루어지면서 의무기록을 파일링하는 요원의 절감효과가 있으면서, 인력의 보충 없이 16개 정신과 병동, 산과 클리닉 등을 증설하는 효과를 주면서 연간 100만 달러의 비용절감의 효과가 있는 것으로 나타났다.

Kion이 텍사스 대학병원을 대상으로 의무기록 전산화의 효과를 연구한 결과는 의무기록 전산화는 10년간에 거쳐 75.19백만 달러의 비용절감이 있는 것으로 나타났다.

CHAPTER

05 전자문서교환방식
Electronic Data Interchange : EDI

1 EDI의 정의

전자문서교환방식은 의료보험(의료급여)업무로 인하여 요양기관과 진료비심사지급기관(건강보험심사평가원)간에 발생되는 요양급여 비용청구 및 지급내역 등 각종문서를 전자문서교환방식으로 송·수신하는 정보통신 서비스 시스템이다.

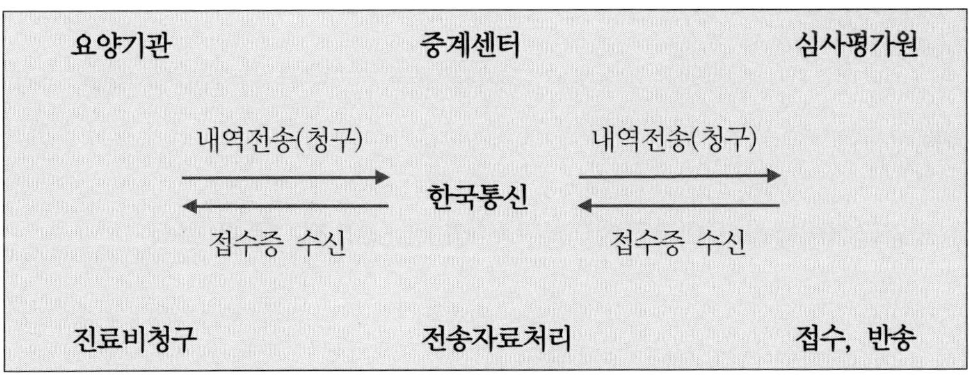

그림-15. 전자문서교환방식으로 송·수신하는 정보통신 서비스 시스템

기존에는 병원에서 진료비청구명세서라는 서식을 프린터로 출력하여 보험 청구를 해 왔다. 이를 출력하여 각 분야별로 수작업으로 일일이 분철하여 의료보험관리공단으로 가서 접수하여야 하는 원시적인 방법을 이용해 왔는데, 이를 전자문서 통신청구라는 방식을 이용하면 진료비청구신청, 진료비청구결과통보, 진료비삭감분석 등 보험청구에 관한 모든 작업들이 컴퓨터 통신으로 이루어진다.

즉 문서나 자료들을 인편이나 우편에 의존하지 않고 원격지간에 컴퓨터와 컴퓨터간에 표준화된 전자서식을 이용하여 실시간으로 신속히 전달하는 최첨단 정보통신 방식을 말한다.

전자문서교환방식은 상대방에게 정확한 문서전송이 이루어지며, 당사자간 문서 송·수신 여부의 논쟁이 발생할 경우, 각 통신사의 EDI가 확실하게 상대방 문서의 송·수신 여부를 밝혀내주고, 24시간 서비스가 제공되므로 작업시간이나 상대 컴퓨터 시스템의 가동유무에 상관없이 문서정보교환을 할 수 있다. 또한, 상대방 컴퓨터의 기종이나 통신방법에 상관없이 자료를 교환할 수 있는 장점이 있다. EDI의 발전과정은 인편·우편 → 전화·FAX → E-mail → EDI 순으로 이어져 왔다.

② 건강보험 요양급여비용 전자문서

1. 요양기관이 심사평가원에 전송하는 전자문서

요양기관이 심사평가원에 전송하는 전자문서는 전자문서 구조도(Message branching diagram)에 맞게 전송항목 일람표(Segment table)를 전송하는 여러 형식이 있다.

(1) 요양급여비용심사(의료급여) 청구서(MEDCLM) 전자문서 형식

요양기관에서 건강보험. 의료급여(보호) 요양급여에 소요된 비용의 청구(심사청구)를 위하여 심사평가원에 전송하는 전자문서

(2) 요양급여비용(진료비)명세서 전자문서 형식

병의원과 치과병원 요양기관에서 요양급여비용 청구서(보험, 보호)에 대한 세부 자료로서 요양급여비용 청구서와 함께 심사평가원에 전송하는 전자문서

(3) 치료재료 및 약제구입내역 통보서(MEDPLE) 전자문서 형식

치료재료 또는 원료약에 대하여 요양기관이 해당 품목구입시점에서 실구입내역을 심사평가원에 전송하는 전자문서

(4) 요양기관 자체조제, 제제약 내역 통보서(MEDDMA) 전자문서 형식

요양기관에서 의약품을 혼합 또는 소분하거나 제제약을 제조한 품목에 대해 실제구입 내역을 심사평가원에 전송하는 전자문서

(5) 보완자료 제출내역서(MEDPAD) 전자문서 형식

심사평가원에서 치료재료 및 약제구입 내역 신고서, 요양기관 자체 조제, 모든 제약 내역신고서 또는 의약품 구입내역 목록표에 대한 보완 자료 제출내역서로써 신고품목에 대한 추가 자료를 요청한 경우 요기관이 해당 보완자료를 심사평가원으로 전송하는 전자문서

(6) 의약품 구입내역 목록표(MEDPHA) 전자문서 형식

'약가표'에 등재된 의약품에 대하여 요양기관이 해당 품목의 구입단가, 구입량, 가중평균가격 등의 실구입 내역을 심사평가원으로 전송 하는 전자문서

(7) 검체검사 공급내역 통보서(LABRPT) 전자문서 형식

수탁기관에서 검체검사 공급내역을 심사평가원에 전송하는 전자문서

2. 심사평가원이 요양기관에 전송하는 전자문서

심사평가원이 요양기관에 전송하는 전자문서로 전자문서 구조도(Message branching diagram)에 따라 여러 형식에 맞게 전송항목 일람표(Segment table)를 전송하기도 한다.

(1) 건강보험(보호) 요양급여비용 청구명세서 등 접수(반송)증(MEDREP)

건강보험심사평가원에서 요양기관의 건강보험, 의료보호 요양급여에 소요된 비용의 요양급여비용 청구서, 검체검사 공급내역 통보서 또는 구입내역 신고서등에 대한 접수 및 반송내역을 요양기관으로 통보하는 전자문서

(2) 요양급여비용 심사결과 통보서(MEDRLT) 전자문서 형식

건강보험 심사평가원에서 건강보험 요양급여비용 명세서의 심사결과를 요양기관으로 전송하는 전자문서

(3) 의료보호 진료비 심사결과 통보서(MEDAIR)전자문서 형식

건강보험 심사평가원에서 의료보호 진료비명세서의 심사결과를 요양기관으로 전송하는 전자문서

(4) 의료보호 진료비 심사결과 통보서 (총괄표)(MEDTAR) 전자문서 형식

건강보험 심사평가원에서 의료보호 진료비명세서의 심사결과(총괄)를 요양기관으로 전송하는 전자문서

(5) 요양급여비용 지급통보서(MEDPAY) 전자문서 형식

건강보험 심사평가원에서 건강보험 진료비 명세서의 심사후 요양기관에 지급되어야 할 요양급여비용의 내역을 전송하는 전자문서

(6) 보완자료 요청 내역서(MEDPGL) 전자문서 형식

요양기관에서 기 통보한 치료재료 및 약제구입 내역 신고서, 요양기관 자체조제, 모든 제약 내역신고서 또는 의약품 구입내역 목록표의 보완자료 필요한 경우 또는 신규

코드를 부여할 경우 건강보험심사평가원에서 요양기관으로 전송하는 전자문서

(7) 수탁기관 통보확인 결과 통보서(LABRLT) 전자문서 형식

건강보험 심사평가원에서 수탁기관이 통보한 검체검사 공급내역에 대한 확인결과 전송하는 전자문서

③ 건강보험 EDI

1. 건강보험 EDI 란?

요양기관에서 환자 진료 후 동 진료에 소요된 비용을 그동안 사용하여 오던 서면이나 디스켓이 아닌 컴퓨터 통신을 이용한 전자문서교환(Electronic Data Interchange, EDI) 방식으로 요양급여(의료보호) 비용 심사기관인 건강보험 심사평가원에 청구하는 방법이다.

2. 통신방법

(1) 모뎀을 이용하는 방법

일반모뎀과 통신회사에서 제공하는 통신 S/W를 사용하여 청구하는 방법이 있다.

(2) 인터넷을 이용하는 방법

인터넷을 통해 통신사에서 제공하는 통신 S/W를 사용하여 청구하는 방법으로 특히 인터넷을 이용하는 경우 통신사에서 제공하는 보안 인증서를 사용하여야 한다.

3. 전자문서로 청구하면 좋은 점

(1) 명세서 출력 생략, 자료 발송의 자동화로 청구 업무가 편리해짐

(2) 심사평가원에서 재입력을 할 필요가 없으므로 청구 자료의 오류 방지

(3) 요양급여비용 심사결과를 빠르고 상세하게 받아볼 수 있다

(4) 요양급여비용 지급기간의 단축

4 건강보험 WEB EDI 서비스

1. 건강보험 WEB EDI 서비스란?

기존의 VAN방식의 건강보험 EDI 청구와는 달리 인터넷 WEB 상에서 브라우즈와 Plug-In 만을 사용하여 건강보험 EDI청구를 이용할 수 있도록 하는 서비스이다.

2. 서비스 특징 및 구성도

(1) 인터넷 WEB기반의 EDI 서비스

(2) 인터넷WEB 브라우즈와 Plug-In 만을 사용하여 서비스 이용가능

(3) 개인정보 및 통신환경 설정, 변환환경을 사용자가 관리하지 않음

(4) 설치 및 버전업이 용이하며 사용자의 개입 없이 이루어짐

(5) 서비스 구성도

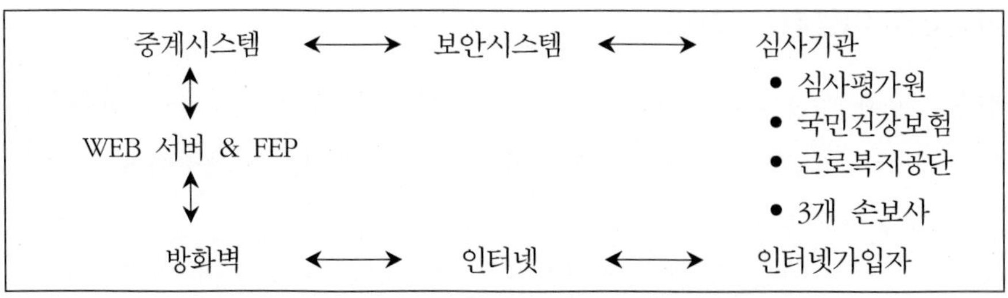

그림-16. 건강보험 WEB EDI 서비스 구성도

3. 서비스 종류

(1) EDI 문서 송·수신함 관리

(2) EDI 문서 송·수신변환(변환+매핑)

(3) EDI 문서 송·수신

(4) 송·수신 문서 상태조회

(5) 과징금조회

(6) 보안서비스

1) 인증서 발급 및 관리(공인인증기관 인증서 사용)

2) PKI 기반의 개인문서 암호화·복호화

3) WEB 서버 보안(SSL)

(7) 개인 정보 관리 및 서비스 신청

5 전자처방전 서비스

의약분업 후 병·의원과 약국간의 거리 이동에 따라 환자보다 먼저 원외처방전을 전자문서로 송·수신하여 조제의 신속함을 더 할 수 있는 전자처방전 EDI 전자처방전 시스템은 병·의원에서 발행하는 종이처방전을 전자문서로 변환하여 인터넷망을 통해 환자가 원하는 약국으로 전송함으로써 조제 대기시간을 최소화하고 의료보험 EDI 청구를 위해 처방전 재입력을 할 필요가 없다.

또한 인근 약국이나 특정약국에만 처방전이 송신되는 게 아니라 전국의 모든 병·의원으로부터 처방전 수신이 가능함으로 최근 문제가 되고 있는 병원과 약국간 담합문제를 해결하고 있다.

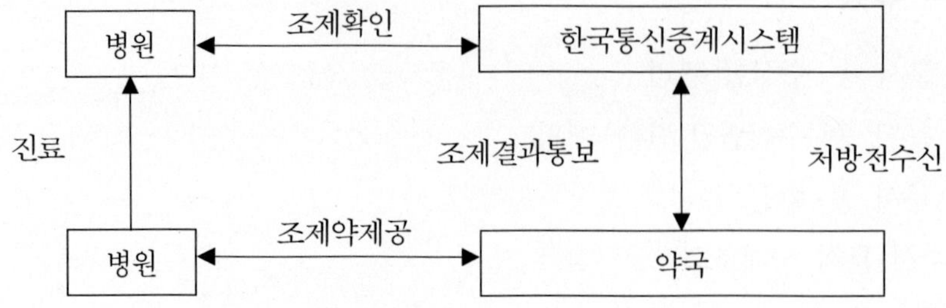

그림-17. 처방전달 시스템 개념 구성도

6 방역·예방접종 후 이상반응 문서교환

1. 전염병 EDI의 내용

법정전염병 및 예방접종 후 이상반응 보고체제와 의사중심 법정전염병 발생 보고체제는 그림-18, 19와 같다.

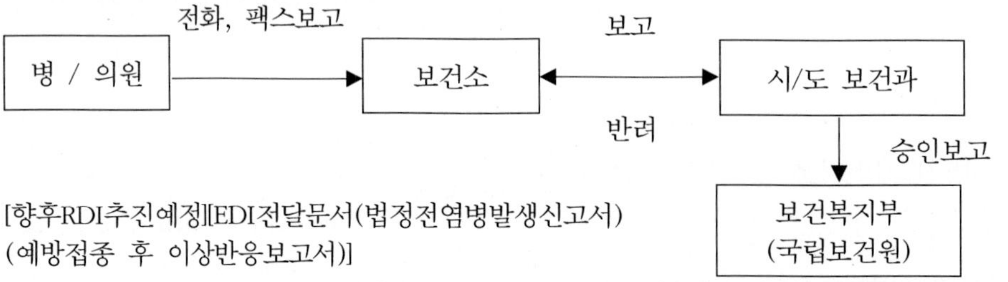

그림-18. 법정전염병 및 예방접종 후 이상반응 보고체제

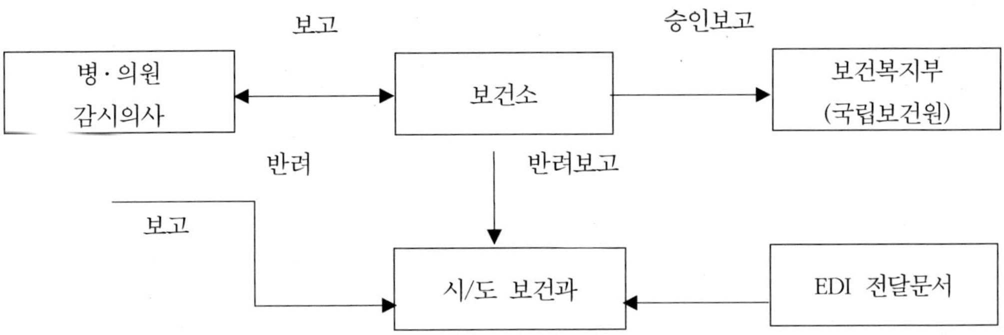

그림-19. 의사중심 법정전염병 발생 보고체제

(1) 법정 전염병 신고자료

1) 법정전염병 발생보고서(1,2,3종)
2) 예방접종 후 이상반응 발생 보고서
3) 의사 중심전염병 발생보고서

(2) 전염병 EDI를 통하여 보고된 자료는 복지부 DB로 관리되어 다음의 정보들을 제공한다.

1) 감시체계 자료로부터 생산된 각종 통계와 정보
2) 전염병 교육자료 및 학술문헌 정보
3) 보건소 자료
4) 이외 개발된 각종 정보들은 인터넷으로 제공

2. 도입배경

세계보건기구(WHO)에서는 전염병관리를 위해 다음 4가지 방안을 권고하고 있다.

(1) 모든 국가는 강력한 전염병감시체계와 관리프로그램을 가진다.

(2) 전염병 발생모니터를 위해 관련기관, 연구소, 개인을 연결하는 전 세계적인 네트워크를 가진다.

(3) 정책결정, 국가간 협력, 교역 및 여행정보를 제공하기위한 전자통신을 한 정보교환

(4) 중요한 전염병의 유행방지를 위해 국가와 국제사회의 효과적인 준비와 전염병 유행시 국가 간 신속대처를 한다.

1) 국내 전염병 발생양상 변화

- 새로운 전염병과 과거전염병이 재유행을 한다.
- IMF로 인한 경제사정으로 보건위생이 악화
- 남북교류증대 또는 통일 등으로 전염병에 노출기회가 증가될 것으로 예상

2) 국가전염병 관리를 위한 신속하고 효율적인 체계구축 필요

- 전염병 정책결정을 위한 정보의 필요성
- 지방자치제에 적합한 지역 전염병 관리체계 필요

3. 기대효과

신속 정확한 전염병감시 관리체계 시스템으로써 전염병 발생 시 신속한 실시간 보고체계로 보고 및 대응, 국민보건복지 향상 및 선진화된 보건사회를 이룩할 것이다. 전염병 EDI관련 작성지침은 다음과 같다.

(1) 복지부 법정전염병 관리지침

(2) 법정 전염병 발생보고서 EDI 문서 작성 요령

(3) 예방접종 후 이상반응 발생보고서 EDI 문서 작성 요령

CHAPTER

06

국가응급환자진료정보망

National Emergency Data Information System : NEDIS

① 국가응급환자진료정보망(NEDIS)

1. NEDIS의 개요

응급의료기관을 방문하는 응급환자의 진료관련 정보를 실시간으로 전송 및 분석하여 각 응급의료기관의 진료정보 확인과 응급의료의 질 평가를 위한 전산시스템으로 표준 등록체계, 응급심장질환 등록체계, 응급뇌질환 등록체계, 심정지 등록체계, 중증외상 등록체계 등 응급환자의 중증응급질환의 예방과 관리를 목적으로 통합정보망 구축의 기반을 마련하였다.

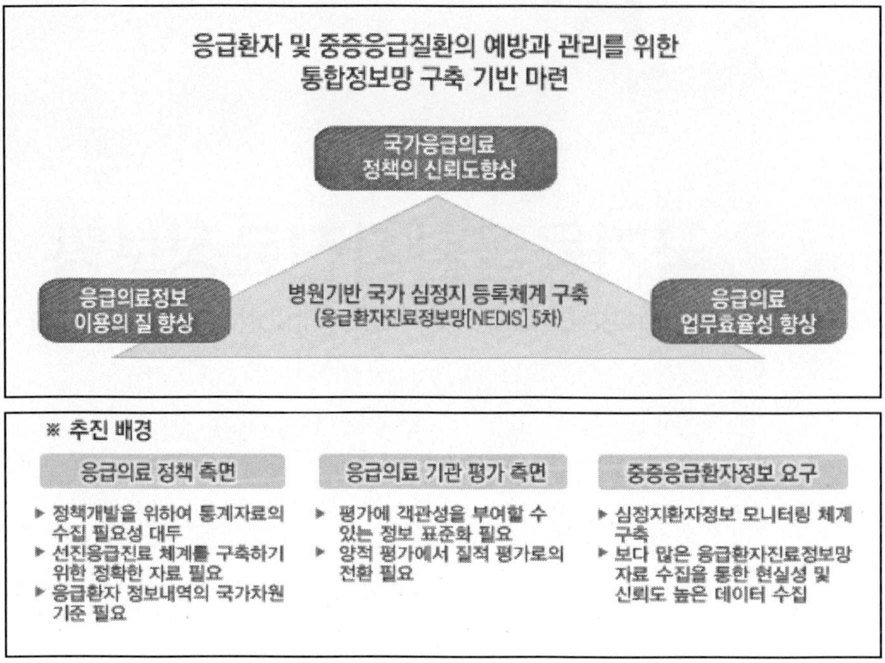

그림-20. NEDIS 시스템 개요

2. NEDIS의 목적과 특징

NEDIS의 목적은 크게 응급의료의 질적 수준향상을 위한 평가의 기초 자료를 취합하고 다음으로는 응급의료 통계 및 모니터링 지표를 산출하고 세 번째, 중증 응급질환의 예방·관리를 위한 통합정보망을 구축하여 그 외 응급실 손상 감시체계 등 국가에서 추진하는 감시체계의 기반을 구축하여 활용하는 목적이다.

표-14. NEDIS 목적

구분	세부내용
응급의료 평가의 기초 자료 취합	중증응급질환 특성화 센터 평가, 응급의료기관 기능수행평가의 기초 자료로 활용하고 응급의료기관 평가와 개선 방향을 제시하여 정보화 평가에 참조가 될 수 있도록 시행
응급의료 통계 및 모니터링 지표의 산출	진료정보망은 응급의료서비스 제공 현황에 대한 통계 및 모니터링 수단으로써, 관련 지표를 환류하여 응급의료기관의 질 향상 활동을 지원
중증 응급질환의 예방·관리를 위한 기반	중증응급환자의 발생부터 응급진료까지의 과정을 전산 통계화함으로써, 통합정보망 (감시, 등록)의 해당 질환자의 생존율 향상을 위하여 개선이 필요한 과정을 도출
기타 응급실 손상감시체계 등	국가에서 추진하는 감시체계의 기반으로 활용, 유관기관 통계자료 제공과 연구사업 지원

NEDIS의 특징은 크게 응급의료정보를 취합하고 분석하고 관리 운영함으로써 의료업무 부하감소, 현황분석, 유연한 환자관리 등 환자에 대한 자료를 조사 연구하여 응급의료 발전에 활용하는 특징을 갖고 있다.

1) 전산시스템(OCS/EMR)이 구축된 의료기관은 연동 개발하여 의료기관의 부하를 줄임
2) 응급의료센터이상 의료기관 96% 참여로 우리나라에서 발생하는 응급환자 현황 분석
3) 응급진료정보를 매일 전송받아 응급의료기관 현황 및 지역별, 질환별로 분석 가능
4) 환자가 내원해서부터 입원/퇴원에 이르기까지의 정보를 망라하고 있어 등록 항목 추가 등을 통해 확장이 용이한 유연한 구조를 가짐
5) 특정한 질환에 치우치지 않고 모든 응급환자의 진료내용을 포괄적으로 파악
6) 조사 연구 뿐 아니라 진료의 질 측정 등 범위가 넓고 다양하게 활용한다.

3. 단계별 등록체계 구축 현황 및 서비스

2003년 6월 1차 시범사업을 시작으로 진료정보 표준화사업이 시범으로 운영되어 16개 응급의료센터가 구축되고 운영되면서 2차 사업이 실시되었다. 3차 사업은 45개 응

급의료센터를 선정하여 응급환자진료정보망을 보강하고 확산하였으며, 4차 사업과 5차 사업을 거쳐 심정지 환자부문을 강화하였고 심정지 등록기관은 전국 30개 응급의료기관이 선정되었다.

6차사업과 2009년부터는 중증응급질환 부문을 강화하였고 전국응급의료기관 응급환자진료정보망을 구축하여 5개 등록체계에서 국가응급환자진료정보망의 이용활성화를 통해 서비스고도화 및 안정성을 강화하고 있다.

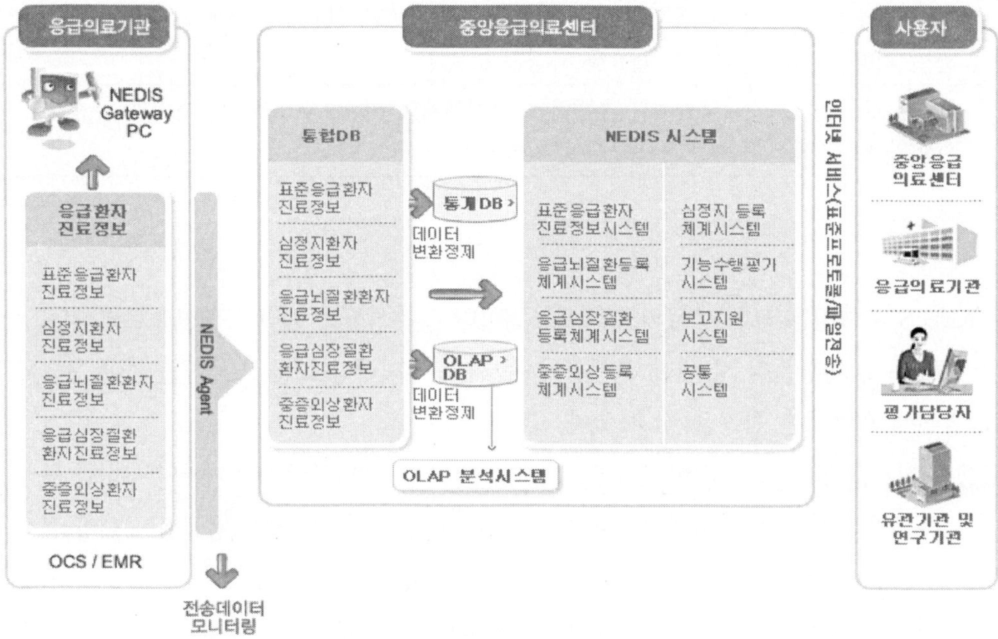

그림-21. NEDIS 등록체계 구성도 및 활용

표-15. NEDIS 구축단계별 사업내용

구축단계	사 업 내 용	의 미
1~2차 사업 (2003.06 ~2005.02)	- 진료정보표준화 및 시범운영(1차) - 16개 응급의료센터 구축 및 운영지원(~2차)	응급환자 진료정보망 기반구축
3차 사업 (2005.12 ~2006.06)	- 45개 응급의료센터 구축 및 운영지원	
4차 사업 (2006.12 ~2007.06)	- 56개 응급의료센터 확장 구축 및 운영지원	응급환자 진료정보망 보강 및 확산
5차 사업 (2007.11 ~2008.05)	- 심정지 등록체계 구축(전국30개 응급의료기관) • 심정지 환자부문 강화 • 심정지 진료정보 표준화	심정지환자 부문 강화
6차 사업 (2008.12 ~2009.08)	- 중증응급질환 등록체계 구축 (전국81개 응급의료기관) • 응급뇌질환 등록체계 28개소 구축 • 응급심장질환 등록체계 28개소 구축 • 중증외상 등록체계 25개소 구축 • 심정지 등록체계 베타시스템 운영	중증응급질환 부문 강화
2009년 ~	- 중증외상 등록체계 추가 구축 - 심정지 등록체계 추가 구축 - 유관기관 정보망과 시스템 융합 - 전국 응급의료기관 응급환자진료정보망 시스템 구축 & 개선	국가응급환자 진료정보망의 이용 활성화

② 표준 등록체계

1. 목적

NEDIS 등록체계에 참여하는 전국의 모든 응급의료기관에 공통적으로 적용되는 실시간 정보 수집체계이며, 각종 응급의료 현황을 모니터링하고 연구기초자료와 정책기초자료 및 평가 자료로 활용함으로써, 응급의료 서비스의 질 향상을 유도하여 국민의 건강증진에 이바지하는데 그 목적이 있다.

표-16. 환자의 표준 등록체계 입력항목 및 통계

구 분	항 목
환자 신상정보 및 의료기관 정보	응급의료기관코드, 환자의무기록번호, 생년월일, 성명, 성별, 보험유형, 요양기관 번호, 진료의사 면허번호 등
환자의 내원 정보	내원일시, 발병일시, 내원사유, 내원경로와 수단, 전원의료기관, 구급활동 일지번호, 교통사고 정보
환자 초기평가 정보와 응급실 진료내용	주증상, 응급증상 해당여부, 환자 내원시 반응, 내원시 활력징후, 입원후 결과, 주 진료과, 응급실 퇴실일시, 응급실내 검사, 퇴실시 진단정보
입원환자의 입원후 진료내용과 결과	입원 후 결과, 전원 보낼 의료기관 종류, 퇴원일시, 입원후 검사, 처치와 수술정보, 퇴원시 진단정보 등

2. 단계별 등록체계 구축현황 활용

표준 등록체계에서 응급의료기관, NEDIS Gateway PC, 중앙응급의료센터간 단계별 업무 흐름도는 그림에서 보는 바와 같이 내원하여 진료한 후 퇴실까지 환자의 모든 정보를 취득하여 게이트웨이를 통해 중앙응급의료센터에 수집되어 분석된다.

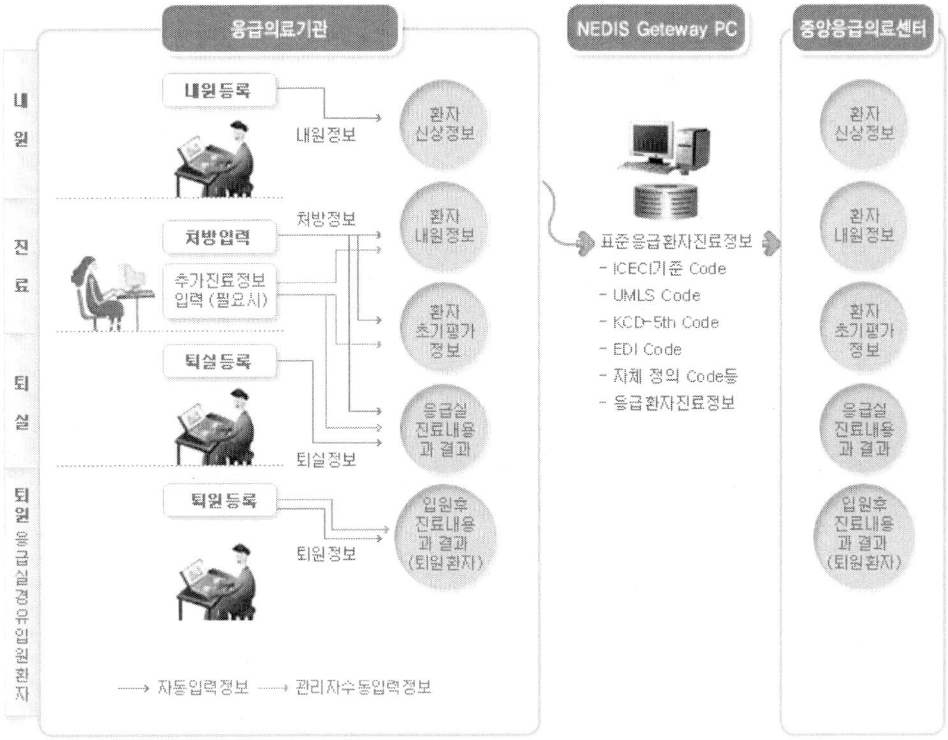

그림-22. 표준 등록체계 업무흐름도

3 심정지 등록체계

1. 목적

국내의 심정지 환자 발생빈도와 현황을 파악하여 병원전 국민과 응급의료종사자에 의한 심폐소생술(CPR)의 시행과 자동제세동기(AED) 사용현황을 분석하여 병원내 심정지환자의 응급처치와 합병증 감소를 위한 CPR 시행 현황을 파악하고 심정지환자의 진료결과와 예후를 파악하는데 목적이 있다.

2. 배경

배경으로는 심정지는 사망이 아닌 회복 가능한 심장의 일시적 정지를 회복시켜서 국가적 인적손실과 생존율을 개선하기 위해 조사, 연구, 정책, 신치료 기술 개발을 위한 정보시스템을 구축하고 선진국 수준의 심정지 등록을 표준화하여 심정지 등록체계를 활용하여 국가망으로 발전시키고 심정지 환자에 대한 사회복귀율 향상시키기 위한 필수적 상황이다.

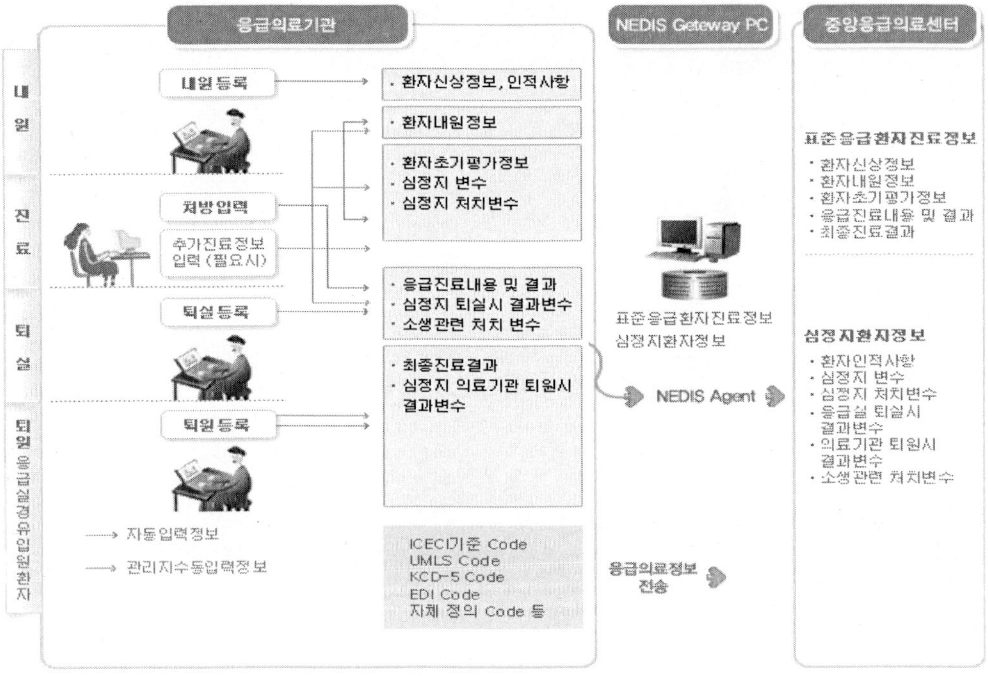

그림-23. 심정지 등록체계 업무흐름도

3. 심정지 등록체계 Ver 2.0

심정지 등록체계 Ver 1.0을 30개 응급의료기관에 구축하여 6차 사업때 기능개선을 위한 Ver 2.0 베타 테스트를 하여 7차 사업으로 2009년 17개 응급의료기관을 추가 47개 응급의료기관 심정지 등록체계를 구축 완료하여 운영하고 있다(표-17).

표-17. 심정지 등록체계 Ver 2.0 항목

구 분	항 목
등록체계 대상 환자 여부	• 병원 전 심정지 등록체계 대상 환자 여부 • 병원 전 심정지 등록체계 대상 환자가 아닌 사유
환자 인적사항	• 내원일시, 응급의료기관코드, 환자의무기록번호, 생년월일, 성명, 성별, 내원경로, 전원 보낸 의료기관 종류, 내원수단, • 구급일지 재난번호
심정지 변수	• 목격여부, 목격(발견)일시, 최초 응급의료체계 보고일시, 목격자(발견자) 유형, 심정지 발생주소, 심정지 발생층수, 심정지 발생장소 구분 • 초기 심전도 확인시기, 초기 심전도 병원 전 확인 구분, 초기 심전도 병원 도착 후 확인 구분, 심정지원인, 비심장성 심정지 원인
처치변수	• 현장 일반인의 흉부압박 시행여부, 흉부압박 시행일시, 자동제세동기 적용여부, 제세동 시행여부, 제세동 시행일시
	• 동승한 응급의료종사자 구분, 응급의료종사자, 총 탑승인원수
	• 병원 전 응급의료종사자의 흉부압박시행여부, 흉부압박시행일시, 현장흉부압박 총 시행시간, 소생술 시행되지 않은 이유, • 보조호흡 시행여부, 자동제세동기 적용여부, 심전도 기록지 전달 여부, 제세동 시행여부, 제세동 시행일시, 약물투여 여부
	• 응급실 도착일시, 응급실 진료진의 심폐소생술 시행여부 • 심폐소생술 시행일시, 제세동 시행여부, 제세동 시행일시
	• 최초 자발순환 회복여부, 최초자발순환 회복일시, 최초생존 시작 여부, 최초생존 시작일시
응급실 퇴실시 결과변수	• 응급진료결과, 전원 보낼 의료기관 종류 (응급진료결과), 응급실 심폐소생술 종료일시, 응급실 임상적 사망원인, 급성 심정지 여부
의료기관 퇴원 시 결과변수	• 입원 후 결과, 전원 보낼 의료기관 종류 • 입원 후 심폐소생술, 종료일시, 퇴원일시, 퇴원시 신경학적 장애 여부, 입원 후 임상적 사망원인
소생관련 처치변수	• 저체온 유도 시행여부, 기타 소생관련 처치내역

4 중증응급 등록체계

1. 목적

중증응급등록체계의 목적은 중증응급질환(응급뇌질환, 응급심장질환, 중증외상)환자에 대한 발생동태를 파악하고 중증응급환자에 대한 응급진료 및 결과에 대한 표준화된 정보를 지속적 체계적 수집과 사망과 장애감소를 통한 건강수명을 연장하는데 있다.

2. 필요성

중증응급 등록체계 필요성은 국가기반 중증응급질환의 기초자료 수집으로 국민의 사망과 건강에 중대한 영향을 미치는 3대 중증응급질환을 현황파악과 보건의료정책의 효과를 모니터링 하여 방향을 제시하고 사망률, 유병률에 미치는 영향, 요인, 분석 및 개선방향을 제시하여 응급의료서비스 질적 수준 향상을 꾀하기 위해서 필요하다. 또 근거중심정책 및 학술연구의 기초자료를 마련하고 국가차원의 정보공유와 활용에 필요성이 있으며, 중증응급질환에 대한 특성화 센터의 평가와 모니터링 체계가 정책측면, 기초자료 수집측면에서 필요했다.

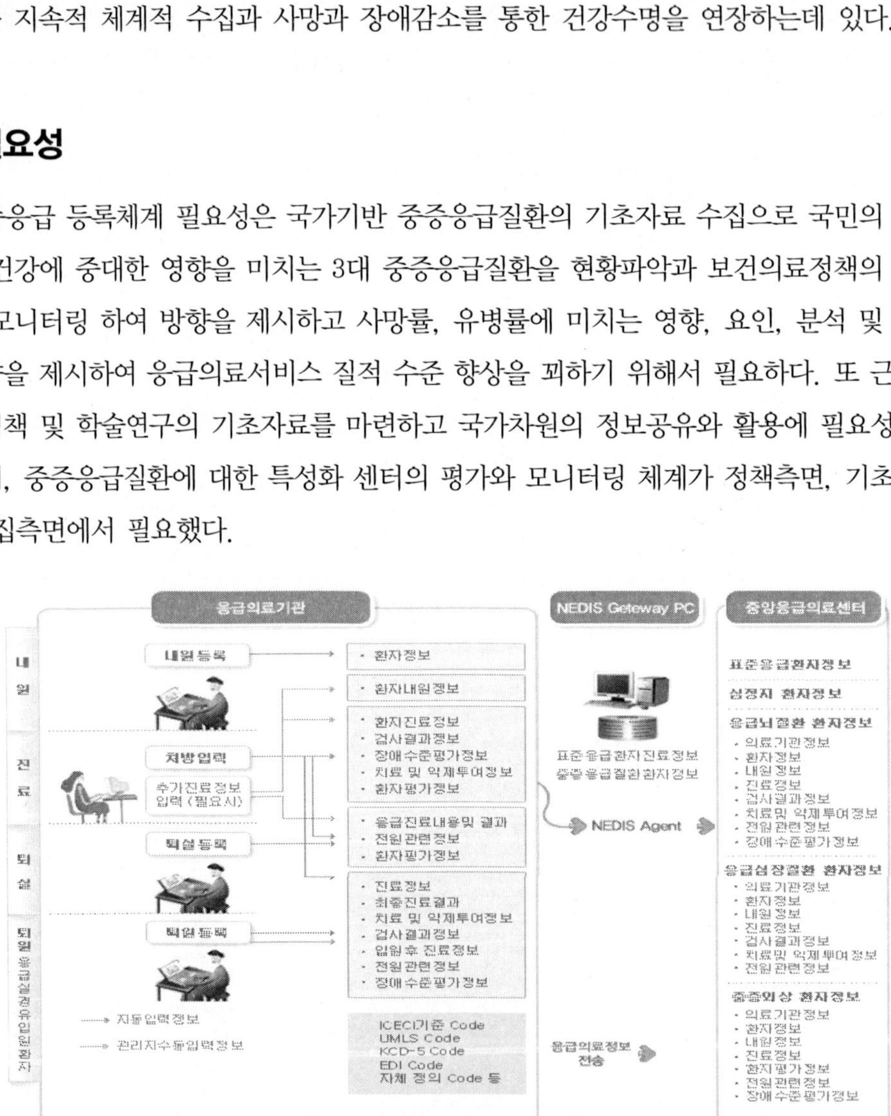

그림-24. 중증응급 등록체계 업무흐름도

3. 모니터링 통계지표

중증응급질환 등록체계 모니터링 통계지표는 응급뇌질환, 응급심장질환, 중증외상 등 증상별로 내원정보, 진환별 진료정보, 전원정보, 장애수준 평가정보 등을 입력하여 수집된 자료를 근거하여 표준정보를 조회하고 데이터를 검토하고 미상 데이터를 분석하여 입력현황을 모니터링 하도록 하여 응급의료정책에 활용하도록 하고 있다.

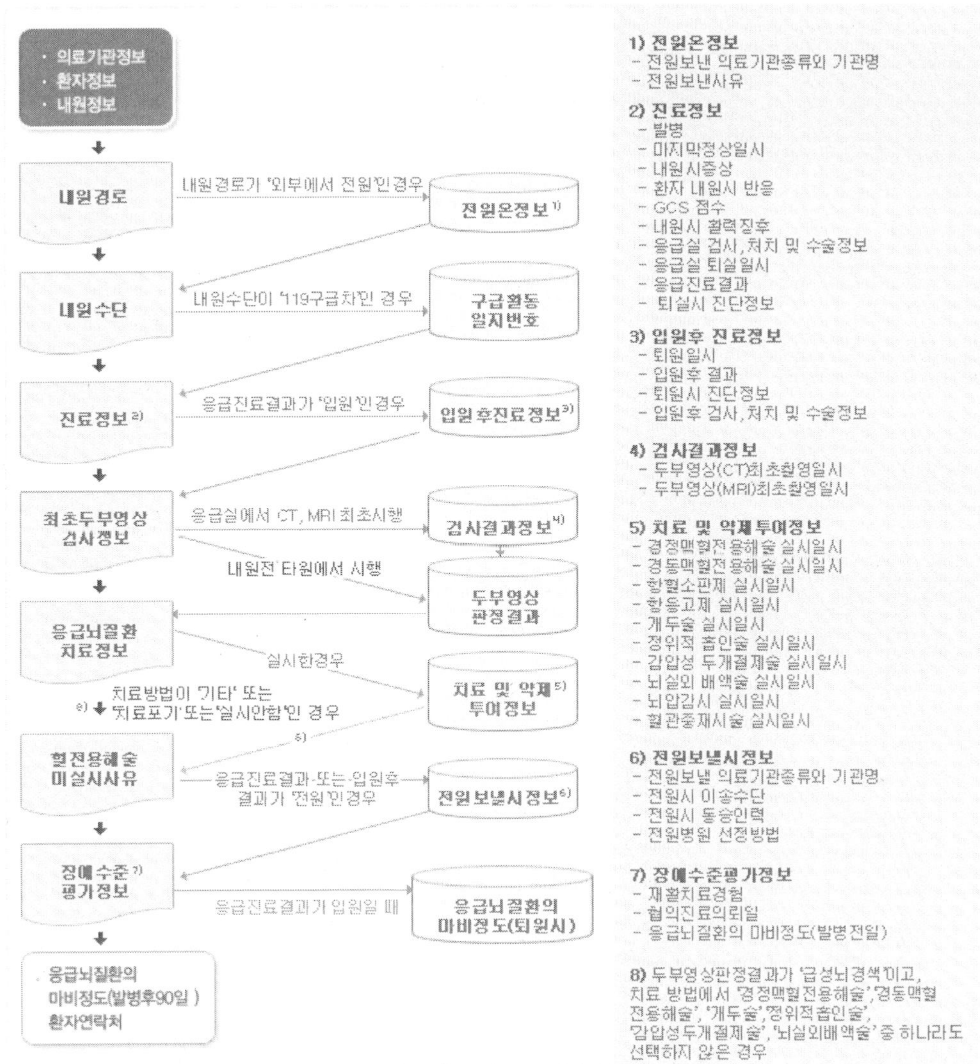

그림-25. 중증응급 질환별 입력항목

CHAPTER

07

국가응급의료이송정보망

National Ambulance Information System : NAIS

① 국가응급의료이송정보망

1. 의의

소방구급대의 현장응급처치와 응급의료기관으로의 효율적인 이송정보를 송수신하여 현장에서 병원까지 신속하고 적절한 환자후송 및 전문치료를 제공하기 위한 시스템이며, 응급의료기관은 진료 가능한 질환의 치료가부를 프로그램에 입력하면 이 정보는 무선을 통해서 구급대원의 초소형 모바일 개인 컴퓨터(umPC)에 전달되고 현장에 도착한 구급대원은 응급의료기관에서 보내온 자료를 검색하여 적절하고 신속하게 후송할 수 있는 응급의료기관으로 환자의 정보를 보내면 정보를 수신된 응급의료기관에서는 구급차가 도착하면 곧바로 응급치료를 할 수 있는 이송정보시스템을 구축하는 데 그 의의가 있다.

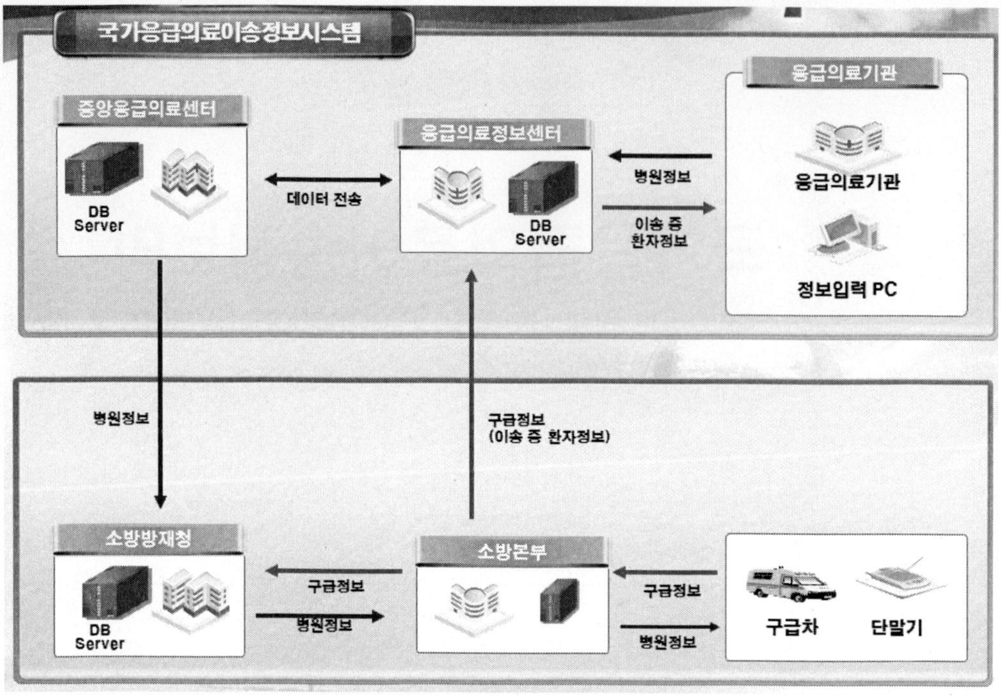

그림-26. 이송정보 시스템 업무흐름도

2. 역할

(1) 응급의료기관

응급의료기관내 응급 진료나 치료가 가능한 상황을 시스템을 통해 병원전 구급대원에게 알려주는 역할과 구급대에서 이송될 환자의 정보를 수신한 후에는 도착할 환자에 대해 신속한 치료를 위해 의료진이 대기 및 환자치료를 준비하고 병원전 환자의 상태정보를 파악하여 신속하고 적절한 응급처치를 연결할 수 있는 시스템(기존에는 이송중 119구급대의 응급처치 내역 및 약물투여 내용을 사전에 알 수 없었기 때문)이다.

(2) 소방본부와 소방구급대

응급환자 이송 중 실질적인 진료가능 정보를 제공받아 2차 전원을 방지하고 응급환자 상태정보를 병원 도착 전에 응급기관에 전송하여 적절한 처치를 할 수 있도록 통지하고 신고부터 현장도착시간, 현장출발시간, 병원도착시간, 실시한 응급처치 등 이송되는 병원에 응급환자의 정보를 전송한다.

(3) 1339 응급의료정보센터

응급환자의 이송판단 자료인 실질적인 병상정보를 제공하여 119구급대원이 응급의료기관을 선택 하도록 하며, 응급의료기관으로 갈 환자가 아닐 경우 일반 의료기관에 팩스로 환자이송을 알리고 응급의료 업무의 효율성을 향상시키고 응급의료체계 발전을 위해 필요할 경우 관련정보를 이용할 수 있도록 저장하는 시스템이다.

(4) 소방방재청과 중앙응급의료센터

환자상태정보, 환자이송정보, 병상정보관리, 구급일지관리 등 응급의료정보와 환자상태를 저장하고 이송현황 관리프로그램 모니터링을 통해 통계를 파악할 수 있도록 한다.

3. 시스템 구성도

평상시 응급의료기관에서는 인터넷을 통해 중증환자나 응급환자에 대한 치료가능여부 정보를 보내 1339정보센터와 중앙응급의료센터에 DB로 저장되고 이 정보는 소방방재청과 각 지역소방본부에 전송되면 AVL 서버를 통해 구급차의 umPC에 전송되고 구급대원은 이 치료가능정보를 확인하고 치료가능 응급의료기관으로 정보센터를 통해서 중앙센터와 응급의료기관에 전송되면 응급의료기관에서는 환자 치료를 준비하고 환자정보자료와 이송정보자료는 인터넷을 통해 DB에 저장되게 된다.

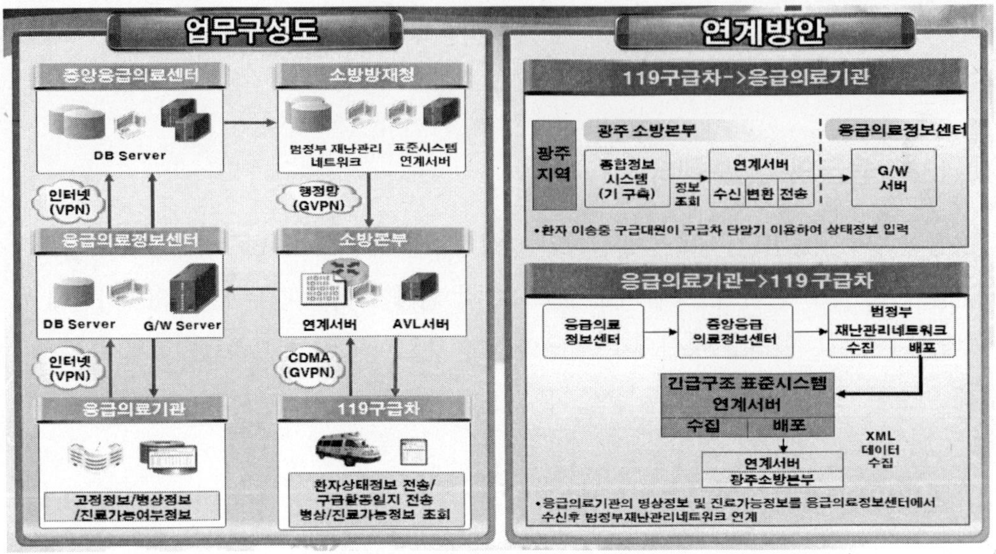

그림-27. 이송정보 시스템 구성도

4. 자료입력 및 조회

응급의료기관에서 입력하고 확인하는 메인화면으로 뇌출혈수술, 응급내시경, 복부손상수술, 응급투석, 중증화상 등 진료가능 여부를 선정하여 전송하면 응급의료정보센터에서는 실시간 진료가능여부를 확인할 수 있으며 또한 구급대에서도 UMpc를 통해 확인이 가능한 정보입력 화면과 진료가능확인이 가능한 지역진료가능정보를 인터넷을 통해서 지역별 전국별 파악이 가능하다.

응급의료기관 진료가능여부 입력화면과 지역응급의료기관 진료가능정보는 그림-28, 그림-29와 같다.

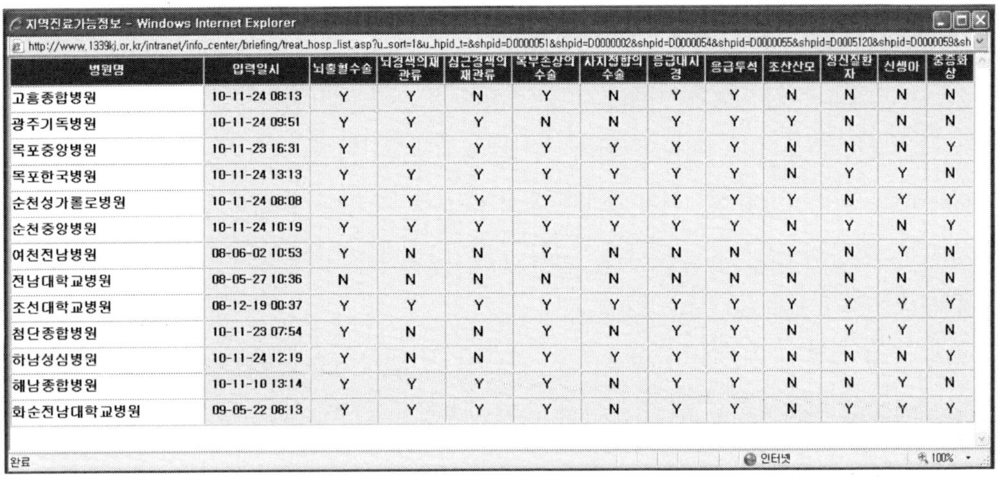

병원명	입력일시	뇌출혈수술	뇌경색의재관류	심근경색의재관류	복부손상의수술	사지접합의수술	응급내시경	응급투석	조산산모	정신질환자	신생아	중증화상
고흥종합병원	10-11-24 08:13	Y	Y	N	Y	N	Y	Y	N	N	N	N
광주기독병원	10-11-24 09:51	Y	Y	Y	N	N	Y	Y	Y	N	N	N
목포중앙병원	10-11-23 16:31	Y	Y	Y	Y	Y	Y	Y	N	N	N	Y
목포한국병원	10-11-24 13:13	Y	Y	Y	Y	Y	Y	Y	N	Y	Y	N
순천성가롤로병원	10-11-24 08:08	Y	Y	Y	Y	Y	Y	Y	Y	N	Y	Y
순천중앙병원	10-11-24 10:19	Y	Y	Y	Y	Y	Y	Y	N	Y	N	Y
여천전남병원	08-06-02 10:53	Y	N	N	Y	N	N	N	Y	N	Y	N
전남대학교병원	08-05-27 10:36	N	N	N	N	N	N	N	N	N	N	N
조선대학교병원	08-12-19 00:37	Y	Y	Y	Y	Y	Y	Y	Y	Y	Y	Y
첨단종합병원	10-11-23 07:54	Y	N	N	Y	N	Y	Y	N	Y	Y	N
하남성심병원	10-11-24 12:19	Y	N	N	Y	Y	Y	Y	N	N	N	Y
해남종합병원	10-11-10 13:14	Y	Y	Y	Y	N	Y	Y	N	N	Y	N
화순전남대학교병원	09-05-22 08:13	Y	Y	Y	Y	N	Y	Y	N	Y	Y	Y

그림-28. 지역응급의료기관 진료가능정보

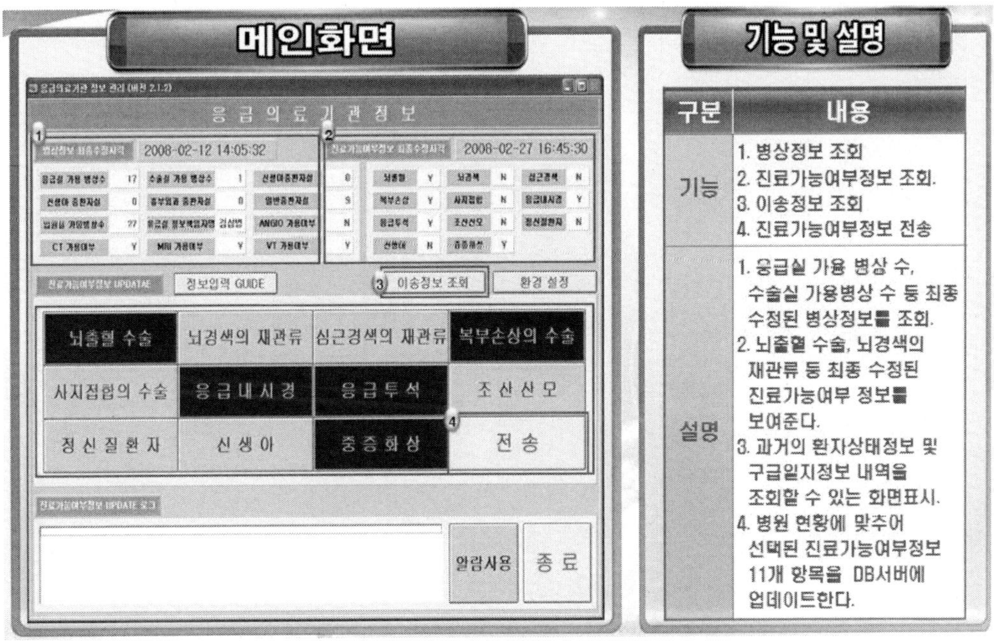

그림-29. 응급의료기관 진료가능여부 입력화면

5. 소방구급대 이송정보 조회

소방구급대의 구급정보와 이송정보를 조회하면 구급출동(신고시각, 출동시각, 현장도착시각, 현장출동시각) 정보와 환자정보(성명, 성별, 직업, 주소, 보호자, 연령 등), 신고자정보, 환자발생유형, 환자상태와 응급처치 등 자료를 조회할 수 있으며, 이송한 후 이송된 환자의 상태나 출동시간, 도착시간, 이송기관 통계 등 각종 유익한 정보를 활용할 수 있다(그림-30, 31, 32).

이와 같이 환자의 신고부터 현장출동, 환자상태, 환자이송, 병원치료로 연계되는 신속하고 적절한 환자이송을 위해 구축한 국가이송정보시스템이다.

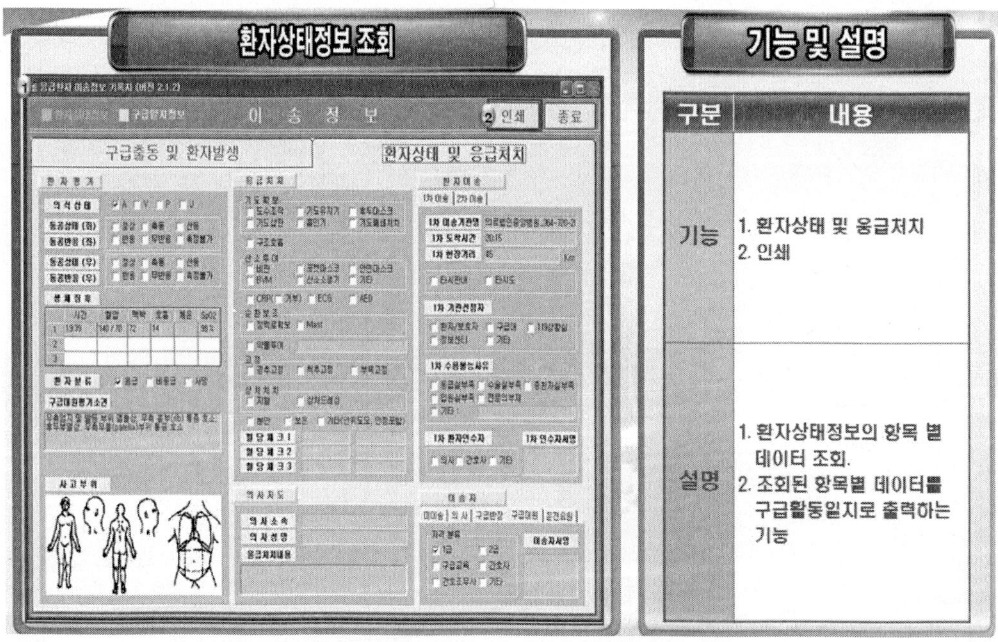

그림-30. 환자상태정보 조회

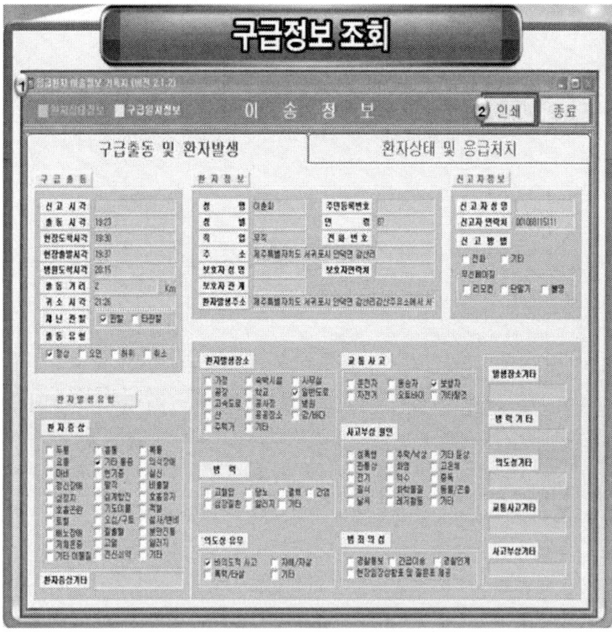

기능 및 설명

구분	내용
기능	1. 구급출동 및 환자발생 2. 인쇄
설명	1. 구급일지정보의 항목 별 데이터 조회. 2. 조회된 항목별 데이터를 구급활동일지로 출력하는 기능

그림-31. 구급출동 및 환자발생 구급정보 조회

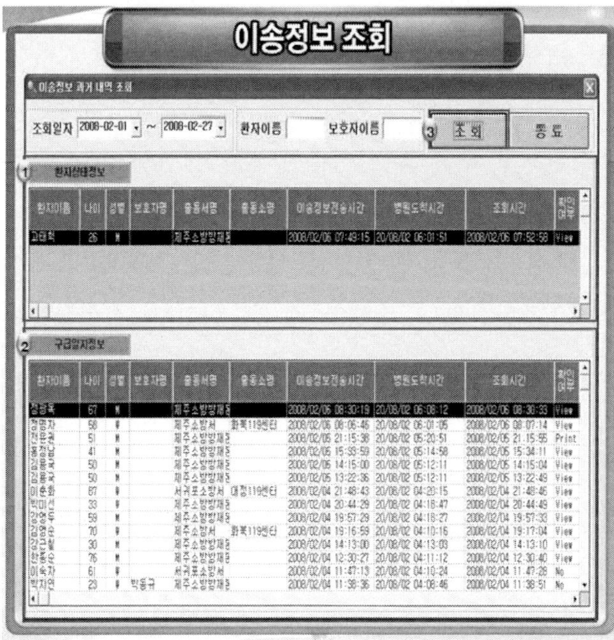

기능 및 설명

구분	내용
기능	1. 환자상태정보 2. 구급일지정보 3. 조회
설명	1. 조회 조건에 부합하는 환자상태정보 내역이 표시된다. 2. 조회 조건에 부합하는 구급일지정보 내역이 표시된다. 3. 입력한 조회 조건에 맞쳐 검색을 실행한다.

그림-32. 환자상태 및 구급일지 이송정보 조회

② 중증응급환자 질환별 실시간 응급의료정보시스템

1. 의의 및 목적

중증응급환자 발생시 진료가능병원에 대한 정확한 실시간 정보가 없어 부적절한 병원 선정과 재이송 사례가 발생하여 병원간 이송시 이송할 병원을 담당의사가 직접 여러 병원에 문의하여 이송 정보를 파악하여야 하므로 이송시간이 지체되는 한계를 극복하고 신속하고 효율적인 조치 진료 및 수술가능정보 파악하고 중증응급환자가 최적의 병원에 이송되어, 제때 필요한 진료를 받을 수 있도록 하기 위한 전국 12개 시도의 응급실병상정보 및 질환별 정보를 확인할 수 있는 시스템을 구축하는 것이다.

2. 역할

책임진료자 정보 수집 및 제공 등의 업무를 수행하고 『중증응급환자 실시간 응급의료정보시스템』 운영 및 유지관리하며 정보에 대한 모니터링 및 모니터링한 결과를 관할 시/도에 보고한다. 또한 시스템을 유지하기 위한 정보입력 등 의료기관 제반 교육을 실시하고, 보건복지부 및 지방자치단체에서는 아래 11종의 중증 응급질환은 국가응급의료이송정보망(NAIS)에서 다루는 질환으로 수술 또는 시술이 필요한 상태 또는 질환으로 지정하고 있다. 진료 가능한 정보를 제공하는 중증응급질환은 다음과 같다.

① 뇌출혈수술 ② 뇌경색 재관류 ③ 심근경색증 재관류 ④ 복부손상 수술 ⑤ 사지접합 수술 ⑥ 응급내시경 ⑦ 응급투석 ⑧ 조산산모 ⑨ 신생아 ⑩ 중증화상 ⑪ 정신질환자

3. 업무흐름도

응급환자가 발생하거나 전원이 필요하면 119구급대나 병의원에서 적절한 병원을 알기 위해 1339정보센터에 요청할 때 응급의료기관은 정보시스템에 11개의 중증환자 진료와 수술 가능 정보를 제공하기 위해 진료가능정보와 책임진료자 연락처, 응급상황책임자를 입력한다. 1339정보센터에서 입력받은 정보를 확인하고 적정병원을 요청한 대상자들에게 신속하고 정확하게 알려준다.

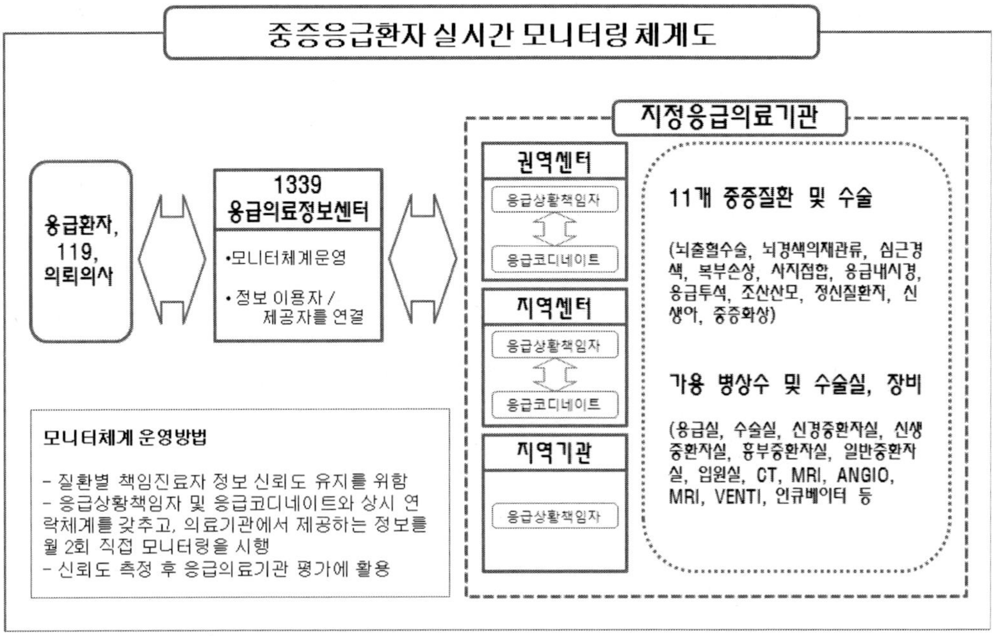

그림-33. 중증응급환자 실시간 모니터링 체계도

실시간 시스템을 효율적으로 관리 운영하기 위해서 정보센터는 응급실정보와 중증질환 및 수술 가능정보를 지속적으로 모니터링 하여 진료 가능한 응급의료기관에 신속하게 후송 전원 하도록 정보를 제공해 준다. 소방구급대를 비롯히여 환자나 병의원간 전원이 이루어지는 환자중심의 활용 체계도는 그림-34, 35와 같다.

4. 자료입력 및 조회

질환별 진료와 수술가능정보, 응급실 진료정보, 코디네이터와 해당책임자정보를 입력해 주면 119 구급대는 물론 환자전원이나 일반인들도 진료가능정보를 조회할 수 있으며 응급의료정보센터 정보제공으로 신속하고 정확하여 효율적인 질환별 정보를 이용할 수 있다.

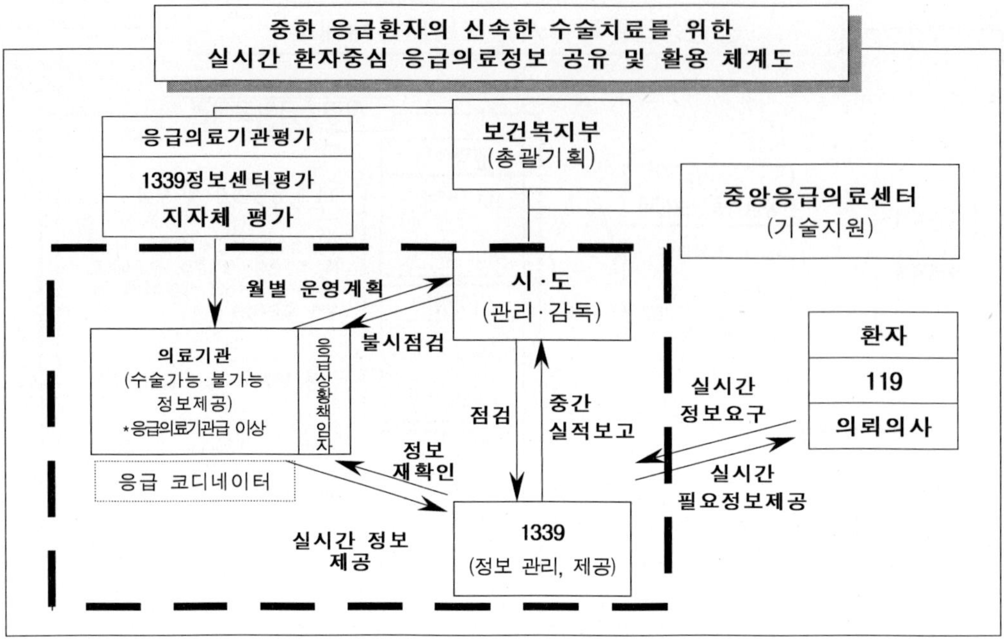

그림-34. 응급의료정보공유 및 활용체계도

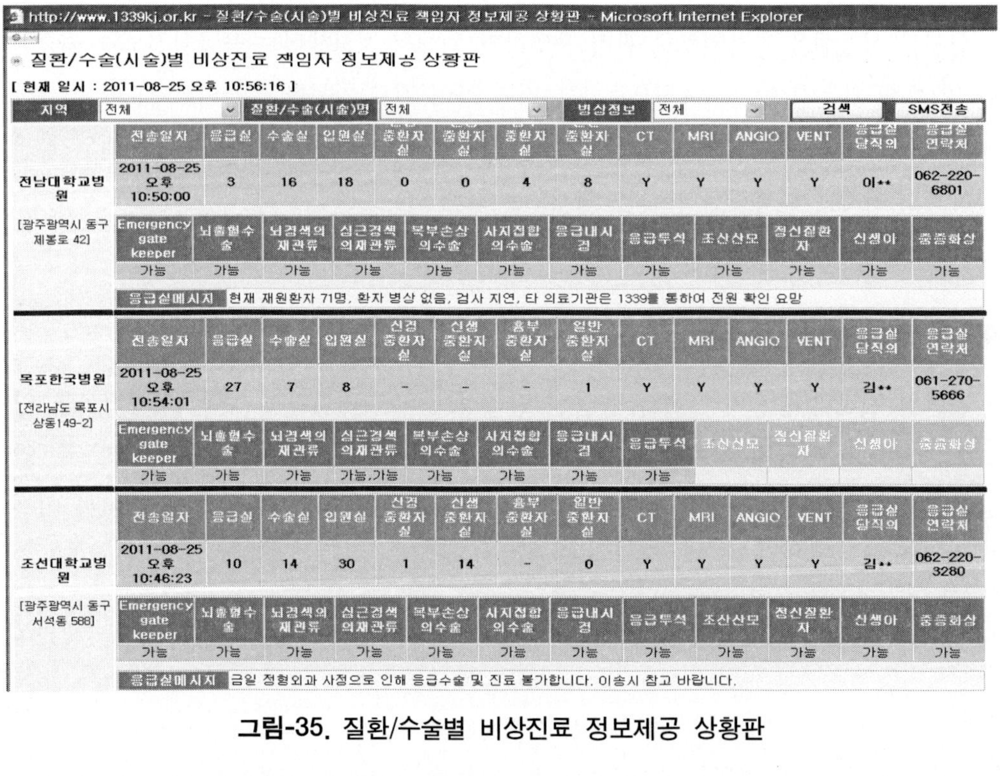

http://www.1339kj.or.kr - 질환/수술(시술)별 비상진료 책임자 정보제공 상황판 - Microsoft Internet Explorer

질환/수술(시술)별 비상진료 책임자 정보제공 상황판

[현재 일시 : 2011-08-25 오후 10:56:16]

지역 전체 | 질환/수술(시술)명 전체 | 병상정보 전체 | 검색 | SMS전송

병원	전송일자	응급실	수술실	입원실	중환자실	중환자실	중환자실	중환자실	CT	MRI	ANGIO	VENT	응급실 당직의	응급실 연락처
전남대학교병원 [광주광역시 동구 제봉로 42]	2011-08-25 오후 10:50:00	3	16	18	0	0	4	8	Y	Y	Y	Y	이**	062-220-6801

Emergency gate keeper	뇌출혈수술	뇌경색의 재관류	심근경색의 재관류	복부손상의 수술	사지접합의 수술	응급내시경	응급투석	조산산모	정신질환자	신생아	중증화상
가능	가능	가능	가능	가능	가능	가능	가능	가능	가능	가능	가능

응급실메시지 현재 재원환자 71명, 환자 병상 없음, 검사 지연, 타 의료기관은 1339를 통하여 전원 확인 요망

병원	전송일자	응급실	수술실	입원실	신경 중환자실	신생 중환자실	흉부 중환자실	일반 중환자실	CT	MRI	ANGIO	VENT	응급실 당직의	응급실 연락처
목포한국병원 [전라남도 목포시 상동149-2]	2011-08-25 오후 10:54:01	27	7	8	-	-	-	1	Y	Y	Y	Y	김**	061-270-5666

Emergency gate keeper	뇌출혈수술	뇌경색의 재관류	심근경색의 재관류	복부손상의 수술	사지접합의 수술	응급내시경	응급투석	조산산모	정신질환자	신생아	중증화상
가능	가능	가능	가능,가능	가능	가능	가능	가능				

병원	전송일자	응급실	수술실	입원실	신경 중환자실	신생 중환자실	흉부 중환자실	일반 중환자실	CT	MRI	ANGIO	VENT	응급실 당직의	응급실 연락처
조선대학교병원 [광주광역시 동구 서석동 588]	2011-08-25 오후 10:46:23	10	14	30	1	14	-	0	Y	Y	Y	Y	김**	062-220-3280

Emergency gate keeper	뇌출혈수술	뇌경색의 재관류	심근경색의 재관류	복부손상의 수술	사지접합의 수술	응급내시경	응급투석	조산산모	정신질환자	신생아	중증화상
가능	가능	가능	가능	가능	가능	가능	가능	가능	가능	가능	가능

응급실메시지 금일 정형외과 사정으로 인해 응급수술 및 진료 불가합니다. 이송시 참고 바랍니다.

그림-35. 질환/수술별 비상진료 정보제공 상황판

CHAPTER

08

응급의료정보시스템

Emergency Medical Information System : EMIS

1 응급의료정보시스템(EMIS)

1. 의료자원 병상정보제공

병상정보 상황판은 응급의료기관의 병상정보를 파악하여 실시간으로 국민들과 후송기관, 진료기관에 병상정보를 제공하기 위해 전국 348개 응급의료기관에서 응급관련 병상정보를 인터넷을 통해 실시간으로 수신 받아 정보를 제공하고 있으며, 광주·전남 지역에서는 71곳 응급의료기관에서 응급실, 수술실, 신경중환자자실, 신생아 중환자실, 일반중환자실 등 24개 항목을 인터넷을 통해 실시간으로 수집하여 활용하도록 정보를 제공하고 있다.

» 의료자원 정보상황판

검색항목			
☐ 위내시경(성인)	☐ 위내시경(이물질-성인)	☐ 정맥류결찰술(식도정맥류)	☐ 내시경역행췌담관조영술
☐ 기관지내시경(성인)	☐ 기관지내시경(이물질-성인)	☐ 기관지동맥색전술	☐ 경피적경혈관관상동맥확장술
☐ 혈액투석(성인)	☐ 인공호흡기(성인)	☐ 입원(성인)	☐ 내과중환자실(성인)
☐ 위내시경(소아)	☐ 위내시경(이물질-소아)	☐ 혈액투석(소아)	☐ 간질(소아)
☐ 자외선황달치료(소아)	☐ 입원(소아)	☐ 중환자실(소아)	☑ 인공호흡기(소아)
☐ 보육기(incubator)	☑ 뇌졸중	☐ 입원	☐ 중환자실(신경과)
☐ 신경과전문의	☐ 치매노인병동	☐ 알코올병동	☐ 폐쇄병동
☐ 약물중독중환자	☐ 화상중환자	☐ 외상중환자	☐ 고압산소치료
☑ 응급의학과전문의	☐ 맹장수술(외과)	☐ 혈관수술	☐ 복막염수술
☐ 간파열수술	☐ 비장파열수술	☐ 소아외과수술	☐ 입원
☑ 중환자실	☐ 자연분만	☐ 제왕절개	☐ 난산
☐ 임신중독증	☐ 고환수술	☐ 신장과방광수술	☐ 개방성골절수술
☐ 미세접합수술	☐ 소아정형외과수술	☐ 입원실	☐ 폐수술
☐ 심장과동맥수술	☐ 중환자실	☐ 두개내출혈수술	☐ 지주막하출혈
☐ 척추수술	☐ 입원	☑ 중환자실	☐ 비출혈
☐ 이물질제거(코,귀,목)	☐ 안면골절수술	☐ 성형외과전문의	☐ 치아결손
☐ 구강외과수술	☐ 안과수술	☐ 안과전문의	☐ 혈관조영술
☐ 장중첩증초음파	☐ 자기공명영상	☐ 요로결석	☐ 응급실
☑ 응급실당직의사			

그림-36. 의료자원 정보상황판

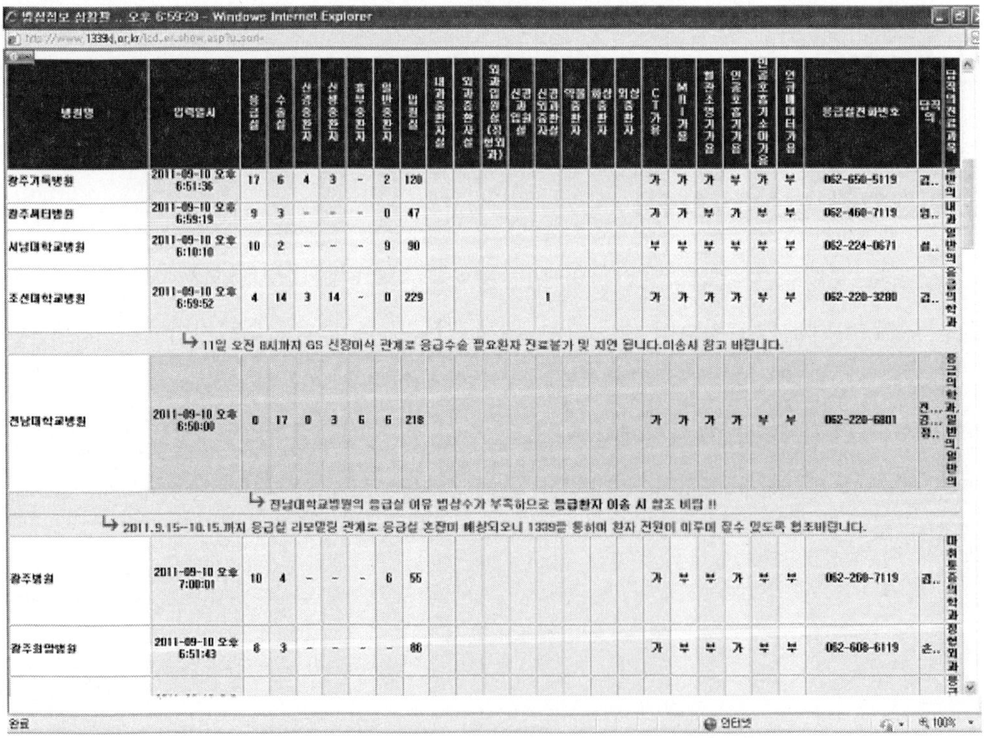

병원명	입력일시	응급실	수술실	신경중환자	신생중환자	흉부중환자	일반중환자	입원실	내과중환자실	외과중환자실	외과입원실(정형외과)	신경과입원실	신경외과중환자실	약물중환자	화상중환자	외상중환자	CT가용	MRI가용	혈관조영기가용	인공호흡기가용	인공호흡기소아가용	인큐베이터가용	응급실전화번호	당직의	당직의전문과목
광주기독병원	2011-09-10 오후 6:51:36	17	6	4	3	-	2	120									가	가	가	부	가	부	062-650-5119	김..	일반의
광주씨티병원	2011-09-10 오후 6:59:19	9	3	-	-	-	0	47									가	가	부	가	부	부	062-460-7119	염..	내과
서남대학교병원	2011-09-10 오후 6:10:10	10	2	-	-	-	9	90									부	부	부	부	부	부	062-224-0671	설..	일반의
조선대학교병원	2011-09-10 오후 6:59:52	4	14	3	14	-	0	229					1				가	가	가	가	부	부	062-220-3280	김..	응급의학과
↳ 11일 오전 8시까지 GS 신장이식 관계로 응급수술 필요환자 진료불가 및 지연 됩니다.이송시 참고 바랍니다.																									
전남대학교병원	2011-09-10 오후 6:50:00	0	17	0	3	6	6	218									가	가	가	가	부	부	062-220-6801	전..., 김..., 정..	응급의학과, 일반의, 일반의
↳ 전남대학교병원의 응급실 여유 병상수가 부족하므로 응급환자 이송 시 참조 바람 !!																									
↳ 2011.9.15~10.15.까지 응급실 리모델링 관계로 응급실 혼잡이 예상되오니 1339를 통하여 환자 전원이 이루어 질수 있도록 협조바랍니다.																									
광주병원	2011-09-10 오후 7:00:01	10	4	-	-	-	6	55									가	부	부	가	부	부	062-260-7119	김..	마취통증의학과
광주희망병원	2011-09-10 오후 6:51:43	8	3	-	-	-	-	86									가	부	부	가	부	부	062-608-6119	손..	정형외과

그림-37. 광주·전남지역의 병상정보 상황판

의료자원정보 상황판은 모든 응급의료기관에서 보유하고 있는 각종 장비를 비롯하여 진료 및 수술 가능한 의료기술을 제공할 수 있는지를 검색할 수 있도록 의료자원정보를 수집하는 시스템으로 73개 항목을 제공해 주는 상황판이다.

이때 의료자원이 필요한 항목을 선택하여 진료가능한 병의원을 검색하면 후송기관이나 일반인들에게 진료 가능한 의료자원 정보를 제공받을 수 있다.

2. 응급의료기관 진료과목별 정보제공

응급의료정보시스템은 그림-38과 같이 응급의료기관에서 운영하고 있는 진료과목 현황을 표시해 주는 정보로 27개 항목을 수신 받아 응급의료기관명으로 운영하고 있는 진료 가능한 과목을 표시하여 준다.

3. 시스템 구성도

응급의료정보시스템은 인터넷망을 통해 정보센터내의 라우터를 통해 방화벽을 거쳐 허브에서 해당하는 단말기에 프로그램을 제공해 준다.

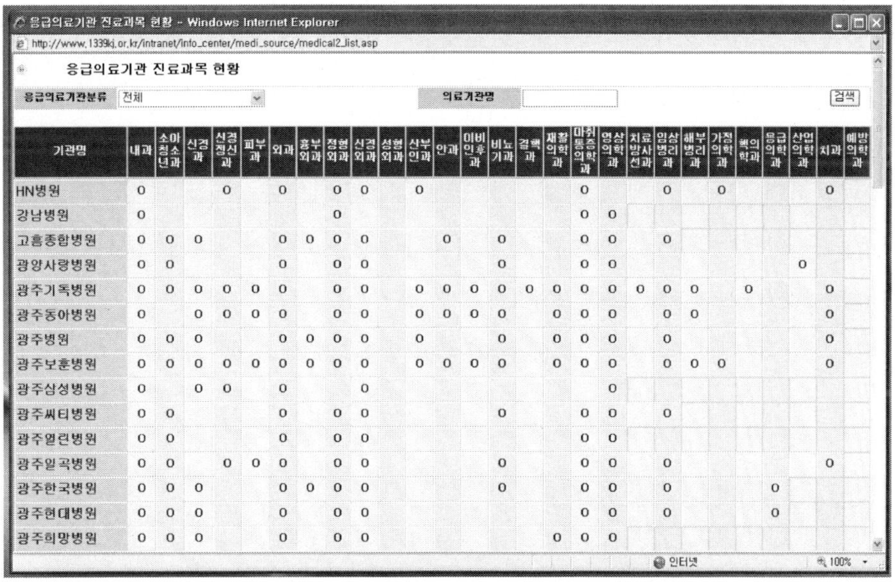

기관명	내과	소아청소년과	신경과	신경정신과	피부과	외과	흉부외과	정형외과	신경외과	성형외과	산부인과	안과	이비인후과	비뇨기과	결핵과	재활의학과	마취통증의학과	영상의학과	치료방사선과	임상병리과	해부병리과	가정의학과	핵의학과	응급의학과	산업의학과	치과	예방의학과
HN병원	0			0		0		0	0		0						0			0		0				0	
강남병원	0							0									0	0									
고흥종합병원	0	0	0			0	0	0	0			0		0			0	0		0							
광양사랑병원	0	0				0		0	0					0			0	0							0		
광주기독병원	0	0	0	0	0	0		0	0		0	0	0	0	0	0	0	0	0	0	0		0			0	
광주동아병원	0		0	0	0	0		0	0		0	0	0	0		0	0	0		0	0					0	
광주병원	0	0	0			0	0	0	0		0			0		0	0	0		0						0	
광주보훈병원	0	0	0	0	0	0	0	0	0		0	0	0	0		0	0	0		0	0	0				0	
광주삼성병원	0		0	0		0			0									0									
광주씨티병원	0	0				0		0	0					0			0	0		0							
광주열린병원	0	0				0		0	0								0	0									
광주일곡병원	0	0		0	0	0		0	0					0			0	0		0						0	
광주한국병원	0	0	0			0	0	0	0					0			0	0		0				0			
광주현대병원	0	0	0			0		0	0								0	0		0				0			
광주희망병원	0	0	0			0		0	0							0	0	0									

그림-38. 응급의료기관 진료과목 상황판

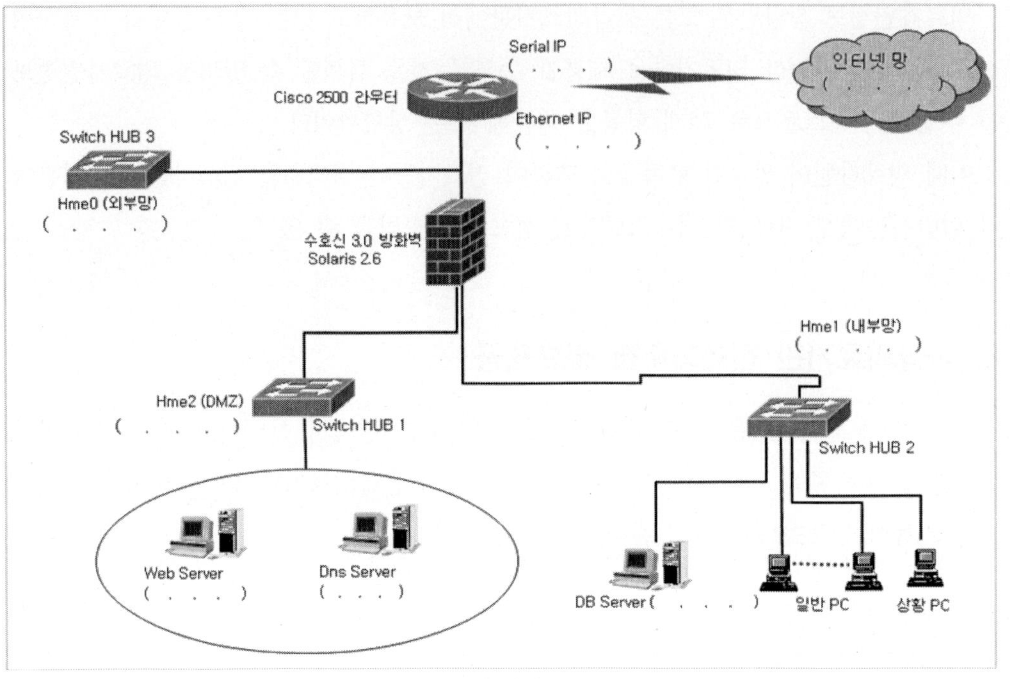

그림-39. 응급의료정보시스템 자료흐름도

4. EMIS의 특징 및 활용

전국 348개 응급의료기관으로부터 병원내 OCS에서 추출된 응급의료관련 병상정보를 실시간으로 수집하여 인터넷을 통해서 국민들과 소방구급대에 제공함으로써 신속하게 응급상황에 대처할 수 있는 시스템이다. 또한 각 의료기관에서 운영되고 있는 진료과목을 파악하여 응급환자에게 적절한 병원으로 후송하도록 응급의료정보를 제공하고 있으며 전문수술이나 치료가 가능한 응급의료기관을 검색하여 제공함으로써 보다 신속 정확한 응급의료정보를 제공하고 있다.

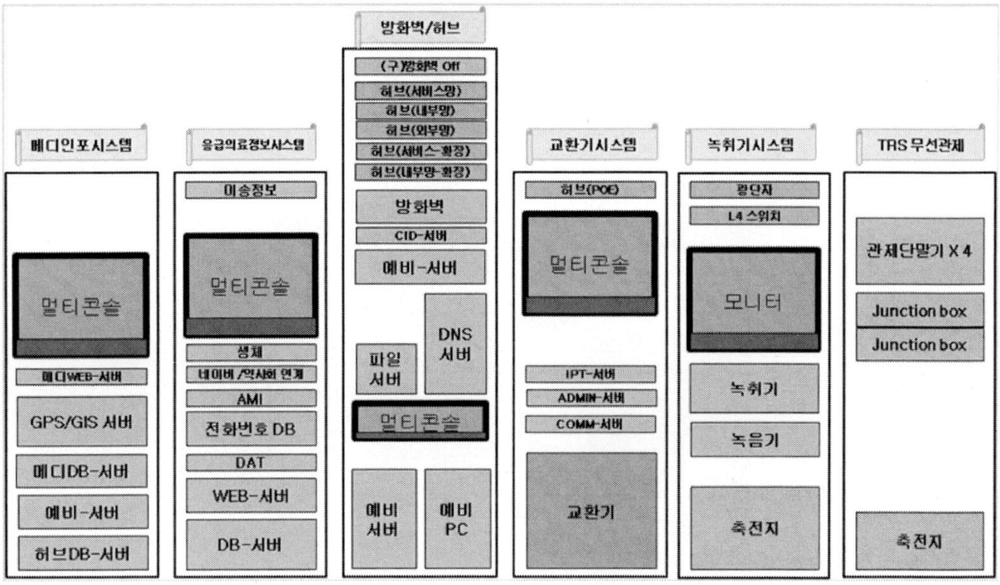

그림-40. 응급의료정보시스템 구성도

② 실시간의료정보시스템(Medi-info system)

1. Medi-info의 정의

응급의료정보시스템이 보유하고 있는 병의원정보와 의료기관 및 약국, 치과 등 관련 종사자간 네트워크를 기반으로 직접적인 연계를 통하여 진료정보 데이터를 수집하여 기존 의료정보의 신뢰성을 확보함과 동시에 각 의료기관이 응급의료체계내에 항시 연결될 수 있도록 의료정보네트워크를 구축하고 관련 유관기관 및 일반인에게 실시간 신뢰도 높은 정보를 제공하는 네트워크기반 의료정보전달 시스템을 말한다.

2. Medi-info설치 및 입력방법

메디인포는 응급의료기관이 아닌 보건, 의료기관의 정보를 파악하여 의료공백이나 비상사태를 대비하기 위해서 1339정보센터 홈페이지에서 프로그램을 다운받아서 신청하여 인증을 받고 전산망을 가동시키면 자동로그인이 되어 근무상태와 근무시간을 파악하기 위한 시스템으로 요일별 근무시간과 변경시간을 입력하여 전송하면 실시간으로 1339정보센터에 통지되어 진료여부와 운영여부를 알 수 있다.

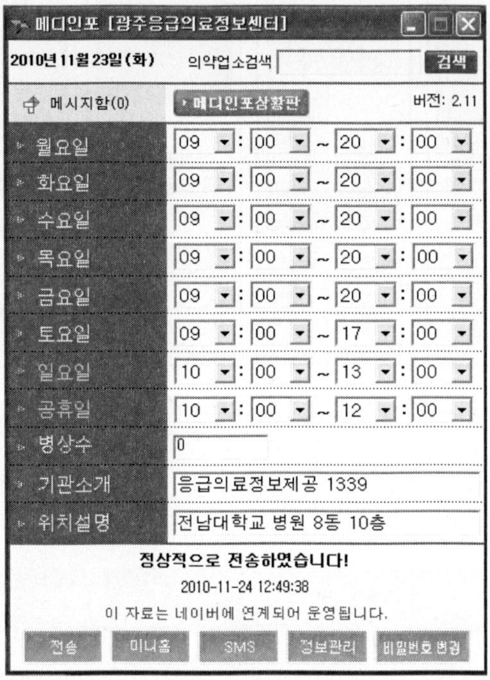
메디인포 [광주응급의료정보센터]
2010년 11월 23일 (화)
의약업소검색
검색
메시지함(0)
메디인포상황판
버전: 2.11
월요일 09 : 00 ~ 20 : 00
화요일 09 : 00 ~ 20 : 00
수요일 09 : 00 ~ 20 : 00
목요일 09 : 00 ~ 20 : 00
금요일 09 : 00 ~ 20 : 00
토요일 09 : 00 ~ 17 : 00
일요일 10 : 00 ~ 13 : 00
공휴일 10 : 00 ~ 12 : 00
병상수 0
기관소개 응급의료정보제공 1339
위치설명 전남대학교 병원 8동 10층
정상적으로 전송하였습니다!
2010-11-24 12:49:38
이 자료는 네이버에 연계되어 운영됩니다.
전송
미니홈
SMS
정보관리
비밀번호 변경

그림-41. Medi-info 신청과 다운로드 및 입력화면

3. Medi-info 접속관리

메디인포를 신청한 의료기관이나 약국, 보건기관은 메디인포 관리화면에서 승인과 동시에 자료를 전송할 수 있으며 로그인이 하여 진료기관과 운영시간을 파악하기 위한 시스템으로 요일별 근무시간과 변경시간을 입력하여 전송하면 실시간으로 1339정보센터에 통지되고 1339정보센터에서는 접속 전송된 의원, 치과, 약국, 기타 정보를 제공해 줄 수 있다.

또한 메디인포 메시지 전송시스템을 통해서 긴급사항이나 공지사항, 대량재해에 대한 메시지를 일괄이나 부분으로 전송할 수 있으며, 실시간 접속 상황을 파악할 수 있다.

메디인포는 약사회 정보를 공유하여 접속 상태와 요일별 진료시간, 진료기관과 위치를 파악할 수 있고 지역별 분야별 실시간 정보와 자료를 파악할 수 있다.

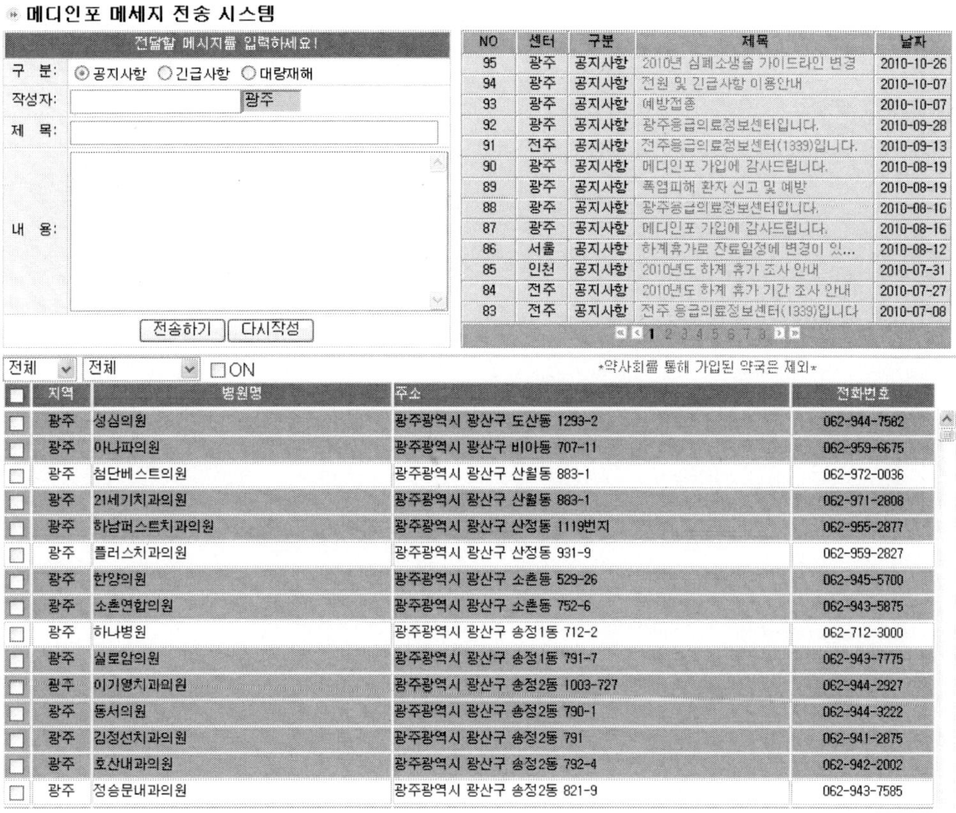
메디인포 메세지 전송 시스템
전달할 메시지를 입력하세요!
구 분: 공지사항 긴급사항 대량재해
작성자: 광주
제 목:
내 용:
전송하기 다시작성
NO 센터 구분 제목 날짜
95 광주 공지사항 2010년 심폐소생술 가이드라인 변경 2010-10-26
94 광주 공지사항 전원 및 긴급사항 이용안내 2010-10-07
93 광주 공지사항 예방접종 2010-10-07
92 광주 공지사항 광주응급의료정보센터입니다. 2010-09-28
91 전주 공지사항 전주응급의료정보센터(1339)입니다. 2010-09-13
90 광주 공지사항 메디인포 가입에 감사드립니다. 2010-08-19
89 광주 공지사항 폭염피해 환자 신고 및 예방 2010-08-19
88 광주 공지사항 광주응급의료정보센터입니다. 2010-08-16
87 광주 공지사항 메디인포 가입에 감사드립니다. 2010-08-16
86 서울 공지사항 하계휴가로 진료일정에 변경이 있... 2010-08-12
85 인천 공지사항 2010년도 하계 휴가 조사 안내 2010-07-31
84 전주 공지사항 2010년도 하계 휴가 기간 조사 안내 2010-07-27
83 전주 공지사항 전주 응급의료정보센터(1339)입니다 2010-07-08
1 2 3 4 5 6 7 8
전체 전체 ON
약사회를 통해 가입된 약국은 제외
지역 병원명 주소 전화번호
광주 성심의원 광주광역시 광산구 도산동 1293-2 062-944-7582
광주 아나파의원 광주광역시 광산구 비아동 707-11 062-959-6675
광주 첨단베스트의원 광주광역시 광산구 산월동 883-1 062-972-0036
광주 21세기치과의원 광주광역시 광산구 산월동 883-1 062-971-2808
광주 하남퍼스트치과의원 광주광역시 광산구 산정동 1119번지 062-955-2877
광주 플러스치과의원 광주광역시 광산구 산정동 931-9 062-959-2827
광주 한양의원 광주광역시 광산구 소촌동 529-26 062-945-5700
광주 소촌연합의원 광주광역시 광산구 소촌동 752-6 062-943-5875
광주 하나병원 광주광역시 광산구 송정1동 712-2 062-712-3000
광주 실로암의원 광주광역시 광산구 송정1동 791-7 062-943-7775
광주 이기영치과의원 광주광역시 광산구 송정2동 1003-727 062-944-2927
광주 동서의원 광주광역시 광산구 송정2동 790-1 062-944-3222
광주 김정선치과의원 광주광역시 광산구 송정2동 791 062-941-2875
광주 호산내과의원 광주광역시 광산구 송정2동 792-4 062-942-2002
광주 정승문내과의원 광주광역시 광산구 송정2동 821-9 062-943-7585

그림-42. Medi-info 메시지 전송시스템

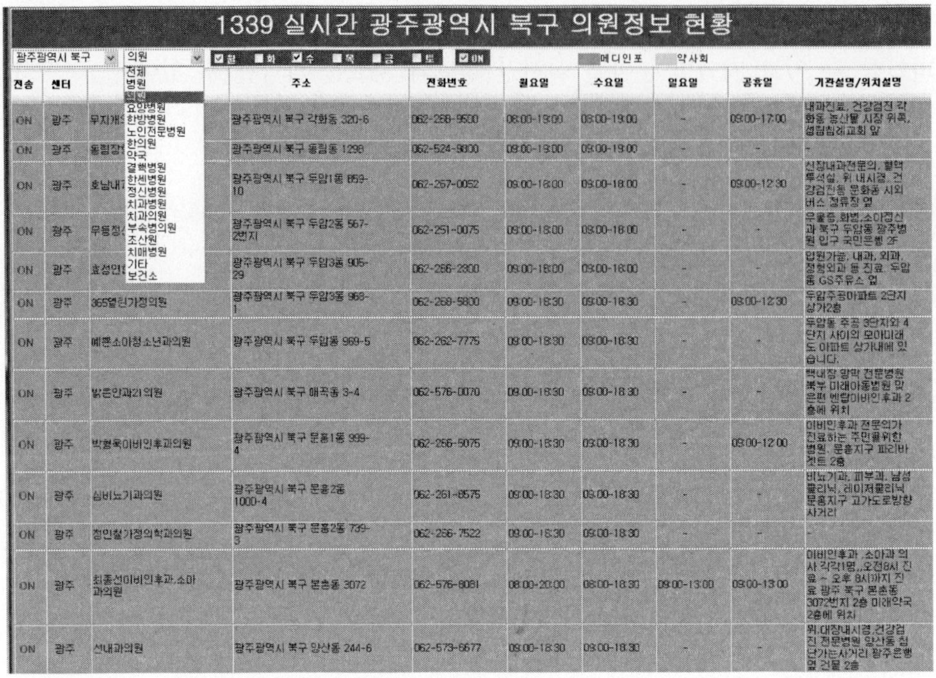

1339 실시간 광주광역시 북구 의원정보 현황

광주광역시 북구 / 의원 / 월 화 수 목 금 토 / ON / 메디인포 / 약사회

전체 병원 의원 요양병원 한방병원 노인전문병원 한의원 약국 결핵병원 한센병원 정신병원 치과병원 치과의원 부속병의원 조산원 치매병원 기타 보건소

전송	센터		주소	전화번호	월요일	수요일	일요일	공휴일	기관설명/위치설명
ON	광주	무지개	광주광역시 북구 각화동 320-6	062-268-9500	08:00-19:00	08:00-19:00	-	09:00-17:00	내과진료, 건강검진 각화동 농산물 시장 위쪽, 셈힐침례교회 앞
ON	광주	동림장	광주광역시 북구 동림동 1298	062-524-9800	09:00-19:00	09:00-19:00	-	-	-
ON	광주	호남내	광주광역시 북구 두암1동 859-10	062-267-0052	09:00-18:00	09:00-18:00	-	09:00-12:30	신장내과전문의, 혈액투석실, 위 내시경, 건강검진동 문화동 시외버스 정류장 옆
ON	광주	무등정	광주광역시 북구 두암2동 567-2번지	062-251-0075	09:00-18:00	09:00-18:00	-	-	우울증,화병,소아정신과 북구 두암동 광주병원 입구 국민은행 2F
ON	광주	효성안	광주광역시 북구 두암3동 905-29	062-266-2300	09:00-18:00	09:00-18:00	-	-	입원가능, 내과, 외과, 정형외과 등 진료. 두암동 GS주유소 옆
ON	광주	365열린가정의원	광주광역시 북구 두암3동 968-1	062-268-5800	09:00-18:30	09:00-18:30	-	09:00-12:30	두암주공아파트 2단지 상가2층
ON	광주	예쁜소아청소년과의원	광주광역시 북구 두암동 969-5	062-262-7775	09:00-18:30	09:00-18:30	-	-	두암동 주공 3단지와 4단지 사이의 모아미래도 아파트 상가내에 있습니다.
ON	광주	밝은안과21의원	광주광역시 북구 매곡동 3-4	062-576-0070	09:00-18:30	09:00-18:30	-	-	백내장 망막 전문병원 북부 미래아동병원 맞은편 벤탑이비인후과 2층에 위치
ON	광주	박병욱이비인후과의원	광주광역시 북구 문흥1동 999-4	062-256-5075	09:00-18:30	09:00-18:30	-	09:00-12:00	이비인후과 전문의가 진료하는 주민을위한 병원. 문흥지구 파리바겟트 2층
ON	광주	심비뇨기과의원	광주광역시 북구 문흥2동 1000-4	062-261-8575	09:00-18:30	09:00-18:30	-	-	비뇨기과, 피부과, 남성클리닉, 레이저클리닉 문흥지구 고가도로방향 사거리
ON	광주	정인철가정의학과의원	광주광역시 북구 문흥2동 739-3	062-256-7522	09:00-18:30	09:00-18:30	-	-	-
ON	광주	최종선이비인후과,소아과의원	광주광역시 북구 본촌동 3072	062-576-8081	08:00-20:00	08:00-18:30	09:00-13:00	09:00-13:00	이비인후과 ,소아과 의사 각각1명,,오전8시 진료 ~ 오후 8시까지 진료 광주 북구 본촌동 3072번지 2층 미래약국 2층에 위치
ON	광주	선내과의원	광주광역시 북구 양산동 244-6	062-573-6677	09:00-18:30	09:00-18:30	-	-	위,대장내시경,건강검진 전문병원 양산동 첨단가는사거리 광주은행 옆 건물 2층

그림-43. 지역별, 분야별 메디인포 접속현황

메디인포를 통해 의료기관, 약국, 의원, 치과, 보건기관의 모든 정보를 취득하여 주간은 물론 야간, 공휴일, 토요일, 일요일 등에 진료하고 운영하는 정보를 인터넷을 통해 수집하여 국민들에게 제공해 주고 있다.

CHAPTER

09

원격의료 및 u-헬스

Tele-medicine & u-Health

1 원격의료 개요

1. 원격의료 발생 배경

원격의료의 역사는 1920년대에 전화와 무선전신통신이 나오면서 모르스 부호를 사용한 선박무선통신으로 시작하여 우주비행사의 혈압, 맥박, 호흡 등 건강을 체크하는 원격의료로 발달하여 최근에는 인터넷과 유·무선을 통하여 환자의 생체신호를 전송하는 다방면으로 접근하여 발전되고 있다.

21세기 현대에는 정보화 시대에 접어들어 인간의 행복과 건강한 삶의 질적 향상을 요구하고 있다. 그래서 요즘 한창 IT의 발전과 더불어 원격의료, e-Health, u-Health, Health-care, u-119, u-City, u-Korea라는 단어가 많이 사용되고 있다. 특히 유비쿼터스시대의 접근으로 여러 분야에서 접목되어 우리생활 환경에 변화를 가져오고 있다.

눈부신 IT산업의 발전과 BT생체기술의 발전, 로봇 및 센서기술과 원격제어기술, 자동화 및 무인시스템 등 원격정보통신은 우리의 실생활에 많은 영향을 주고 있다. 이처럼 컴퓨터와 화상전화를 이용한 원격의료(Telemedicine) 진료행위는 의료관행의 대혁명을 일으키고 있다.

또한 보건복지부는 차세대 성장 동력산업의 기반이 될 첨단의료복합단지 조성사업 입지를 대구(신서), 충북(오송)으로 결정하여 국가적인 의료첨단산업의 기반을 마련하였으며, BT생체기술과 의료기술의 발달로 생명은 연장되어 길어지는 반면 농 · 어촌의 고령 노령화의 노인문제가 새로운 화두로 떠오르게 되었다.

또한 산업사회의 부작용과 자연환경의 변화로 인하여 신종질병으로 인한 환자가 증가되고, 산업재해 교통사고나 재난발생으로 인한 장애, 불구 등 응급환자도 점점 증가하고 있다.

그리고 사망 3대 질환(뇌질환, 심장질환, 암)자 등은 환자뿐만 아니라 보호자 등 가족들도 많은 고통을 받으며 살아가고 있다.

사람들의 행복은 건강하고 여유 있는 안전한 생활로 점점 질적 향상을 요구하며 질병이나 사고, 고통 등의 치료에 대한 욕구가 더욱 절실하게 요구되는 시대가 다가왔다.

이에 의료계 및 공학계, 정부에서도 정보통신 인프라를 기반으로 시간적, 공간적 경제적 제한성을 극복하고자 원격의료의 발달 및 u-Health 기술을 접목시켜 새로운 삶의 패러다임으로 바뀌어 가고 있으며, 건강하고 행복한 삶을 유지할 수 있도록 원격의료 및 u-Health의 도입과 적용이 확대되어가고 있다.

2. 원격의료의 특성과 현황

원격의료는 격리환자, 거동불편환자, 특수환경환자, 원거리 및 응급환자에게 유선, 무선, 위성, 인터넷의 통신망을 통하여 의료기관 및 보건기관에 있는 의료진이 환자의 상태를 진료하는 것을 말하며 환자는 사고 현장이나 가정에 있으면서 보호자나 협조자(간호사, 응급구조사)의 도움으로 화면이나 영상을 통해서 환자의 상태를 검진하여 치료할 수 있어야 한다. 1990년대 들어와 정보통신기술의 발달과 의공기술, 원격의료시스템 구축 등 의료계의 샛별로 급성장하게 된 원격의료 특성은 다음과 같다.

표-18. 원격의료 환자특성

구 분	환자 특성	비 고
노인환자	치매, 거동불편, 의식저하, 양로원, 독거노인	보호기관, 가족협조
장애인환자	사회복지기관, 전문가 필요	복지시설기관 협조
응급환자	교통사고, 산업재해, 현장응급처치, 구급차치료	응급의료기관협조
전염병환자	전문치료, 격리수용치료	격리기관 협조
교도소/군부대	활동통제, 특수 환경	수용기관 협조
원거리 환자	도서, 산악, 오지 만성질환	지역보건기관협조
재활환자	회복환장, 뇌질환, 장애자	재활기관 가족협조
심장질환자	환자 통증 순간 검출 필요	착용필요

첫째, 급변하는 통신기술은 의료계에도 많은 변화를 가져왔다. 즉 디지털화, 고속전송, 대용량화, 압축기술, 표현기술 등 통신 인프라의 문제를 해결해 가고 있다.

둘째, 의공전자의 발달, 의료정보의 다양화, 의료장비의 현대화로 정밀한 의료정보 표현으로 병원내 정보전송기술은 원격진료 통신과의 접목이 가능해 졌다.

셋째, 환자나 보호자, 주변 환경이 편리하고 신속하고 경제적인 의료혜택의 요구가 점점 증가되어 가고 있다.

원격의료의 환자 특성은 표-18에서 보는 바와 같이 원격의료가 필요한 대상이며 원격의료 환자특성을 가지고 있다.

즉 원격의료가 필요한 특성을 가진 노인환자, 장애인환자, 응급환자, 전염병환자, 특수 환경이나 원거리 환자, 심질환 환자들에게 불규칙한 환자특성과 의료진의 서비스가 직접 이루어지기 어려운 환경에서 환자생체신호를 검출하여 정보통신망을 이용하여 의료진이 서비스를 받는 상황을 말한다.

원격의료의 필요성으로는 환자의 고통경감과 장애를 감소시키고 신속하고 정확한 환자의 상태를 진단함으로써 직접적인 의료서비스와 더 나아가 가족의 행복과 경제적 사회적 이익을 추구하는 간접적 이익이 매우 크다고 볼 수 있다. 아울러 의료적 합법성 제시, 원격의사자격제도 도입, 의료사고에 대한 대책 등 제반문제점도 가지고 있다. 원격의료의 현황을 분야별로 알아보면 표-19와 같다.

표-19. 원격의료시스템 특성과 현황

구 분	적용 사항
원격 홈진료	재택진료로 생활적 편리성과 가족애, 경제적 효과
원격심장병진료	신속한 진료와 치료, EKG와 청진기가 큰 역할
원격의료	상담멀티미디어 효과 이용, 상담녹화 반사질문, 잠재적 효과 발견
원격피부진료	픽쳐텔과 카메라와 쌍방향비디오로 피부질환 진찰
원격방사선 치료	DB구축으로 정보교환, PACS 통합화, 광범위 발전
응급원격의료	응급환자 생체신호 전송, 구급차 교신, 병원 도착전 응급처치
원격수술	기계와 전자의 조합으로 로봇기술발달, 고기술 필요
원격정신치료학	정신질환자의 격리 및 특수환자 특성을 진단치료
원격시스템 개발	정보통신의 인프라조성, 기금조성, 원격의료 법률화
원격프로그램 개발	원격진료를 구성하는 H/W, S/W를 개발하여 활용

3. 원격의료시스템의 종류

측정기술과 정보기술 및 전송기술 등 정보통신기술의 발달은 21세기에 들어와서 다각적으로 발전되었다.

(1) HIS(Hospital information System)

병원의 모든 시스템을 취급하며 전반적인 병원관련 업무처리로 의사의 면담, 방사선촬영, 진료와 처방, 병원 전체적인 정보시스템이다.

(2) RIS(Radiology Information System)

방사선 자료이며 의료영상획득, 영상분석, 영상관리, 의료정보의 보관 및 원거리로 전송하는 방사선정보시스템이다.

(3) PACS(Picture Archiving & Communication System)

병원에서 환자의 상태를 촬영하는 영상획득, 저장, 조회하는 고성능시스템이며 근거리 통신망 전송으로 X-ray, CT, MRI 등 원내의 해당부서에 전송하는 영상취득DB구축

시스템을 말한다.

(4) VCS(Video Conferencing System)

환자의 상태를 보면서 환자와 의료진간의 음성과 동영상으로 상담, 진료, 처방을 하는 시스템이다.

(5) HPMS(Home Patient Monitoring System)

노인환자, 심장병환자, 원거리환자, 격리환자, 장기치료환자 등 환자의 상태를 항상 관리해야 하는 환자를 자택에서 생체신호를 검출하여 전송하여 모니터하는 재택환자 모니터링시스템이다.

(6) EMIS(Emergency Medical Information System)

응급환자 발생시 병원도착 전에 병원의 병상정보 및 의료진, 의료시설의 정보를 관리하여 환자에게 적절한 병원안내와 신속하게 응급처치를 받을 수 있도록 하는 응급의료정보시스템이다.

(7) NAIS(National Ambulance Information System)

환자를 신속하게 후송하고 적절한 치료를 위해 환자가 발생하면 응급의료기관에서 병상정보를 umPC를 통해 현장에 제공해주고 구급차가 현장에 도착하면 환자의 상태를 파악하여 제공 되어진 응급의료기관의 정보를 확인하여 구급차가 도착하기 전에 응급의료기관에 환자 이송을 통지하여 병원에 도착하자마자 치료할 수 있도록 하는 이송정보시스템을 말한다.

② 원격의료 기술

1. 원격의료 정보기술

(1) 일반정보(Monitoring Information Service)

환자의 이름, 신장, 혈액형, 체중, 몸무게, 나이, 성별, 병력, 연락처, 가족관계, 환자의 진전 상태, 보호자의 의견 등 PC를 통해 전송하는 일반적인 환자 정보이다.

(2) 멀티미디어정보(Multimedia Consulting Service)

마이크와 스피커, 카메라와 비디오, 스캐너 등 전송매체를 통해 환자(보호자)가 의사와 연결되어 상담, 지시, 토론, 자문을 할 수 있으며 음성과 데이터는 물론 사진, MRI, CT, X-ray와 같은 정지화상, 초음파, 조영혈관, 뇌혈관, 환자 주변상황의 동화상 등 고속전송, 고화질 촬영과 표현, 대용량 저장, 멀티미디어 완비가 이루어져야 한다.

(3) 생체신호정보(Vital Sign Monitoring Service)

환자의 생체신호로 심전도, 뇌전도, 근전도, 혈압, 체온, 산소포화도, 혈당, 맥박 등이 있다.

(4) 정보검출기술

원격진료에서 데이터, 음성, 의료영상, 생체신호를 검출하기 위해서는 환자상태정보 검출기와 X-ray, CT, MRI, 핵의학영상과 초음파영상, 조영영상과 혈관조영영상 등 Vital sign을 검출하는 환자감시장치와 의료장비에서 추출해 낼 수 있다. 또한 EKG나 EMG를 측정하기 위한 전극, 물리적 변화량을 측정하기 위한 저항성센서와 용량성 센서, 화학적 변화를 측정하기 위한 바이오센서 등 지문이나 홍채를 감지할 수 있는 의생물공학적 센서로 생체적용에 적합한 센서기술 또한 중요하다. 보통 Data 신호, 생체신호, 음성신호, 화상 영상신호로 구분될 수 있다. 이러한 통신신호는 전송매체인 문자나 파형, 음성, 화상과 동영상으로 공중통신망을 통해 전송되고 컴퓨터나 모니터를 통해서 표현된다.

표-20. 원격진료 정보신호

구분	자료대상	전송매체	전송방식	자료표현	비고
Data 신호	e-Mail 의학게시판 의무기록서 임상시험보고서 환자 일반사항	문자 (키보드)	PSTN	문자방식 문서방식 그림방식	저속전송 (56Kbps)
생체 신호	심전도, 혈압, 맥박 체온, 산소포화도	파형 (생체신호 계측기)	PSTN	문자방식 파형방식	저속전송 (56Kbps)
음성 신호	상담, 교육 대화, 전화	음성 (마이크)	PSTN CDMA	소리방식	중속전송
화상 신호	X-ray CT/MRI 사진	정지화상 (스캐너, 팩스)	ADSL CDMA	그림방식 사진방식 필름방식	고화질 고속전송
영상 신호	내시경, 초음파 조영영상 핵의학영상	동화상 (카메라 비디오)	ADSL CDMA	비디오방식 화면방식	고해상도 고속전송

2. 원격통신기술

원격진료시스템에서 중요한 항목으로 환자의 상태를 찾아내는 생체신호를 검출해 주는 센서기술과 검출된 정보를 저장하는 압축저장기술, 정보를 전송하는 정보전송기술, 전송된 자료를 고해상도로 표현해 주는 모니터링기술 등 정보통신기술의 종합이라고 볼 수 있다.

(1) 압축저장 및 정보 전송기술

화상자료는 MPEG 파일로 압축되거나 영상자료는 알집으로 압축하여 저장되는 기술이 날로 발전하고 있으며 취득한 정보를 의료진에게 보여주기 위해서 반드시 신속하고 정확한 자료를 전송해야 하는 통신망으로 현재 전용회선(T1, E1)을 이용하여 최근에 100 Mbps 이상의 전송속도로 전송되고 있으며 에러검출과 보정기술이 가능한 155 Mbps 속도의 초고속 패킷 스위칭 기술로서 ATM(Asynchronous transfer mode) 광통신망을 이용하여 고속으로 전송되고 있으며, 앞으로는 위성(satellite)망을 이용한 비대칭 위성 데이터 통신시스템을 적용하여 매우 효율적인 통신이 제공될 것이다.

(2) 원격의료용 통신프로토콜

통신이 원활하게 수행될 수 있기 위해서는 양단간의 일정한 약속인 통신프로토콜이 동일해야 하는데 원격의료에 있어서 의료정보 표준화는 HL7(Health Level seven), 영상정보 표준화는 DICOM 3.0(Digital Image and Communication in Medicine version 3.0) 데이터 공유를 지원하는 T.120 및 화상회의 시스템 표준화인 H.32X 등이 활용되고 있다. 또한 음성압축용 표준안은 G711, G722 등이 활용되고 있다.

이 외에도 EDI, OCS, CDSS(의료의사결정시스템) 등 의료정보기술과 의공학과 정보통신기술, 인공지능기술이 상호 연계되어 원격진료시스템을 지원하고 있다.

또한 원격의료 통신기술 특성 역시 현대 통신기술의 특성인 대용량, 고화질, 초고속, 고해상 등 종합적인 특성을 갖추어야 한다.

즉 대용량은 환자의 상태를 자세하게 모니터링으로 확인할 수 있도록 화상, 영상, 음성자료 등의 데이터를 저장할 수 있는 대용량 전산장비 시스템이 구축되어야 한다.

고화질은 사고현장이나 환부를 자세하게 촬영하기 위해 고화소를 가지고 고화질의 촬영이 가능한 카메라 디지털기술이 필요하며, 초고속 전송 통신기술은 환자의 상태와 생체신호, 음성, 데이터, 동영상신호 등 대용량을 신속하게 보내기 위해서 필수적이다.

고해상도는 환자의 상태를 진단하기 위해서 전자모니터링에 표현할 수 있도록 높은 해상도를 가져야 한다.

(3) 소프트웨어 모듈

소프트웨어모듈은 다음과 같이 6개로 구성되어 있다.

1. Rounding
2. Reports
3. Drug info
4. Document
5. Messenger
6. Other

1) Rounding

Rounding은 진료진이 진료 및 간호를 수행하기 위한 사실상의 모든 기능이 포함되어있다. 이 모듈을 통해서 사용자는 환자의 각종 임상정보를 조회하고 처방 및 활력증상에 관련된 데이터를 등록할 수 있다.

Rounding의 주화면은 진료진이 이동 중에 효율적으로 환자의 정보를 조회하고 처리할 수 있도록 진료의 흐름에 따라 사용하기 편하게 설계되어있다. 또한 가장 빈번하게 사용하는 메뉴의 선택 및 환자의 선택은 음성인식 기능을 도입하여 사용자의 사용 편의를 극대화시켰다.

2) Reports

환자에게 등록된 방사선, 임상병리, 해부병리 등의 검사결과 조회기능을 모아놓은 화면이다. 현재 내원하고 있는 환자뿐 만이 아니라 과거에 병원에 입원한 경력이 있는 모든 환자의 결과내역이 조회된다. 방사선검사 결과 조회의 경우 Text type의 결과내역 뿐만이 아니라 3D 의학영상 이미지를 함께 제공하며 임상병리 검사결과 조회는 각 검사의 정상범위가 표시된 임상병리 누적 검사결과 그래프를 제공한다.

3) Drug Info

약물에 대한 성분, 함량, 주요 효능, 부작용 등 약물 전반에 대한 정보를 조회하는 화면이다. 약물정보를 성분명, 상품명으로 검색할 수 있으며 선택된 약과 유사한 효능을 가진 약의 리스트가 함께 조회된다.

4) Document

회진 시 작성한 회진기록 내용을 관리하는 기능이다. Round기능에서 생성하였던 회진기록을 수정하거나 삭제, 편집할 수 있는 기능을 제공한다.

5) Messenger

PDA를 사용하는 사용자 간에 간단한 메시지를 on-line으로 주고받을 수 있는 기능이다. 사용자가 메시지를 직접 입력하거나, 또는 미리 정의된 메시지를 이용하여 메시지를 손쉽게 보낼 수 있다.

6) Other

사용자가 속한 병원이나 의료기관의 전화번호 및 공지사항을 조회하는 화면이다.

① Order : 처방조회

환자에게 내려진 처방을 조회하는 기능이다. 매일 환자를 방문하는 진료업무의 특성을 고려하여 처음에는 자동으로 어제와 오늘 날짜의 처방을 화면에 띄워준다. 필요에 따라 사용자는 시작일자와 종료 일자를 지정하여 원하는 기간 동안의 처방을 조회하거나 약, 임상병리검사, 방사선 검사 등 처방의 종류별로 조회할 수 있다.

② Vital Sign : 활력징후조회

환자의 TPR(체온, 맥박, 호흡) 및 BP(혈압), I/O((섭취량, 배설량) 내역을 등록 및 조회하는 기능이다. 'Order' 기능과 마찬가지로 기본 값으로 어제와 오늘 날짜의 활력징후를 화면에 띄워주며 필요할 경우 사용자가 조회기간을 지정하여 조회할 수 있다. 또한 환자의 상태를 정확히 파악하여 진료계획을 수립할 때 도움이 되도록 하기위하여 TPR Graph 및 BP Graph를 제공하며, 효율적인 그래프 조회를 위해 횡축으로 배치하였다.

③ Recent : 최근 검사결과 조회

입원 하고 있는 환자에게 수행된 많은 검사들 중 가장 최근에 결과가 보고된 검사결과 내역을 조회하는 기능이다. 어제와 오늘 사이에 결과가 보고된 검사결과 내역만을 조회하게 함으로써 최신의 검사결과를 빠르게 조회할 수 있도록 하여 업무의 효율성을 높였다.

④ Set : 약속 처방 등록

의사가 처방을 등록하기 편하도록 미리 질환별 혹은 진료 진행별로 만들어진 약속처방을 이용하여 처방을 등록하는 기능이다. 의사별 약속처방과 진료과별 약속처방을 이용할 수 있다.

⑤ Freq : 다빈도 검사처방 등록

임상 병리 처방을 등록할 때 사용자가 가장 빈번히 사용하는 임상병리처방 만을 이용하여 손쉽게 처방을 등록할 수 있도록 구성한 화면이다. 사용자는 많은 임상병리처방을 모두 검색할 필요가 없이 가장 빈번하게 발생하는 처방 리스트만을 이용하여 처방을 등록할 수 있다.

⑥ Lab : 임상병리 검사결과 조회

등록된 임상병리 검사결과를 조회하는 화면이다. 임상병리 검사에 대한 환자의 상태변화를 효율적으로 파악하기 위해서 임상병리 누적결과 그래프를 제공한다. 그래프에는 해당검사의 정상범위를 함께 표시함으로써 환자의 이상여부를 쉽게 파악할 수 있도록 구성하였다.

⑦ Rad : 방사선 검사결과 조회

보고된 방사선 검사결과를 조회한다. 방사선 결과는 Text 타입의 결과조회 뿐만 아니라 병원의 PACS와 연동하여 환자에게 수행된 방사선검사 이미지를 함께 조회할 수 있는 기능을 제공한다.

⑧ Path : 해부병리 결과조회

보고된 해부병리 검사결과를 조회한다.

⑨ Round : 회진기록 등록

회진 시에 발생하는 환자에 관한 정보를 문자, 그림, 음성 등 사용자가 사용하기 편리한 방법을 이용하여 등록할 수 있도록 한다.

3. 원격의료 시스템 구성

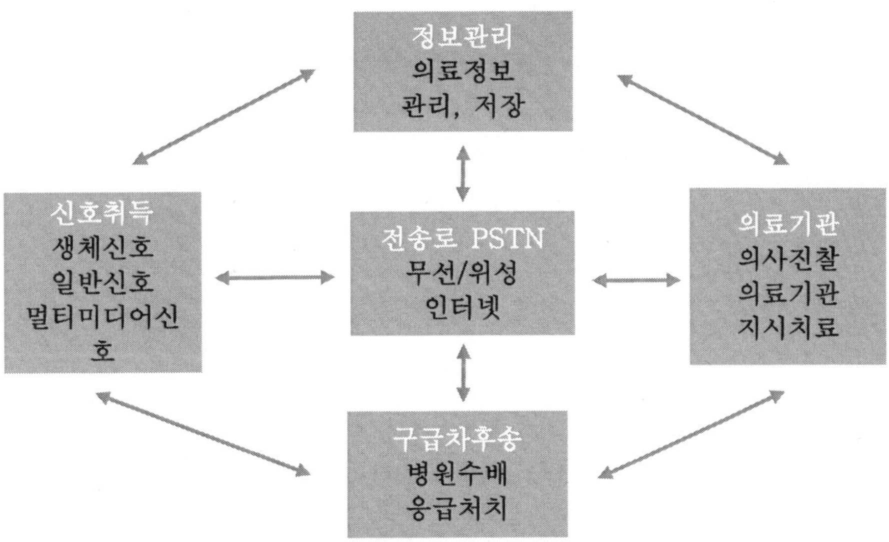

그림-44. 원격의료 시스템 구성도

최근의 원격의료는 원격의료종합서비스 시스템으로 발전되어 가고 있다. 간호센터, 검사센터, 수술센터, 의료정보센터, 교육센터, 예약모니터링센터, 의료기기센터가 상호 초고속 통신망을 통해서 에이전트 형식으로 발전하고 있다. 다만 원격의료의 신뢰성과 안전성을 보장하기 위해 제도적 법적 지원이 확보되어야 하며, 원격의료에서 발생하는 의료사고나 환자와 의료진간의 법적해결 방안 등 원격의료정보의 신뢰성을 보장하기 위한 다각적 종합적인 의료정보통신의 인프라가 구축되어야 한다.

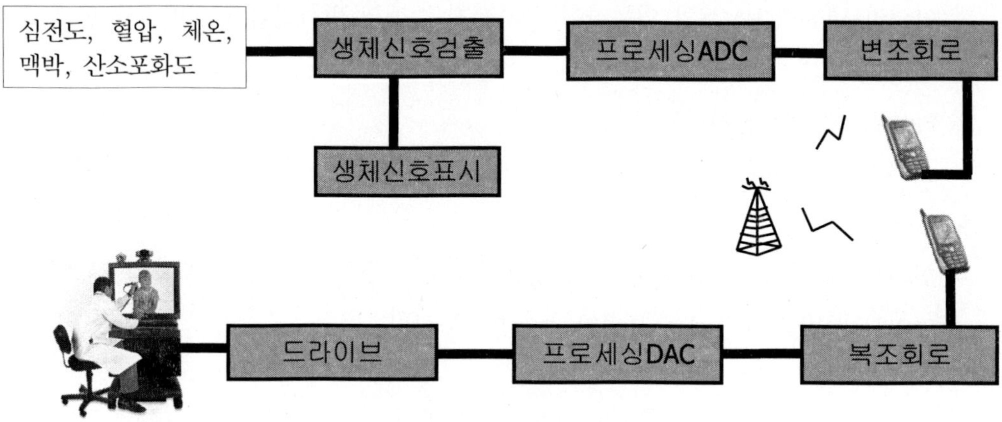

그림-45. 원격의료 흐름도

원격의료의 검출신호는 심전도, 체온, 혈압, 맥박, 산호포화도 등으로 환자에게서 검출하는 Vital-Sign과 CT, MRI, 혈액와 병리자료를 검출하는 분야이며 ADC프로세싱은 검출된 아날로그 생체신호를 디지털로 변환시키는 역할을 하고 이 신호는 다시 변조회로를 통해 모뎀이나 MDT에 연결되어 있다. 디지털로 변환된 신호는 유선이나 무선을 통해서 의료진에 전송된다. 생체신호표시부는 환자의 상태를 현장에서 확인할 수 있도록 ECG, TEMP, BP 등을 표시해주어 환자상태를 감지할 수 있다.

반면 수신측에서는 중계기를 통해 전송된 신호를 TDMA이나 CDMA 방식으로 데이터를 전환하여 전송되고 수신측 모뎀이나 코덱을 통해서 접수된 신호는 다시 복조회로부에서 원신호를 찾아내어 다시 디지털 신호를 아날로그 신호로 전환시킨다. 변환된 신호는 표현장치로 모니터링하기 위한 드라이브 단을 통해서 환자의 상태를 진단하여 심전도, 체온, 실시간 시간별로 데이터를 감지할 수 있다.

4. 원격의료 필수조건

생체신호의 정밀한 측정치가 요구되며 전반적인 원격의료시스템 구축이 필요하며 원격의료의 법적 제도화와 의사들의 신뢰성이 요구된다. 이에 다음과 같은 조건들이 필수적이다.

(1) 기술적 필수조건

1) 초고속 전송 : 대용량 동영상전송, 화상정보연속전송이 가능할 것
2) 고화질 모니터 : CT, MRI 등 환부파악 및 질환파악이 가능할 것
3) 고화소 카메라 : 현장촬영, 미세촬영, 스크린촬영 등 가능할 것
4) 대용량저장 : 동영상자료저장, 화상자료 저장이 가능할 것
5) 멀티미디어 구현 : 음성, Data자료, 화상 및 동영상 동시 구현이 가능할 것

(2) 행정적 필수조건

1) 의료인, 공학계, 정부, 환자들의 의식변화
2) 시범사업을 지양한 장기적 원격진료 사업의 지속화
3) 의료장비 업체, 통신 인프라, 의료징보화 등 상호 협조체제 구축
4) 의료시스템 적용과 정보통신업체와 의료정보화의 국가적 지원

(3) 의료장비 접목

1) 생체신호계측기 : 환자감시장치, 심전도, 혈압계 전자측정 등을 정보통신장비와 접속
2) 생체신호보조기 : 보청기, 휴대용 심장측정기 검출 기능 연결
3) 진단치료장치 : 저주파치료기, 초음파치료기, 전기메스 적용
4) 원격의료장치 : 텔레메디신, PACS, 무선LAN, 선박의료 적용
5) 건강보조장치 : 온열치료기, 안마의자, 초음파 물리치료기 활용

원격의료란 통신기기를 이용하여 원격지의 환자를 진단하고 치료하는 의료 시스템으로 산간 지대나 낙도, 적설 지대 등 교통이 불편한 벽지 주민과 의료기관 사이에 통신

망을 설치하고 각종 ME(medical engineering) 기기를 이용하여 진료하는 것을 말한다. 또는 텔레비전 의료라고도 한다.

기기를 이용하여 주민의 신체 정보(심전도, X선 사진, 음성 등)를 병원에 전송하여 의사의 진찰이나 문진 등을 받는다. 반대로 그 진단에 기초한 의사의 치료 지시를 병원에서 환자에게 전송하여 진료를 실시한다. 가장 일차적인 단계는 컴퓨터를 통한 의사와 환자의 상담이다.

환자가 단말기를 통해 의사에게 상담 내용을 전자 우편(E-mail)으로 보내면 의사 역시 컴퓨터를 통해 진료 내용을 환자에게 보낸다. 그 다음 단계로는 미리 작성된 진단 질의서에 환자가 응답하여 전자 우편이나 컴퓨터 팩시밀리를 통해 보내면 컴퓨터가 이것을 검사한 후 진단 소견서를 보내준다. 환자는 이 소견서의 판정에 따라 병원을 찾아갈 수 있다.

한 단계 더 발달한 형태로는 무선 심전도 검사가 있다. 심전도계가 가슴에 부착된 전극에 유도된 심전도 신호를 증폭하여 화면이나 기록지상에서 진료하는 것이라면 무선 심전도 검사는 이것을 무선으로 환자와 연결하여 컴퓨터로 이를 분석, 감시하고 이상이 발생하였을 때에는 화면의 모니터상이나 알람으로 이상 상태를 알려준다. 환자의 X선 사진은 환자와 의사뿐만 아니라 병원 상호간에 전송하기도 한다. 환자측에는 간호사 등이 배치되어 원격의료에 의한 전문의의 지시에 따라 환자를 치료할 수 있다. 또한 정기적인 의사의 직접 진료뿐만 아니라 긴급한 경우 의사 또는 환자에 대한 응급 운송체제 등이 갖추어져 있어야 한다.

3 원격의료 적용

1. Blood-IDEALS™

수혈사고 방지를 위한 혈액 백 안전시스템으로 현재 선진화된 병원들은 환자의 질병을 치유하고 건강을 유지 증진시키기 위해 다양한 치료법과 첨단기기를 개발하여 치료의 효율성을 높이고 있다.

2. iPOCs™

(1) 개요

IPOCs(Intelligent Point Of Care System)는 환자진료를 위해 진료환경에서 바쁘게 움직여야 하는 진료진을 위하여 개발된 PDA 기반의 Point of Care System 이다.

(2) 사용자 편의

IPOCs 솔루션은 기존의 병원정보시스템이 갖고 있는 한계를 극복하고 시간과 장소의 제약없이 진료현장에서 효율적으로 환자의 임상정보를 처리할 수 있는 신개념의 최첨단 정보기술이 접목된 솔루션이다. iPOCs는 빠르고 정확한 정보가 최대의 가치를 생산하는 디지털 의료시대의 필수적인 시스템으로 진료효율의 증대 및 의료의 질을 향상시켜 환자의 진료를 최적화 할 수 있는 시스템이다.

(3) 소프트웨어모듈

IPOCs는 Wireless LAN 혹은 CDMA 모듈이 장착된 PDA에서 운영되며 언제 어디서나 의사 및 간호사가 임상정보시스템에 접속하여 실시간으로 환자의 정보 및 검사결과 내역을 조회하고 중요한 진료업무를 직접 수행할 수 있도록 도와준다.

(4) 시스템특징

이는 진료진이 수행해야 하는 복잡한 업무 처리 흐름을 간소화하여 진료진이 환자진료에 최선의 노력을 기울일 수 있는 진료환경을 구축할 수 있도록 한다.

3. 원격의료의 장점

IPOCs는 Microsoft Windows CE를 운영체계로 채택된 모든 종류의 Pocket PC 및 Hand Held PC에서 운영될 수 있으므로 사용자의 요구에 따라 가장 알맞은 Device를 선택할 수 있는 장점을 가지고 있다.

또한 사용자의 편의를 위한 음성인식 시스템과 PDA 상에서 방사선이미지를 조회할 수 있는 3차원 의료영상소프트웨어 등 최첨단 정보기술의 도입으로 진료진이 진료현장에서 환자에게 최상의 의료서비스를 제공할 수 있는 차세대 의료정보시스템을 제공한다.

(1) 진료업무의 효율성 증대

음성인식기능을 이용한 환자선택 및 메뉴선택, 효율적인 사용자 화면구성, 텍스트, 이미지, 음성자료를 이용한 진료기록 보관, 휴대와 이용이 간편한 기기 선택 등으로 사용자의 편의를 극대화시켜 의사 및 간호사의 진료업무의 효율성을 향상시킨다. 또한 모든 업무처리를 진료현장에서 실시함으로써 시간 및 비용을 절감하고, 신속한 의사전달 체계를 확립함으로써 진료의 효율을 높일 수 있다.

(2) 정보접근 용이

과거 병원 내 유선 네트워크 환경에 접속된 PC 시스템에서만 정보의 접근이 가능하던 것이 병원 외부 혹은 이동 중인 허가받은 사용자가 자신의 휴대정보단말기로 시간과 장소의 제약없이 거의 모든 지역에서 수시로 무선통신망을 이용하여 정보에 쉽게 접근할 수 있다.

(3) 의료질 개선

신속한 정보의 접근, 검사결과의 즉각적인 조회, 처방 오류의 방지, 신속한 의사전달, 최신의 의학자료 온라인 검색, 진료현장 중심의 업무처리 등은 의료의 질을 획기적으로 개선시켜 최적의 의료서비스를 제공할 수 있다.

(4) 의사소통 향상

검사결과의 조회 시 텍스트 결과 조회만이 아닌 3차원 의학 영상 이미지의 제공은 진료진과 진료진간, 혹은 환자와 진료진간의 의사소통을 향상시켜 의사소통 및 상호 이해도를 증진시킨다. 또한 PDA를 소유한 사용자 간에 메시지를 즉각적으로 주고받을 수 있는 메신저 기능으로 진료 중에 발생하는 중요한 정보를 서로 전달할 수 있다.

(5) 결과의 즉시성

진료 현장에서 처방과 모든 임상 내용을 등록하고 처리된 모든 결과는 즉시 조회할 수 있다. 이는 '현장중심의 즉시성'에 기반을 둔 iPOCs 시스템의 결과물이다.

(6) 비용절감

불필요한 이중자료 중복제거, 재료비 절감 등과 같은 정량적 비용절감과 진료시간 단축, 처방 오류 방지 자료검색 시간의 절감 등 비정량적 절감효과 등으로 병원경영에 크게 기여한다.

4 u-Health(ubiquitous-Health) 도입

1. u-Health의 개요

(1) ubiquitous란?

IT기술의 신 개념 ubiquitous는 "언제 어디서나 있는"을 의미하는 라틴어로 사용자가 시간과 장소에 구애 받지 않고 자유롭게 네트워크에 접속하는 것을 말한다. 즉 사람이 컴퓨터를 가지고 다니지 않고 언제 어디서든 컴퓨터를 사용할 수 있는 컴퓨터 환경을 말한다. 사람 몸, 자동차, 화물, 문, 엘리베이터, 가구, 주방기기, 수도꼭지, 전등스위치, 냉장고, 슈퍼마켓에 진열된 모든 상품과 상황 등을 컴퓨터와 통신하여 이루어진다.

유비쿼터스란 단어를 미국 제록스사의 마크와이저(Mark Weiser)가 제창하였으며 H/W, Service, Network을 연결시켜 주는 IT기술의 컴퓨터 환경을 제시하였다. 이 보다 먼저 유비쿼터스의 발상은 바로 1984년 일본 도쿄대학 조교수였던 TRON프로젝트(The Real-Time Operating System Nucleus)를 구축하면서 쾌적한 공간인 인텔리전트(電腦) 주택을 실현하려는 시도에서 시작되었다.

유비쿼터스의 특징은 크게 3가지로 말 할 수 있다. 첫째, 컴퓨터와 네트워크로 접속되어 어디에서든지 활용할 수 있는 조건을 만족시켜주며, 둘째, 컴퓨터를 활용하고 있다는 인식조차 느끼지 않도록 생활과 환경에 젖어있어 누구나 컴퓨터를 활용해야 한다는 스트레스나 거부감을 느낄 수 없는 인간 친화적이며 셋째, 상황에 따라 자신이 원하는 서비스를 제공받을 수 있다는 것이 부적절한 상황에 대해서는 서비스를 거부한다는 크나큰 특징을 가지고 있다.

(2) ubiquitous와 Health care의 만남

u-Health는 1980년대 원무전산화를 시작으로 원격의료와 인터넷보급으로 카메라와 모니터를 통해 의료상담 e-Health시스템이 개발되면서 2000년대 중반에 접어들면서 급격하게 공학계, 기업체, 정부에서 u-Health 개발의 원동력이 되었다.

초고속국가통신망이 활용되면서 영상데이터 전송 및 판독, 진료프로그램 개발, 홈페이지 구축, 의료측정기기 개발 등 검증과 단발성 시범사업으로 추진되었으며 2002년 이후 사용자의 요구와 정부 주도의 공공보건의료의 서비스 모델개발로 본격적인 사업을 시작하였다. u-Health에 대한 연도별 발전과정은 다음과 같다.

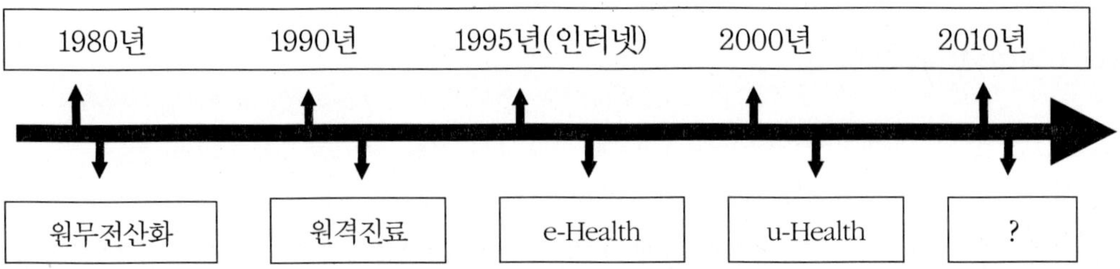

그림-46. u-Health의 발전과정

2. 유비쿼터스와 생활

(1) 가정에서의 유비쿼터스

한 가정에 한 대의 홈 서버를 갖추고 인텔리전트 주택에서 집안의 모든 가전제품을 네트워크로 연결하여 집에서 모든 것을 해결 할 수 있는 우리가 꿈꾸는 세상, 즉, 홈서버에 냉장고, 세탁기, PC, TV, 게임, 전화, 전등, 건강체크기, 로봇청소기, 태양열 보일러 등 정보가전을 활용하고 편지쓰기, 3G영화관람, 영상채팅 등을 즐김으로써 아침부터 저녁까지 산뜻하고 새로운 생활과 비즈니스 스타일을 제공할 것이다.

(2) 노령화시대의 u-Health

정보통신기술과 의료기술이 발달하면서 생명은 연장되고 삶의 질은 높아가는 반면 독거노인과 노령인구는 증가하고 장애인과 장기만성질환자도 급속도로 증가하고 있다. 더욱이 신체활동이 불편하고 거동이 불안전한 노인이나 장애자에게는 더욱 중요한 영역으로 발전할 수 있을 것이다. 즉, 음성명령으로 침대의 높낮이를 조절하고 쾌적한 욕실의 물을 받아 목욕을 할 수 있으며 자동 휠체어로 혼자서도 VOD를 통해 건강체크사항을 의료기관의 의료진과 동영상을 보면서 원격진료를 받을 수 있으며 노령화에 대한 정신적인 박탈감을 해소해 줄 수 있도록 가족이나 주변 노인들과의 대화도 이루어질수 있으며 장애인들은 음성이나 로봇을 이용하여 가전제품을 활용하는 서비스를 제공 받을 수 있을 것이다.

(3) 전자상거래, Home-Shopping, e-Baking

앞으로는 물건 구매 및 금융도 점점 집에서 이루어진다. 밤에 인터넷을 통해 3D로 물건을 입체적으로 쇼핑을 하고 주문을 하면 다음날 오후에는 집에 배달이 되고 또한 인터넷을 통해 전기세, 공납금, 세금을 납부하고 주식투자, 대출도 받을 수 있다. 개인의 신용도에 따라 시간과 장소의 공간을 뛰어넘어 3D의 상품을 확인하는 홈 쇼핑으로 전자상거래를 이용하는 고객이 증가하면서 점점 정보화시대에 한 발 다가가고 있는 현실이다.

(4) 유비쿼터스와 OA, HA, FA

사람은 하루의 일과를 대부분 사무실이나 업무를 하면서 보내고 있다. 이제 사무실에는 인터넷과 인트라넷을 통해 실시간 정보교환이 이루어지고 파일이나 정보를 한 정보기기로 통합화되어 가고 있다. 또 소형노트북에 무선랜을 연결하여 네트워크도 무선화 되어가고 있으며 블루투스, Zigbee를 통해 전송할 수 있다. 제일 중요한 전원도 고성능 배터리로 전환되어 장시간 활용할 수 있다. 사무실에 들어서면 자동으로 불이 켜

지고 더운 날씨 엘리베이터를 타면 자동으로 에어컨이 작동되어 시원하고 향기로운 공간에서 감미로운 음악을 들으면서 지하의 카페에서 아침식사를 할 수도 있다. 공장에서는 이미 자동화가 상당히 진행되었으며, 자동차나 기계생산은 벌써 로봇으로 조립되고 센서를 통해 기계와 기계를 연결해 주는 M to M(Machine to Machine)은 21세기의 새로운 컨셉으로 주목받게 될 것이다. 즉 유비쿼터스는 사무자동화와 공장자동화, 빌딩자동화가 상호 융합되어 가고 있다고 볼 수 있다.

(5) VICS(Vehicle Information & Communication System)

삶의 질이 향상되고 근무환경이 변화되면서 여유시간과 여가를 즐기는 공간을 찾는 시간이 많아졌다. 이런 환경을 제공해 줄 수 있는 것이 바로 Telematics(통신과 방송과 교통에 대한 정보를 제공하는 차량종합멀티미디어 서비스)라고 할 수 있다. 특히 출퇴근 시간, 주말 휴일이나 연휴 기간에 우리나라의 교통지옥을 해결해 주고 편안한 휴식과 즐거운 여행을 할 수 있는 서비스인 자동차와 도로상황의 정보를 실시간으로 제공받아 보다 빠른 시간, 보다 편안운전이 바로 지능형 교통 시스템(ITS : Intelligent Transportation Systems) 또는 VICS(Vehicle Information & Communication System)이라고 할 수 있다.

고속도로 나들목에서는 차량 번호를 카메라로 인식하고 차량 소유자의 예금 잔액을 확인하고 통행료가 자동으로 지출되기도 한다.

내비게이션에 목적지와 경로를 지정해 놓으면 도착시간을 알려주며 일정관리와 주변환경을 음성으로 알려주기도 한다. 그리고 차량의 상태를 자동으로 관리하는 시스템으로 현재 변화되어가고 있다.

즉 자동차 자체가 '인텔리전트 컴퓨터 카' 시대로 변화하여 자동차가 하나의 카페와 생활공간이 되기도 하다.

3. 정보사회와 u-Health 시대

(1) 정보사회

1) 정보와 데이터

데이터는 현실세계에서 관찰이나 측정을 통해 수집된 사실이나 값이나 수치를 자료(Data)라 말하고 정보(Information)는 어떤 의미를 부여하거나 의사결정을 할 수 있는 데이터의 유효한 해석이나 상호관계를 말한다. 즉 학교이름이 여러 개 나열되어 있을 때 이것은 데이터에 불과하지만 이 데이터를 분석하고 보니 초등학교라든지 성적이 우수한 학교에게 지원하는 의사결정을 할 수 있게 하는 것이 바로 정보이다. 정보시스템은 이러한 데이터를 수집, 조작, 저장하여 정보를 생성, 분배, 전달하는 것이다. 의료정보시스템(MIS)이란 의료에 관련한 데이터를 조합하거나 분석하여 어떤 정보를 생성하고 분배하고 전달하는 장치를 말한다.

2) 정보혁명

20세기에 출현한 반도체와 통신기술은 인류역사 이래 산업과 사회를 가장 크게 변화시킨 '정보혁명'이라고 볼 수 있다. 즉, '0'과 '1'이라는 2진법이 컴퓨터와 접목되면서 인간이 상상할 수 없을 정도로 모든 생활과 사회와 가치를 변화시키고 있다.

3) 정보사회

정보사회는 정보혁명을 통해서 등장한 정보가 생활에 차지하는 비중이 커지면서 정보의 가치가 증대되는 사회이다. 기존의 물질이나 에너지가 생활에 중요한 비중을 차지했지만 정보화 사회는 정보가 사회의 중심이 되는 사회로써 컴퓨터 기술과 정보통신기술이 융합하여 가치있는 정보를 창출하고 보다 유익하고 윤택한 생활을 영위하는 사회라고 할 수 있다.

4) 정보통신의 특성

인터넷이 발달되면서 전 세계가 한 가족이 되고 또한 지구반대편의 소식을 몇 초 만에 알게 되는 것은 바로 여러 가지 정보통신의 특성 때문이다.

화상이나 동영상을 저장하고 보낼 수 있는 대용량 저장소가 필요하고 음성, 데이터,

화상과 동영상을 실시간으로 보내기 위해서는 초고속 전송특성을 가지고 있어야 한다.

또한 휴대폰이나 노트북 같이 초경량화로 인하여 chip화로 인하여 휴대성이 좋아졌으며 카메라를 비롯한 모니터 성능이 좋은 고화질이 제공되어 언제 어디서나 자유롭게 음성, 데이터, 화상, 영상, 다중통신이 가능케 한 편리성과 다중성이 정보통신의 특성이라고 볼 수 있다. 이러한 정보통신의 특성이 우리나라를 초고속인터넷 보급률과 이용률에 있어 세계 1위로 올려놓을 수 있었고 더불어 정보산업도 발전하게 하였다.

5) u-Health(ubiquitous-Health) 시대

이제는 국민의 생명과 재산을 보호하는 구조, 구급, 의료분야까지도 적용되고 있으며 점차 원격진단, PACS, EMS, 원격수술 등 재난구조부터 원격치료까지 정보와 통신이 융합하면서 이제는 u-Health 시대가 열리고 있다.

u-Health란 정보통신과 보건의료를 연결하여 언제 어디서나 예방, 진단, 치료, 회복관리의 보건의료 서비스를 제공하는 것을 말하며, e-헬스가 시민, 환자, 보건의료기관, IT기업, 솔루션 업체 사이에서 전자적으로 보건의료정보를 교환하는 것이라면, u-헬스는 이들을 포괄하는 물리적 공간과 네트워크로 연결된 첨단 보건 의료 기술의 전자적 공간을 연결하여 보건 의료 대상자의 삶과 진료가 중심이 되도록 하는 것을 뜻한다.

보건의료기술의 급격한 발전과 정보의 디지털화, 통신의 광대역화, 유무선 통신망을 통한 대용량의 정보를 빠르게 전송할 수 있게 되었으며, 멀티미디어 처리 및 저장 기술의 발전, 무선인식시스템(Radio Frequency Identification, RFID)을 비롯한 각종 유비쿼터스 환경의 등장으로 u-헬스의 현실화가 빠르게 진행되고 있다.

특히 재택환자나 원거리환자, 심뇌질환 환자 등 의료기관이나 보건기관의 혜택이 어렵거나 신속하게 진료를 받아야 할 환자, 항상 환자의 상태를 진찰해야 하는 환자에게 생체검출장비를 부착하여 진찰뿐만 아니라 환자의 상태를 감시하는 시스템으로 정보를 초고속전송, 대용량저장, 미세신호검출, 고화질표현으로 앞으로 u-Health의 관심은 점점 높아지고 이용자도 증가하고 있다.

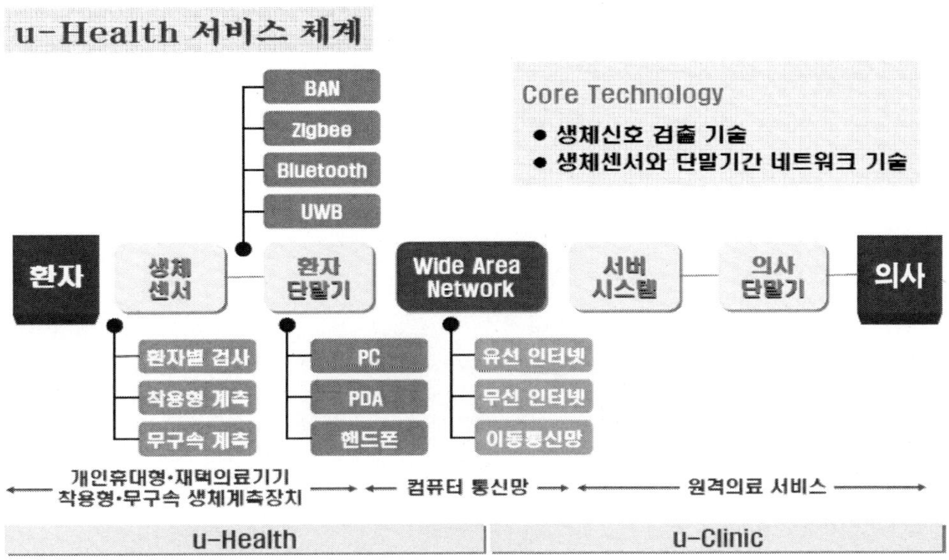

그림-47. u-Health 서비스 구성도

(2) u-Health 시스템의 주요기술

1) 센서 및 SoC(System on Chip)기술

사람의 생체신호를 검출하기 위해서 센서 및 소형 디바이스로 전기적 신호를 검출해내는 기술로 뇌전도, 심전도, 맥박, 혈압, 체온, 산소포화도 등 각종 인체에서 발생할 수 있는 생체신호를 검출하는 기술이다.

2) 시험인증 기술

인체신호를 검출하여 표현하기 위해서는 미세한 신호에도 영향을 받기 때문에 생체신호 검출장비 등 계측장비와 인체의 미세신호를 표현해 줄 수 있는 장비 등 각종장비를 시험하고 인증하는 기술이다.

3) 영상정보처리 및 인지기술

생명과 인체를 검진하는 의공기술로 영상의학의 정보를 처리하기 위한 CT, MRI 등 고해상도 기술이 필요한 영상정보처리기술과 이를 인지할 수 있는 인지기술이 매우 중요하다.

u-Health 주요 기술

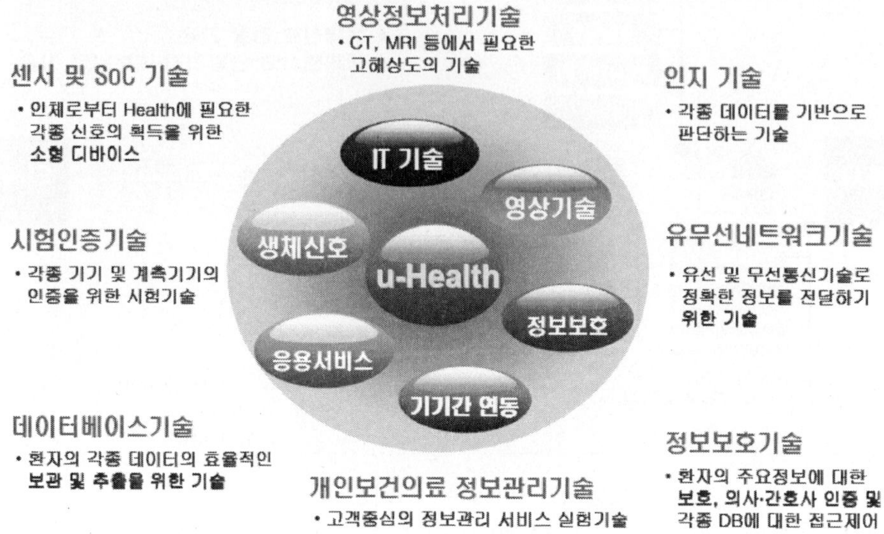

그림-48. u-Health 시스템 주요기술

4) 데이터베이스 기술

환자의 각종 데이터, 즉 성명, 나이, 질병, 병력, 진료상황, 보유질병 등 효율적인 보관과 관리, 추출을 위한 데이터베이스 기술을 말한다.

5) 보건의료 정보관리 및 정보보호기술

개인의 정보뿐만 아니라 환자의 정보는 진료와 치료하는데 매우 중요하며 반면 정보누설이나 정보파괴에 대한 보건의료정보관리와 정보보호기술이 더욱 중요하다.

6) 유무선 네트워크 기술

u-Health 시스템의 모든 정보는 정확한 정보의 전송과 이러한 정보통신기술을 연계하는 유선, 무선통신 네트워크 기술이 매우 중요하다.

(3) u-Health의 주요 응용분야

1) u-Medical 분야

질병의 예방, 치료 및 관리 등 u-헬스케어서비스를 유비쿼터스 기술을 통해 보다 효과적으로 제공하는 분야로 주로 병원 및 환자와 관련된 영역이 이에 해당하고 u-Medical은 의료전달체계와 의료보험의 급여 여부와 관련하여 의료서비스의 유형으로 제공되며 이로 인해 산업발달에 중요한 이슈가 되었다.

① u-Hospital : EMR, PACS, OCS 등 주로 병원 내에서 환자관리 및 업무 관리를 위해 사용되는 의료정보시스템
예) 원내의 환자모니터링, PoC(Point of Care) 관련 시스템

② u-Disease Management : 주로 질환자를 대상으로 질병의 치료 및 관리를 목적으로 하는 전문적인 서비스
예) 당뇨환자 관리, 심장질환자 모니터링

③ Telemedicine : 환자나 병원과 병원과의 의료협력을 위한 시스템
예) 원격진료, 원격수술, 원격판독 등 관련 시스템

2) u-Wellness 분야

건강증진, 레저활동, 생활환경 등 삶의 질 개선과 관련된 각종 전문적인 서비스가 유비쿼터스 기반으로 제공하는 식생활, 운동, 휴양, 환경모니터링, 직장 건강관리 등이 해당된다.

① u-생활관리 : 식생활, 운동 등 일상생활에서의 건강한 삶을 지원하는 각종 시스템 및 서비스
예) 비만관리, 식이관리, 육아관리

② u-스포츠 · 레저 : 건강과 엔터테인먼트를 결합한 헬스테인먼트의 개념을 지원하는 각종시스템 및 서비스
예) 바이오셔츠, u-헬스파크

③ u-오피스케어 : 직장 및 산업현장에서의 건강과 환경을 관리하는 시스템 서비스
예) 사업장 안전관리(산업안전보건법 - 심뇌혈관, 근골격계질환)

④ u-생활환경 관리 : 가정 및 일상 생활현장에서의 건강과 환경을 관리해 주는 시스템 및 서비스

예) 바이오셔츠, u-헬스파크

3) u-Silver 분야

고령자 등 특별한 관리가 필요한 사용자를 대상으로 질별 및 생활에 대한 전문적인 관리를 유비쿼터스 기반으로 제공하며 주요 요양, 홈케어, 안전관리, 생활지원 등의 영역이 이에 해당된다. u-Silver 분야는 요양보험(장기요양보험)이 해당된다.

① u-요양 : 주로 요양원 등 전문 기관에서 노인 및 거동 불편자를 위한 전문적인 서비스를 효과적으로 지원하는 시스템 및 서비스

예) 원격의료, 간호, 요양 등

② u-홈케어 : 주로 방문간호 서비스를 위한 지원시스템, 재택 건강관리시스템 등이 이에 해당된다.

예) 방문간호시스템

③ u-생활지원 : 노약자의 독립적 생활을 지원하는 각종 기기 및 시스템

예) 지능형 휠체어, 요양로봇(인형)

④ u-safety : 노약자의 사고에 대비한 응급 및 안전관련 시스템 및 서비스

예) 안전지팡이, u-안심존(치매)

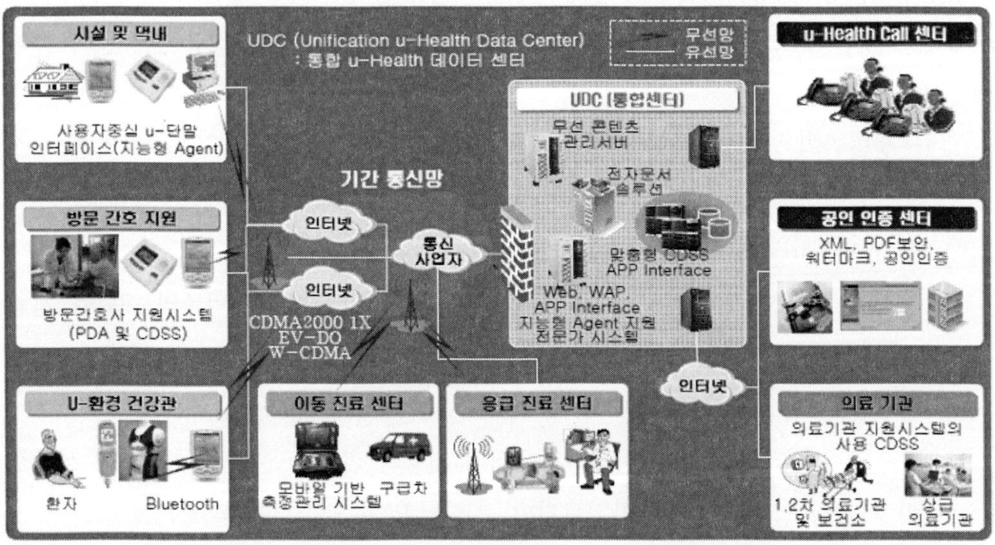

그림-49. u-Health 서비스 응용

5 u-Health 운영

1. u-Health 서비스 현황

u-Health 추진주체는 주로 지자체가 대학병원과 민간병원간의 사업으로 정부에 지원을 받아 실험적 사업추진으로 시작하여 보건소, 대학병원 등 주민복지서비스 증진을 위한 사업이 추진되고 있으며 최근 2008년까지 52여건의 사업이 추진되었다. 현재 이루어지고 있는 기술은 생체신호 측정기 개발(혈당폰, 만보계폰, 심전도의자, 낙상폰)에서부터 의복형 생체신호 측정시스템(ETRI), 집에서 건강을 관리하는 Home-Care 구급차 원격진료 시스템 등 국내에서도 다방면으로 활발한 개발이 이루어지고 있다.

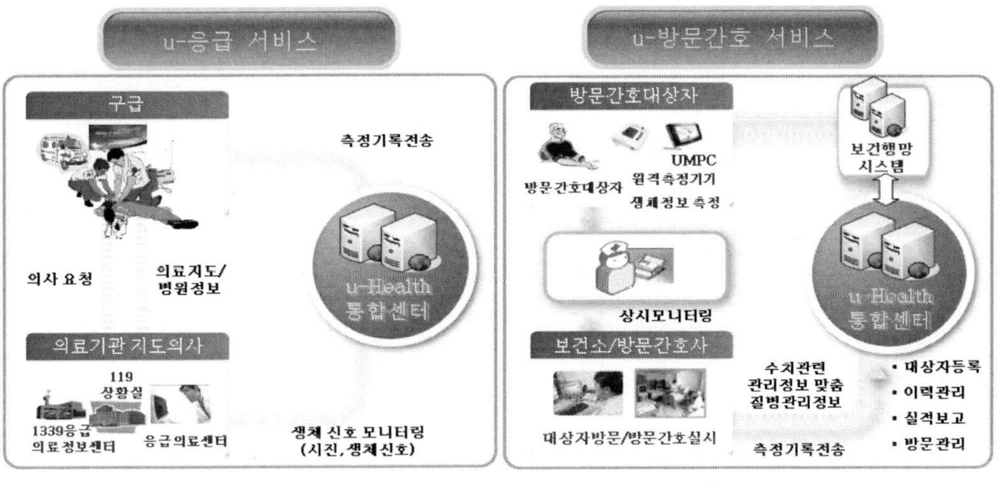

그림-50. u-응급서비스 및 u-방문간호서비스(대상 : 부산광역시)

외국에서는 원격모니터링 플랫폼(필립스), 환자상태 모니터링시스템(미국), 휴대용 심전도 모니터(EU), 이동용 무선헬스케어(IBM), 방콕에 있는 병원에 혁신적인 헬스케어 기술과 자산을 인수(MS)하였고 인텔이나 구글에서도 환자들의 헬스케어 솔루션을 개발하고 서비스를 제공하고 있다. 이에 발맞추어 ISO와 IEEE에서 표준화 작업에 들어갔으며 HL7CCD 프로토콜을 적용하고 있다.

표-21. u-Health 관련 주요 시범서비스

년도	수행기관	추진내용
1990	서울대병원	3개 대학병원과 3개 보건의료원간 원격의료시범사업 시작했으나 전송속도 등 문제로 중단
1996	서울대병원	원격 치매진료 시범사업(인천남구, 노원구), T1전용회선 연결한 환자상담, 재활교육, 전문인력 양성
2004	전남대병원 곡성의료원	농촌지역원격진료시스템 구축(원격화상진료시스템 구축 및 운영, 원격진료 DB 설계 및 개발)
2005	의무사령부 6사단	군 원격진료시스템 구축, 원격지 의사가 원격진료(혈압, 체온, 맥박, 혈당, 신전도 등)시범사업 실시
2006	행정안전부 전남신안군	도서지역 원격u-Health Care시스템 구축 (지역 주민 대상 혈압, 체온, 맥박, 혈당, 신전도 등서비스)
2006 ~07	부산광역시 대구광역시	u-Health 선도사업(디지털 홈 구축) 원격건강모니터링, 독거노인 u-care, 응급의료 등
2007	충남	육·해상이동진료센터 및 복지기관 진료센터와 생활습관관리 등 u-Health 서비스 센터
2007	부산	u-응급환자 현장서비스 u-Health 통합서비스 제공 u-방문간호서비스로 방문간호대상자 서비스 제공
2007	마산	의료소외계층 Health Care 모델 제시 Health Park에서 주민건강증진 모델 제시
2007	경기	산업장 및 꿈나무 u-건강관리 서비스 (학교 산업장 정보공유 원격협진)
2008	KT, 인성 SKT	USN기반 원격건강 모니터링(원격의료, 방문간호) (대상 : 강원강릉, 경북영양, 충남보령)
2008	KT	독거노인 u-care 시스템 구축(독거노인 안전관리) (대상 : 경기성남, 충남부여, 전북순창)
2008	행정안전부	소외계층을 위한 능동형 u-City 안전망 구축 (소외계층 독거노인 응급시계, 대상 : 광주 동구)

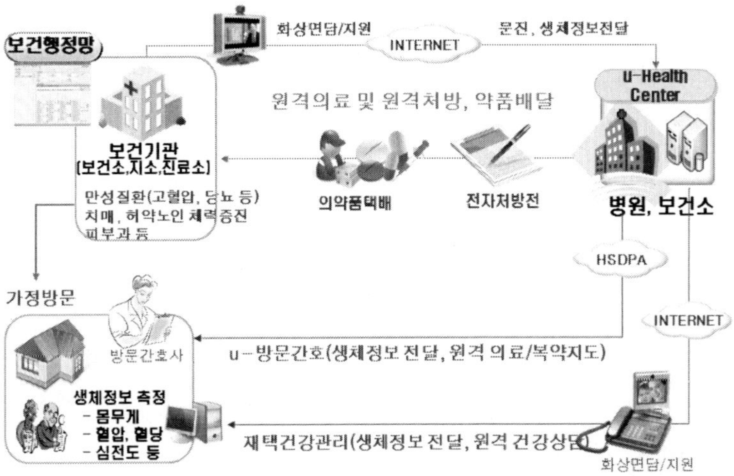

그림-51. 산업장 및 꿈나무 u-건강관리 서비스(대상 : 경기도)

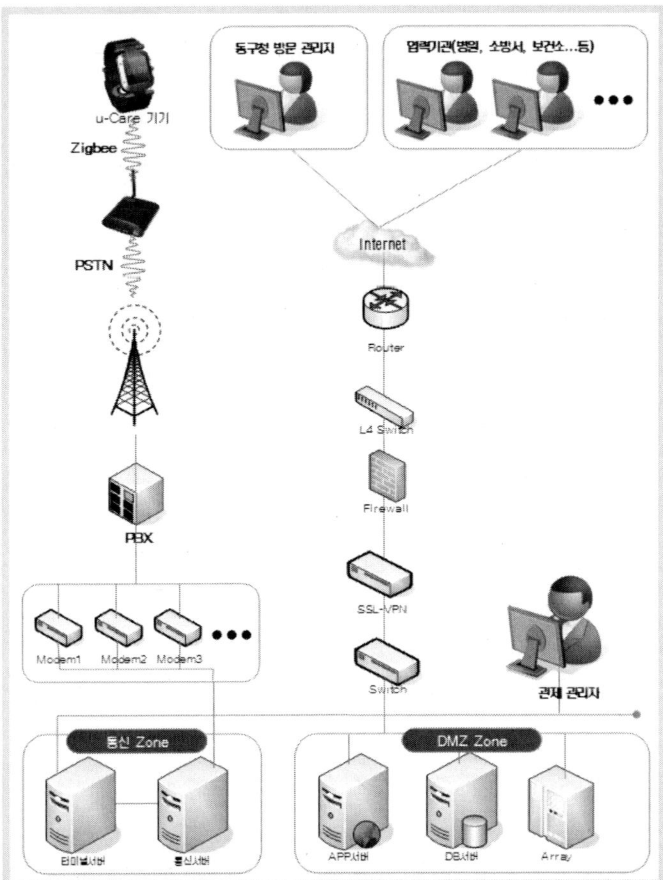

그림-52. 응급시계 통신시스템 구성도(광주광역시 동구)

최근에 시행되고 있는 시범 사업중 행정안전부에서 구축하고자 하는 소외계층을 위한 능동형 u-City 안전망 구축사업은 응급시계를 통해서 홀로 어렵게 생활하는 독거노인에게 생체감지센서를 통해서 1339정보센터로 전송되어지는 응급신호를 모니터링 하여 응급상황이 발생했을 때 현장으로 구급차를 출동시켜 지자체와 연계하여 소외계층에 대한 건강 및 안전서비스를 제공하는데 큰 의의가 있으며, 경기도에서 시행하고 있는 산업장 및 꿈나무 u-건강관리 서비스는 의료취약계층과 만성질환자를 대상으로 재택건강관리 및 원격처방 방문간호를 제공해 주는 서비스이다.

2. u-119 서비스 현황

유비쿼터스 기술을 적용한 사회 안전망을 기반으로 사회적 안전취약 계층에 대한 건강과 안전서비스 체계 구축을 목적으로 119에서도 사회적 환경변화와 기술적 환경변화에 발맞추어 기존의 신고체계에서 재난취약 계층에게 고품질 맞춤형 서비스를 제공하고 있다.

건강상태를 점검해주는 안심콜 시스템, 무선센서를 활용한 119 자동신고시스템, 다양한 구조 · 구급 신고대응을 위한 텔레매틱스 연계 시스템, 긴급 상황에 처해있는 외국어 사용자와 상황실간의 의사소통을 지원해주는 Help-Me 119 시스템 등 유비쿼터스 환경의 보편화에 따른 요구에 새로운 서비스 패러다임으로 u-119 시스템도 접근하고 있다.

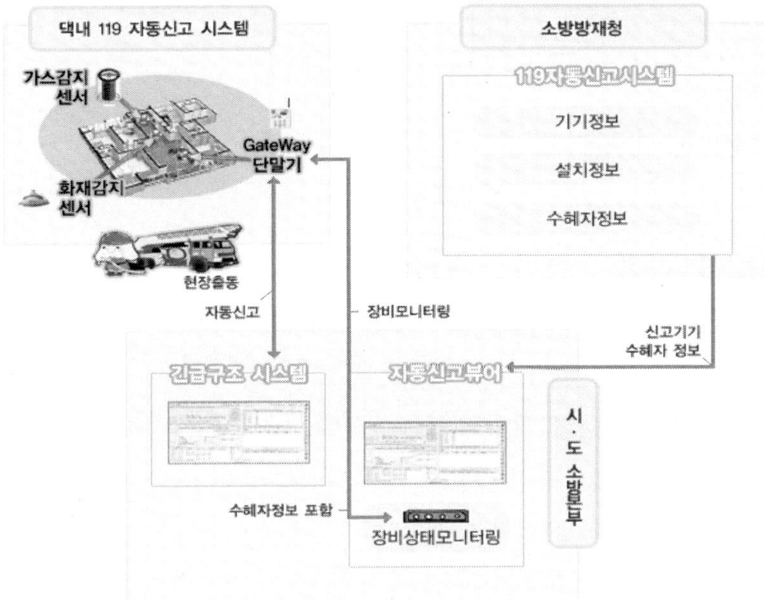

그림-53. 119 자동신고 시스템(대상 : 전라남도)

(1) 119 자동신고시스템

119자동신고시스템은 현재 전남지역에서만 시범사업 중이며 거동이 불편하거나 사고를 인지하기 어려운 독거노인들을 위해 운영되고 있으며, 가스감지센서나 화재감지센서가 Gateway 무선단말기를 통해서 정보가 전송되어 장비상태 모니터링과 긴급구조시스템의 신속한 자동신고로 구조·구급활동이 전개될 수 있도록 맞춤형 안전복지 서비스를 제공하는 서비스라고 볼 수 있다.

(2) 119 안심콜

유비쿼터스 안심콜 시스템은 개인들의 여러 정보를 등록하여 본인 또는 대리인이 전화로 신고할 경우 미리 등록한 정보를 바탕으로 신속하고 적절하게 빠른 응급처치를 제공하는 서비스이다.

(3) Help-Me 119 시스템

이 시스템은 외국어 사용자가 긴급구조, 구급 요청시 신속, 정확하게 119 신고접수처리를 제공하는 서비스로서 현재 Help-Me 119 시스템도 인천지역에서 시범사업중에 있다.

3. u-Health의 과제와 도전

(1) u-Health의 과제

1) 의료서비스 접근성

u-Health가 성공하기 위한 첫째 과제가 u-Health에 대한 의료계와 공학계의 접근이다. 이제 정보화시대, 초고속전송기술, 대용량저장기술 등 통신 인프라는 날로 발전되어 u-Health의 접근환경은 점점 이루어지고 있다.

의료계에서 염려하는 정확도, 의료사고에 대한 대안, 환자와 의료진간의 신뢰도, 의료기관간의 정보공유, 의료수가의 적용, 환자나 의료인들의 정보보안 등 해결해야 할 문제도 시대적 흐름으로 정부의 행정적 재정적 관심과 지원으로 의료계의 u-Health에 대한 시스템 적용, 정보통신공학계의 기술적 확대지원으로 상호 u-Health의 접근성을 해결해야 한다.

2) 서비스 기술 표준화

인간의 생명과 목숨에 관련된 u-Health는 종합적인 의료서비스로 변화를 할 때 용어, 기술, 네트워크, 업무처리, Process 등 프로토콜의 표준화 작업이 필요하다. 즉 환자의 생체신호를 검출해내는 센서기술, 의료기기의 표준화, 병원원무에 대한 통일성, 전송과 저장 표현기술의 표준화, u-Health에 대한 기술표준화 및 서비스표준화도 해결해야 할 과제이다.

3) 의료의 상품화 및 생활의 의료화 부작용

원격진료는 의료의 중심이 병원에서 집으로, 의사중심에서 환자중심으로 변화하는 과정에서 인터넷 의료사이트의 건강정보, 건강 책자, 미디어의 건강코너 등 의료정보는 '의료상품화'의 장단점을 함께 내포하고 있으며, 자가진단과 치료의 위험성도 높아지며, 원격진료의 발전으로 음주, 잠버릇, 노화증상을 의료와 연계하는 '생활의 의료화'도 심화될 가능성이 있다. 반면 대인기피증이나 자폐증 환자같은 소심하고 내성적인 환자에게는 정보통신을 이용함으로써 대면진료보다 편안한 진료와 정확한 진료가 이루어질수 있다. 또한 요즘은 만성질환자의 증가와 우울증, 정신질환자가 많아져 질병치료보다는 질병관리에 더 역점을 두고 있지만 익명성을 요구하는 경우에는 오히려 부작용이 나타날 수도 있다.

4) 시큐리티 및 프라이버시 보장문제

앞에서도 제시한 바와 같이 인간의 생명과 목숨에 관련된 u-Health는 개인의 프라이버시와 환자정보 및 의료진, 의료정보의 인증과 보안기술이 매우 중요시 될 수 있다. 즉 이 문제는 환자와 의료인간의 신뢰성 문제로 나타날 수 도 있으며 의료장비와 u-Health시스템의 근간이 무너질 수도 있다. 하지만 정보통신기술은 날로 발전하고 있고 인증 및 보안기술도 인간사회보다 더 신뢰성 있게 보장해 주어야 할 것이다.

5) 의료사고의 책임과 윤리성

원격진단, 원격진료, 원격수술 등 예기치 못한 의료사고에 대한 책임과 그에 따른 윤리성과 의료행위의 오류, 관할권, 책임소재 등 문제성을 내포하고 있으며 면허, 공인, 다른 환경 및 진료형태 등 장애 요인들도 존재한다.

(2) u-Health의 도전

1) 새로운 시스템의 도입

생명, 건강과 안전에 대한 국민의 관심도는 점점 증가하고 의료, 정보통신, 원격진료, u-Health시스템은 날로 발전하고 있다. 또한 차세대 첨단전략사업으로 주목을 받으면서 의료서비스의 새로운 패러다임의 변화를 가져오고 있다. 내 자신의 의지와 무관하게 소비자의 need와 IT기술의 접목으로 편리하고 경제적인 u-Health정책은 우리나라가 앞서 도입하고 도전해야 한다.

2) 응급/의료/안전 시스템 적용

의료, 통신, 안전, 보안 등 각 분야의 기술은 첨단을 달리고 있다. 다만 이러한 각 분야의 시스템을 어떻게 호환할 수 있는 기술적 표준화, 헬스케어의 프로세스와 네트워크 등 보호자나 의료인이 새로운 시스템에 대한 인식과 도입을 적용하여 독거노인, 장애인, 사회적 취약계층에 대한 최적의 의료서비스가 이루어질 수 있는 u-Health 정책으로 받아들여야 한다.

3) 센서 및 측정기기의 신뢰성 및 안정화

환자의 상태를 검출하기 위해서 센서기술과 측정기술이 다양해지고 신뢰성이 높은 의료통신기기가 개발되어야 한다. 더욱이 이러한 의료측정이나 의료통신장비는 미세측정에서 주변 전파환경으로부터도 안전하게 작동되어야 한다.

특히 환자라는 관점과 원격이라는 성격으로 휴대, 경량, 단순한 작동으로 사용하기에 편리한 의공기술과 정보통신 기술의 인프라가 의료계와 공학계가 같이 해결해야 할 숙제이자 도전이다.

4) 국민적 공감대 및 국가적 의료인의 지원

마지막으로 u-Health 정책이 도입되어 국민의 사랑을 받고 생명과 목숨을 구하기 위해서는 국가적 지원과 국민적 공감대가 매우 중요하다.

병원업무 프로세스의 혁신, 편리한 접근 및 의료서비스의 향상, 의료계의 u-Health의 적극적 활용, 인증과 보안 등 의료정보 통신 Infra, 이 모두가 한데 어울려져 국민적 공감대가 형성되고, 지속적이고 전반적인 국가적 지원이 이루어질 때 u-Health가 첨단의료전략산업도 활성화 되고 국민복지 증진도 이루어 질 것이다.

5) u-Health시스템의 지속적인 추진 및 예산지원

우리나라 IT기술은 세계정상급 정보통신 기술력을 가지고 있다고 해도 과언이 아닐 것이다. 또한 의료정보기술과 u-Health 시스템 구축도 날로 발전하고 있다. 다만 의료분야나 정보통신분야나 건강안전 분야 등 각자 해당 부처의 u-Health 관련 시범사업 구축만 계속 늘어나고 있는 실정이다. 그리고 이들 시범사업은 단기적으로 추진되고 있는 실정이며 예산이 부족하거나 개발 연구자들의 연구추진 실적 명목으로 추진되기 때문에 많은 문제점이 나타나고 있다. 이에 정부나 의료계나 공학계가 통합적인 예산지원과 통합적인 기술력으로 지속적인 u-Health시스템을 정착화 시켜야 한다.

6) u-Health 전문가 협의회나 관련기관의 협조가 절실

이에 앞으로는 정보통신업계와 의료계와 건강안전 관계자의 종합적인 u-Health시스템 구축과 지속적인 추진과 포괄적인 기획이 필요할 때다.

즉 의료계의 전문 의술과 정보통신의 전문기술과 관계기관의 전문자원을 활용할 수 있는 관계기관이나 관련전문가들의 유기적인 협조가 절실하며 실제 생활에 적용될 수 있고 현장에 적용시킬 수 있는 '전문가협의회'라든지 'u-Health TF팀'을 구성한다든지 민 · 관 · 학 · 연의 통합적인 u-care시스템이나 u-Health시스템을 구축하려는 의지와 협조가 무엇보다 중요하다고 볼 수 있다. 또 시스템의 구축위에 관계기관의 실무 현장 요원들이나 환자들과 국민들의 적극적인 이용이 바로 Tele-medicine과 유비쿼터스의 접근이며 정착화라고 볼 수 있겠다.

(3) u-Health의 도입 기대효과

Tele-Medicine의 진료범위도 전분야로 확대되고 있으며 u-Health로 접근되어 환자관리, 원격진료시스템 운영, 원격진료시스템의 활용 등 응급의료체계(EMS)까지 전문시스템이 도입되고 있다.

이에 원격진료와 u-Health를 도입함으로써 얻어지는 기대효과는 매우 크다고 볼 수 있다. 특히 장애우 및 노령화 의료대책에 큰 도움을 줄 것이며, 또한 정체되어 있는 산업계에 첨단의료산업의 발전으로 젊은이들의 고용이 증가될 것이 예상되고 대형사고와 질병예방 효과도 나타날 것이다.

그리고 점점 증가하는 노령인구나 독거노인, 응급환자, 재택환자들의 의료비 지출 부담을 원격진료나 u-Health 시스템을 통해서 적용될 때 의료비가 점차 절감될 것으로 전문가들은 예상하고 있다. 특히 환자와 보호자가 자택이나 현장에서 원격진료나 재택치료, 건강관리를 함으로써 국가적 의료비 절감 효과는 상상을 초월할 것으로 예측되어진다.

1) 장애우 및 노령화 의료안전대책

우리나라는 노령인구가 11%를 넘어서 농어촌에는 65세 인구가 35%를 육박하고 있어 초고령화 시대에 접어들었다. 실버타운이나 요양시설이 날로 증가하고 더불어 장기요양환자 및 치매환자 등으로 의료비용은 더욱 증가하여 점점 국가적 차원에서 해결해야 할 문제로 다가오고 있다.

우리나라는 65세 노령인구는 증가하고 또한 1인 가정이나 독거노인 비율도 점점 늘어나고 있는 추세이다. 이에 노인건강에 대한 의료비 대책이 필요하며 또한 장애인에 대한 의료비 대책도 절실하다. 더욱이 핵가족으로 인하여 진료 받을 수 있는 환경이 더욱 어려워지고 노인의료비는 더욱 증가하고 있는 실정이다.

또한 불의의 사고나 선천적인 사고로 인한 불구로 인한 장애우들도 증가하고 있으며 이들 역시 의료적으로 보호대상이 되어 지속적이고 재활 능력을 키워주기 위한 보호자들의 지원도 매우 절실한 실정이다.

이에 원거리나 취약계층에 대한 원격진료시스템이나 노인이나 만성질환자에 대한 재택진료시스템은 미래의료에 꼭 필요한 정책이며, 또한 취약계층만이 아니더라도 일반인들의 건강관리, 주택 및 생활공간의 안전관리 더 나아가 Life-care 까지 반영되어 질것으로 예측되어진다.

2) 사전예방, 질병예방, 사고예방 효과

개인의 행복추구와 편안한 가정생활, 가족들의 건강과 안전, 사회안전망 구축 등으로 일반인들의 비만운동 건강관리, 어린이 건강관리, 3대 질환자 등 고위험군에 대한 예방관리, 위험직종 종사자에 대한 위험상황이나 건강상태관리 등은 앞으로 u-Health가 적용되면 의료계의 큰 변화로 나타날 것이다. 또한 보건기관과 사회단체 등이 연계하여 위기관리 시스템의 효과와 사회복지 공동체 기능이 실현되는 효과도 나타날 것으로보인다.

3) 의료비 절감

480만명의 노령인구나 장애자, 만성질환자에 대한 의료비 지출은 점점 증가할 것이다. 2006년 노인 1인당 의료비지출은 200만원 정도이며, 매년 10%증가추세로 나타나고 있고 선진국으로 발전해 갈수록 노인의료비는 40~50%를 차지하는 현상이 나타나고 있다.

응급환자, 재택환자, 장애환자, 만성질환자들은 지속적인 관리와 치료가 필요하지만 돌볼 수 있는 시간이 없기에 원격진료나 u-Health를 실시할 경우 경제적 효과(치료비, 보험료, 보호자 생계가능), 질병의 조기치료, 후천성 장애의 예방, 신속한 응급처치 후송으로 인한 의료비는 절감될 것으로 보고 있다.

2006년 원격 환자모니터링을 통한 국민건강보험의 의료비 절감효과는 2007년 삼성경제연구소에서 7.2%감소한 약 1.5조원의 경제적 절감효과와 2012년 한국의 홈&헬스케어군의 의료시장은 10,987억원 정도의 규모로 분석하고 있다.

4) 의료산업기술의 발전 및 고용창출

산업사회에서 정보사회로 변환되면서 정보통신과 의료전자 발달, 병원정보시스템 구축, 고속처리 전송, 대용량저장, 디지털표시, 멀티미디어 등 다양한 원격의료정보통신망이 더욱 발전하게 될 것이다.

2010년 발표된 대구(신서) 충북(오송) 첨단의료복합단지 복수 지정은 장차 원격의료정보통신의 발달로 첨단의료전략산업이 발전하면서 새로운 의료기기산업 및 의료장비생산, 의료정보통신 산업의 발달과 기술개발로 젊은이들의 고용이 증가할 것이다.

특히 전산시스템의 구축과 정보교환 등 H/W나 S/W의 개발은 인터넷, 초고속통신망, 센서기술, 전송기술, 치료기술, 의료장비기술 등 전반적인 원격의료산업의 변화가 일어날 수 있다.

CHAPTER

10

TRS-재난무선통신망

TRS-Disaster Radio network

① TRS 통신시스템

1. TRS 개요

통합지휘무선통신망이란 많은 이용자가 다수의 채널을 일정한 제어 하에 공동으로 이용하는 주파수공용 무선통신방식(TRS : Trunked Radio System)으로 유럽에서는 유럽표준방식(TETRA-TRS : Terrestrial Trunked Radio System)채택되고 있으며 미국에서는 iDen-TRS 방식의 TRS가 운영되고 있다.

재난통신망이나 통합지휘무선통신망으로 TRS를 선호하는 제일 큰 이유는 신속한 대응 및 긴급 복구를 위하여 다중통신 즉, 개별통신, 그룹통신, 일괄통신, 전화통화가 가능하여 「일사불란한 협조체계」에 유용하게 활용할 수 있기 때문이다. 이에 정부에서는 비상 대응성이 강한 「첨단 통합지휘무선통신망」의 확보가 절실하여 응급의료 및 재난대응 통합지휘무선통신망 구축의 필요성을 갖게 되었다.

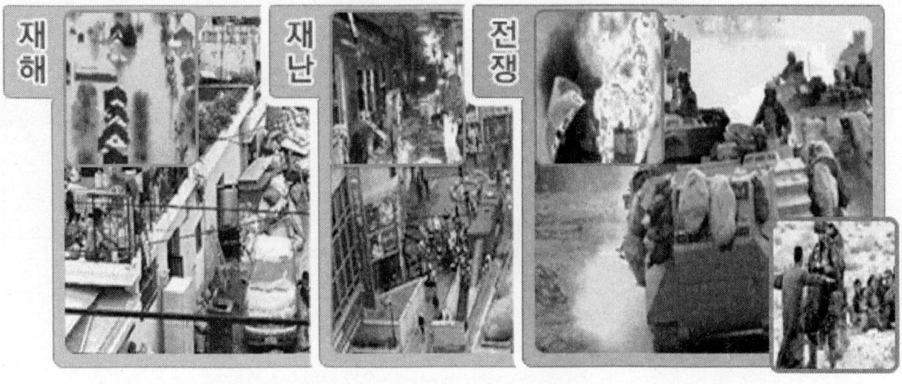

그림-54. TRS 서비스 활용도

2. 응급의료 TRS 구축 목적

기존 무선통신망에서 응급의료 TRS 무선통신망으로 전환하여 통신망의 효율성과 활용도를 높여 응급의료체계에 적합한 통신수단으로서 역할을 강화하고 응급의료 관련기관간 상호 일원화된 통신체계를 확보하여 원활한 의사소통과 신속한 의료지도 및 정보제공 기능을 강화하기 위함이며, 평상시에는 응급의료 업무용 무선통신망으로 사용하고 재난발생시에는 재난현장 통신용으로 사용하기 위한 목적이다.

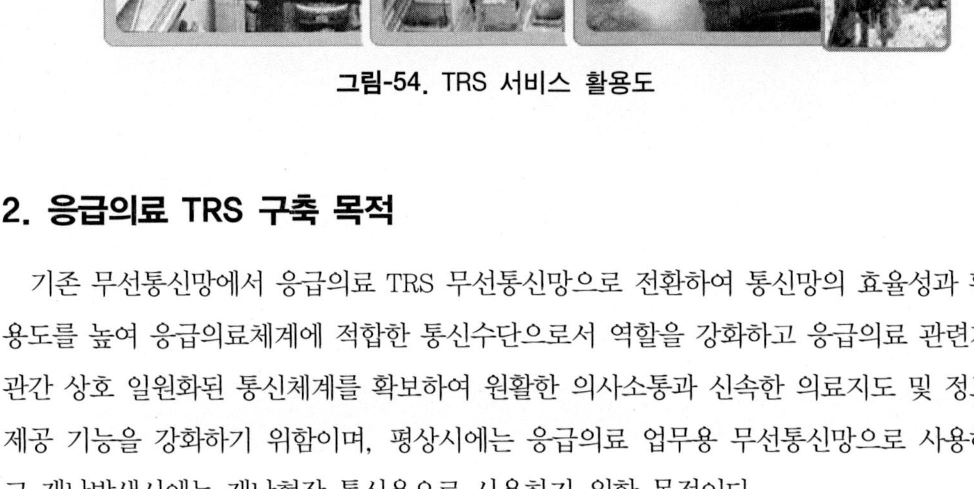

그림-55. TRS 운영방식과 통화그룹 구성도

3. TRS 구성

TRS는 전화와의 연결도 가능하여 MSC(전화교환기)를 통해서 운영보건센터에 접속되고 중계기와 다중화장치, 관문교환제어기를 통해서 사이트에 있는 중계기를 경유하여 단말기에 연결된다.

단말기와 단말기와의 통신은 BR(중계기)를 통해서 ACG(관문교환제어기)와 DACS(디지털 회선 다중화 장치)를 통해 BSC, MPS, OMC, DAP에서 신호가 처리되고 요금이 부과되는 시스템으로 구성되어 있다.

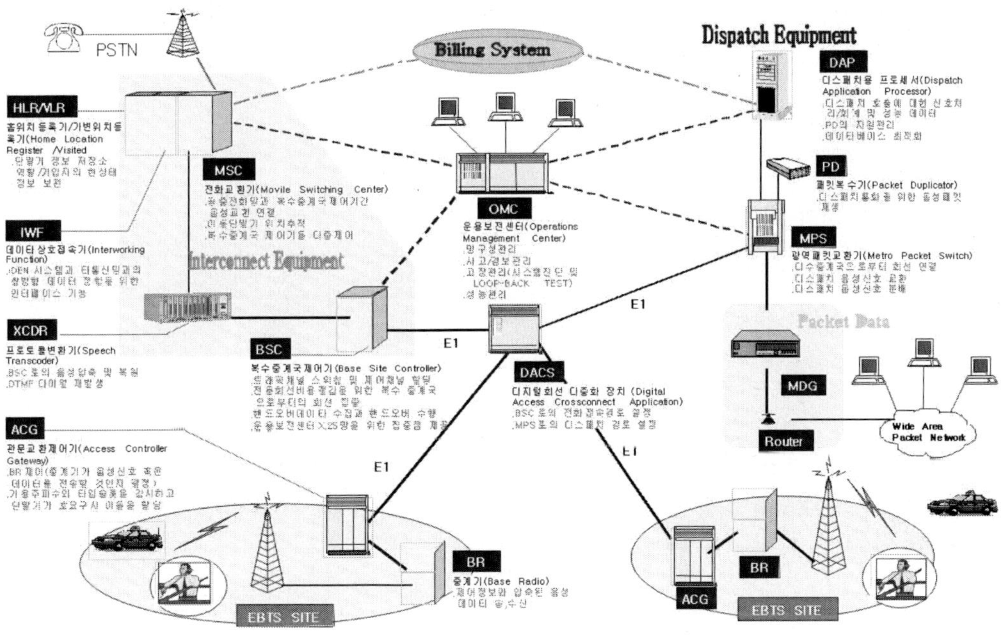

그림-56. TRS 구성도

4. TRS 특성

TRS 무선통화 (Dispatch)는 통화 방식이 다양한 것이 특징이다. 즉 개별무전통화(1:1)와 선별무전통화(1:N Groups), 일제통화(1:M 동시통화)가 가능하고 전화와의 통화(0130)가 가능하여 다각적으로 활용되고 있다. 최근 디지털 TRS시스템이 적용되면서 SMS, VMS 서비스, 발신번호 표시/보호 서비스, 착신 전환, Two-Number 서비스,

무선데이터 통신(Wireless Data), 무선인터넷 (WAP), GPS Solution, Customized Solution 등 다양한 통신방식을 갖고 있다.

모바일 고정IP가 장착되어 단말마다 모바일 고정 IP를 할당하여 단말기상에서 Data를 직접 송출이 가능(push data)하고 실시간 데이터 솔루션 구현도 가능하다. 또한 신속한 연결을 위해 PPP 접속 방식으로 1초 이내 소요되고 별도의 접속시간 없이 바로 데이터 송수신 할 수 있으며 별도의 Delay Time이 없다는 게 특징이다. 그리고 데이터 전송시 신뢰성 보장을 위해 음성 채널과 별개로 패킷 데이터 전용채널을 할당하여 이동 중에도 Hand-over, BER 에러가 없으며 특정업무에 필요한 다양한 콘텐츠를 제공하기 위해서 제휴를 통해 모바일 오피스, 그룹웨어, 위치관제 서비스를 제공하고 있다.

표-22는 TRS의 중계시스템과 타중계시스템과의 비교표이고 표-23은 TRS 단말기와 무전기류와의 비교표이다.

표-22. TRS 중계기 비교표

구 분	TRS	무선데이터	무선LAN	CDMA(PCS)	DSRC
적용 주파수	T: 851~866 MHz R: 806~821 MHz	T: 890~898 MHz R: 938~940 MHz	2.4 GHz	1.7~1.8 GHz	5.8 GHz
통신속도	22 Kbps	9.6 Kbps	3 Mbps	14.4~ 144 Kbps	1 Mbps
통신셀반경	1.5 Km~수 Km	1.5 Km~수 Km	150 m	2 Km~수 Km	30 m
이동성 (핸드오버)	60 Km/h 이상	60 Km/h 이상	지원안됨	60 Km/h 이상	지원 안됨
서비스 형태	무전/이동전화 /데이터	데이터	데이터	이동전화/데이터	데이터
경제성 구축비용	기존 통신망 활용(저비용)	기존 통신망 활용 (고비용)	신규 설치 (고비용)	기존 통신망 활용(저비용)	신규설치
경제성 운영비용	저렴	고비용	고비용	저렴	고비용

표-23. TRS 단말기 비교표

구분	생활무전기	간이무전기	업무용무전기	TRS
단말기 통화권	1 km	1 km	30 Km	20 km
중계기 통화권	미설치	20 km	50 km/전국권	30 km/전국권
단말기 출력	0.5 w	5 w	20 w	0.6 w
주파수 대역	27/448 Mhz	100~400 Mhz	100~400 Mhz	800 Mhz
단말기 크기	소형경량	대형중량	대형중량	소형경량
인허가	불필요	신고	허가	불필요
통신요금	불필요	불필요	불필요	요금발생
통화기능	그룹통화	그룹통화	그룹통화	개별/그룹/전화
통화품질	원거리 노이즈	원거리노이즈	혼신/노이즈	명료
보안문제	감청가능	감청가능	가청가능	감청불가

2 재난무선통신망 운영

1. TRS 지령망 운영

TRS 지령망은 상업용 운영업체에서 구축하여 통제하고 운영하기도 하지만 특별업무 수행을 위한 지령 콘솔을 운영하기도 한다. 운영콘솔에는 단말기를 부착하여 모뎀역할로 사용하고 있으며 외부단말기와 통신을 주고받는 역할을 한다.

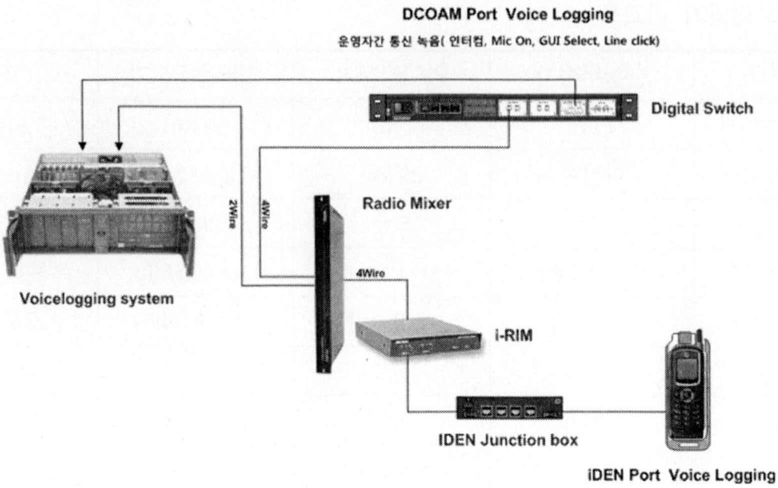

그림-57. TRS 랙 구성도

랙을 통해서 들어온 신호는 콘솔을 통해 모니터링 되고 각 기관에 배부된 단말기와 원활한 통신을 위해서 지령대 콘솔에서 개별호출, 그룹호출, 일괄호출, 선별호출 등의 상황에 맞는 통신통제와 제어를 할 수 있다.

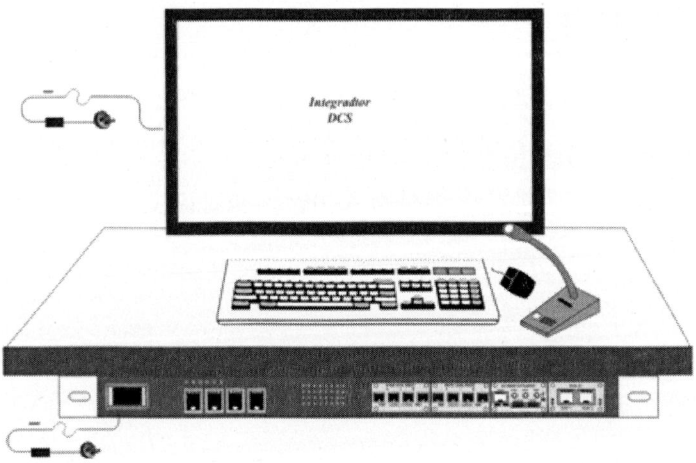

그림-58. TRS 콘솔

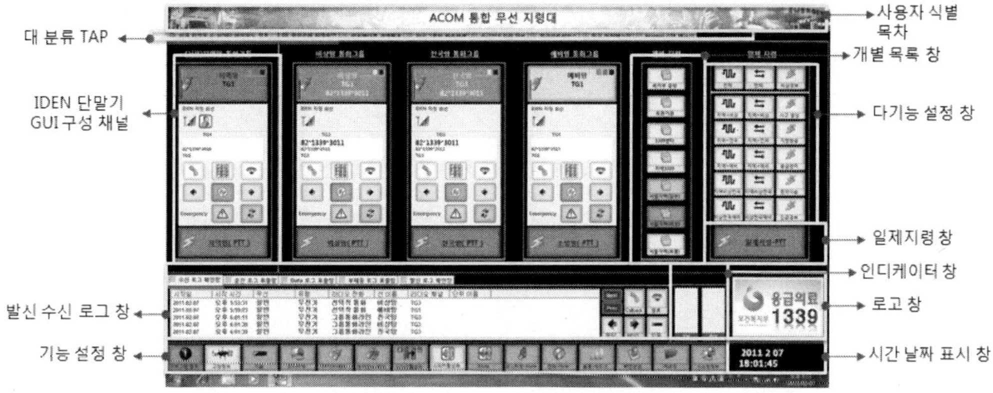

그림-59. TRS 지령프로그램

2. TRS 단말기 운영

현재 TRS 단말기는 중계기를 통해 통화가능지역에 있는 응급의료기관에는 모두 배부가 되어 응급의료체계 연락체계를 위한 통신망으로 구축되어 있다. 응급의료와 재난무선통신망을 활성화하기 위해서는 무엇보다 단말기를 잘 사용해서 현장 상황에 맞게 신속하고 정확하게 활용해야 한다. 단말기 관리와 운영을 위한 담당자 지정과 단말기 활용법 교육이 전달되어야 하며, 평상시에는 업무전달과 응급의료정보를 제공할 수 있도록 활용하고 다수환자 발생 대형사고 발생시에는 재난통신망 역할을 수행해야 한다.

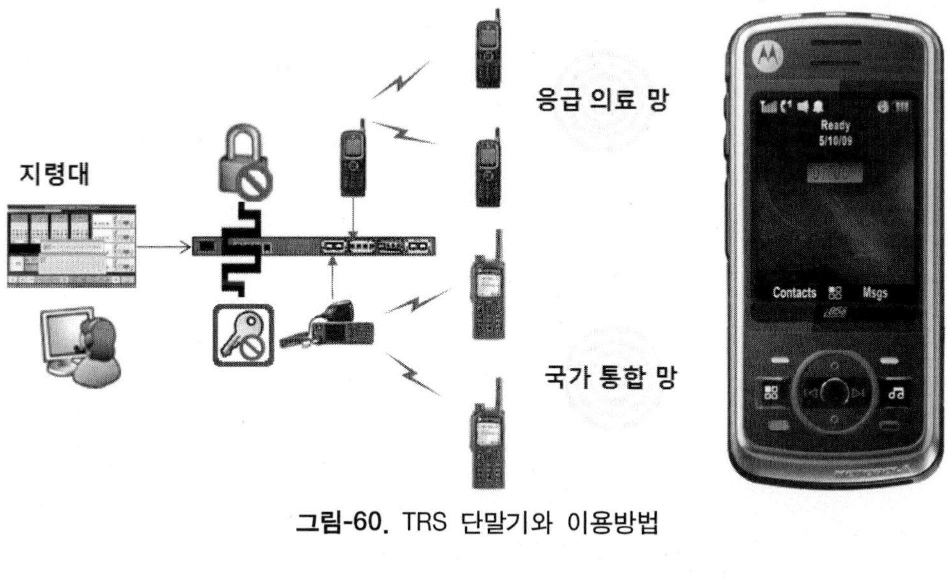

그림-60. TRS 단말기와 이용방법

TRS 단말기도 최근 디지털화가 되어 액정을 통해 운영방법을 확인할 수 있는 기능이 있으므로 개별 ID를 사용하여 개별통화, 그룹통화, 일제통화, 선별통화도 할 수 있다. 단말기 사용법을 숙련시켜서 응급환자를 위한 응급의료 재난통신망으로 잘 활용할 수 있다. 또한 재난통신망 뿐만아니라 여러기관이 TRS 시스템을 활용하고 TRS 서비스를 이용하고 있고 기업체를 비롯한 관공서, 건설현장, 보안업체, 택배회사, 택시/교통, 방송, 가스, 병원 유통, 사고현장 등 다방면에서 활용되고 있다.

참 고 문 헌

1) 단행본

권상옥, '디지털 시대의 문화변동' 고려대장경연구소 출판부, 2001

권혜란. 박희진. 김순심, 환경응급, 대학서림, 2002

김상현 외, 재난 및 응급무선통신 실무, 메디컬코리아, 2008

김시철. 박희진, 응급처치론, 중앙소방학교, 2009

대한심폐소생협회, AHA심폐소생술 변경내용, 2010

대한응급구조사협회, 응급처치와 심폐소생술, 한미의학, 2006

대한응급의학회 · 전국응급구조과교수협의회, 전문손상응급처치학, 대학서림, 2007

박상규, 일반인과 최초반응자를 위한 응급처치, 라이프사이언스, 2006

박희진 외, 구조구급용어사전, 대학서림, 2005

(사)한국응급구조학회 · 전국응급구조과교수협의회, 현장응급처치학, 정담미디어, 2010

성호철, 손에 잡히는 유비쿼터스, 전자신문사, 2003

윤여규, 응급의료체계, 의학문화사, 2000

이한식 외, 응급의료체계, 군자출판사, 1971

전국응급구조과교수협의회, 내과전문응급처치학, 한미의학, 2010

전국응급구조과교수협의회, 소아전문응급처치학, 군자출판사, 2006

전국응급구조과교수협의회, 일반응급처치학, 대학서림, 2001

전국응급구조과교수협의회, 특수상황에서의 전문응급처치학, 대학서림, 2006

정요안. 홍성복. 엄태환, 소방정보와 응급통신, 대학서림, 2007

한국경제신문, 당신의 미래를 바꾸는 NEXT TREND, 2005

호남대학교, u-Korea 실현과 전파통신기술동향 및 인력양성, 전남체신청, 2005

황성오 외, 심폐소생술과전문심장소생술, 군자출판사, 2006

u-Health 산업 활성화포럼, 2008 u-Health 로드쇼, 홈네트워크산업협회, 2008

2) 논문

고영승, MPEG-7기반의 의료영상검색시스템개발, 순천향대학교 대학원 전산학과 석사 학위 논문, 2004

박시구, 원격진료 서비스에서 TRS에 의한 생체신호의 전송모듈에 대한 연구, 목포해양 대학 대학교 대학원 해양전자통신학과 석사학위 논문, 2001

박시구, 원격진료와 u-Health의 접근, 광주광역시소방학교, 2009

백철화, Telemedicine의 현황, 대한전자공학회지, 제25권 12호, 1998

이명호. 황선철, Telemedicine을 위한 통신기술, 대한전자공학회지, 제25권 12호, 1998

이상훈, 의학과 생물공학에 있어 센서현황, 대한전자공학회지, 제21권 12호, 1994

3) 연구보고서

도병수. 박희진. 왕순주. 정성필. 허탁, 응급의료체계, 국립의료원, 2007

박희진 외, 응급의료체계, 중앙응급의료센터, 2007

보건복지부, 21C 선진응급의료체계 구축을 위한 05~10년 응급의료기본계획, 2005

보건복지부, 2009년 통계연보, 2009

중앙응급의료센터, 2009 응급의료통계연보, 2009

한국보건산업진흥원, 응급의료운영체계 평가, 2005

4) 외국자료

Alexander E. Kuehl. Prehospital system and Medical oversight, Mosby lifeline, 1994

Clem KJ. ThomasTL. VanRooyen MJ. International emergency medical services : assessment of developing prehospital systems abroad. 1999

Daniel Limmer etc. Emergency Care. Brady. 2007

JA. Krohmer. JR. Brennan. Principles of EMS system. ACEP. 2005

Jeff J. Clawson. Kate Boyd Dernocoeur. Principles Emergency Medical Dispatch. Priority press. 2001

John A. Brennan. Jon R. Krohmer. Principles of EMS system. Jones and Bartlett Publishers. 2006.

Nisha Chibber Chandra. Mary Fran Hazinski. Basic Life Support for Healthcare Providers. American Heart Association. 1994.

Ronald A Dieckmann. James M Callahan. Pediatric Education for prehospital Professionals. Jones and Bartlett Publishers. 2006.

Walt A. Stoy. EMT-BASIC TEXTBOOK. Mosby lifeline. 1996.

Wilson DH. The development of accident and emergency medicine. community medicine. 1980

5) 웹사이트

http://www.1339kj.or.kr(광주응급의료정보센터)

http://www.mohw.go.kr(보건복지부)

http://u119.nema.go.kr(소방방재청)

http://www.1339.or.kr(전국응급의료정보센터)

http://edis.nemc.or.kr(중앙응급의료센터 nedis)

http://www.m0130.com(KT파워텔)

찾아보기

ㄱ

가스감지센서 327
가용성 208
간섭 167
간이무선국 177
간접의료지도 32
간질 125
간호정보시스템 237
감전 146
감전사 143
강간 100
개인 휴대통신 169
개인용 휴대용 정보단말기 196
개인정보 209
건강보조장치 309
건강보험심사평가원 257
경련 125, 147
경막하 출혈 119
고대역 VHF 184
고도낙상 105
고성능시스템 300
고정국 175
고정지 39
고주파수대 167
골절 146
공공안전 통신관리자 24
공익안전단체 28
공중보건의 52
과실 73
관리체계조정자 62
광역의료정보시스템 237
광카드 251
교상 150
교통사고 111, 147
구급의약품 202
구명업무 175
국가응급의료이송정보망 279
국가응급환자진료정보망 267
국가재난통신망 21
국민건강카드 251
국제공인공공안전교통협회 89, 91
국제전기통신연합 183
권역별 응급의료센터 24
권역응급의료센터 45
극초단파 167, 171
기밀성 207
기본 심장구조술 36
기본 외상처치술 36
기본인명구조술 35
기상업무 199
기지국 174, 176, 185
긴급 의료센터 82
긴급전화 66
긴급통신 199
긴장성-간대성 발작 127

ㄴ

낙상 148
네델란드 모델 37
뇌졸중 122, 148

ㄷ

다이빙 156
다이빙반사 141
다중 통신방식 168
단신방식 168
단파 167, 170
단파대 172
단향통신방식 167
당뇨 117, 149

대량재해관리 29
대륙식 혹은 불-독 모델 37
대지반사파 172
데이터 마이닝 246
데이터 마트 246
데이터 웨어하우스 246
도로 이동통신 168
도착전 지시 96
독극물 중독 150
동물교상 98
동상 132
두통 118, 149
디지털 회선 다중화 장치) 337
디지털감산심혈관단층촬영장치 227
D층 172
뜨거운 반응 84

ㅁ

멀티미디어 169
멀티미디어정보 302
모빌 컴퓨팅 246
무결성 207
무선국 173
무선방향탐지업무 175
무선인식시스템 318
무선전신 166
무선전화 164, 166
무선조정업무 174
무선통신 166, 183
무선통신방식 335
무선통신업무 199
무선표지업무 175
무선항행업무 175
무열성 발작 127
무의식 128
무전기류 338
문제지향방식 254
물류시스템 239
미국 고속도로교통안전국 응급의료 전화상담 89
미국심장학회 35
미래 공중육상이동통신 169
미연방통신국 183
민간 의료진 40

ㅂ

바이러스백신 211
반복신통신 168
반송파 166
반응시간 31
반자동제세동기 124
발신번호 자동인식 182
발신번호연결서비스 182
발작 125, 147
방사선과 정보시스템 237
방사통 116
방송국 175
방송업무 199
방화벽 291
백도어 208
법의학 72
변복조장치 187
병동시스템 239
병상정보 47
병원 응급실 단계 30
병원전 처치단계 30
병원전산 221
병원정보시스템 235
병원코디네이터 57
보조조력자 63
보행자사고 111
복약지도 243
복제 소프트웨어 211
복통 112, 151
봇 208
부인방지 209
부인봉쇄 209
비 긴급전화 66
비긴급사태 59
비상국 177

비상진료체계 47
비상통신 205
비상통신업무 174
비응급 전화 68
비인슐린성 당뇨 117

ㅅ

사라예보 모델 37
사세르 208
산란파 172
산업재해 133
3차 응급의료시설 43
3차의료기관 190
상공파 170, 171
상기도폐색증 114
상부기도폐쇄 139
상호부조 30
상황실 179
상황요원 52
생체신호계측기 309
생체신호보조기 309
생체신호정보 302
서맥 120
선박조난 200
선별무전통화 337
셰어웨어 프로그램 211
소비자 참여 28
소생구급차 40
소송 72, 75
송신 196
송신순위 204
송신안테나 171
수련병원 190
수막염 119
수신처 197
스포라딕 E층 173
skip현상 185
슬래머 208
시큐리티 329
신분증명 209
실습감독 57
실시간 198
실시간의료정보시스템 293
심정지 등록체계 273
심정지 123, 151

ㅇ

아마추어국 177
ITU사무총국 165
ITU전권위원회 165
악성 BOT 208
안구 손상 104, 152
안전통신 199
알레르기 반응 152
암어 206
암호 205
암호화 209
약국정보시스템 237
약물남용 153
약어 206
약호 206
어업용해안국 176
업무재설계 246
SOS 차량 41
AVPU척도 32
F층 173
엔터프라이스 컴퓨팅(246
연구실정보시스템 237
열공탈장 116
열사병 131
열성 발작 127
열손상 153
열피로 131
영-미 모델 37
영아급사증후군 139
예약시스템 239
예측 74
온열치료기 309
외래시스템 239, 241
외래접수창구 241

외래환자 241
외상 154
외상수치 32
요통 154
우주무선통신업무 175
운행업무 199
원격영상진단시스템 226
원격의료 226, 297
원격의료장치 309
원격의사자격제도 299
원격제어 186
원격진료시스템 303
원격측정법 187
원격화상진료체계 233
원-투-원 마케팅 246
웹 208
위치정보시스템 181
위험물질 노출 98
위험물처리반 194
유동지 39
유럽표준방식 335
유선통신 183
유효 도달범위 167
u-119 시스템 326
u-119 297
u-건강관리 서비스 326
u-생활관리 321
u-생활지원 322
u-생활환경 관리 321
u-스포츠 321
u-오피스케어 321
u-요양 322
u-홈케어 322
u-City 안전망 구축사업 326
육상 이동국 176
육상국 174, 176
음독 135
음어 206
응급간호사 38
응급구조사 27, 182, 196
응급실병상정보 286
응급의료 전화상담원 24, 76
응급의료 전화상담자 58
응급의료 26
응급의료기관 28
응급의료기금 27
응급의료상담지침서 85
응급의료서비스 58
응급의료센터 67
응급의료정보센터 24, 45, 52
응급의료정보시스템 289
응급의료진 197
응급의료체계 20
응급의료체계법 27
응급의료체계의 구성요소₩ 26
응급의학 전문의 38
응급의학의사 27
응급전문 간호사 27
응급차량 197
응급처방 242
응급처치 26
응급통신망 53
응급환자이송단 23
의료감독 57
의료산업기술 333
의료서비스 망 59
의료영상 저장 전송시스템 227, 237
의료의사결정시스템 304
의료자원정보 291
의료장비 202
의료제어 75
의료통제 31
의무 73
의무기록 249
의사보조요원 38
의식불명 155
의학적 전달자 62
이동국 174, 176, 185
이동중계국 174, 177
이동통신 중계소 168

CO중독 157
이송 28
이송정보시스템 301
2차 응급의료시설 43
E층 173
익수 141, 156
익수환자 136
인력 27
인슐린성 당뇨 117
인증 209
인터넷 컴퓨팅 246
112 신고센터 189
119 신고센터 188
119 안심콜 327
119구급대 23, 55
119자동신고시스템 327
129 55
1339 신고센터 189
1339 55
1339정보센터 23
1차 조사 80
일반병원 190
일반정보 302
일반종합병원 190
일반해안국 176
일본 모델 38
일산화탄소 중독 138
일산화탄소 흡입 137
일제통화 337
임상정보시스템 237
임신 130, 156
입원의무기록시스템 256

ㅈ

자기공명영상장치 227
자동조제기기 215
자살 157
자상 108
장파 167, 170
재무정보시스템 237
재송장치 186
재택환자 모니터링시스템 301
저대역 VHF 183
저주파수대 167
저주파치료기 309
저체온증 132
적정 진료평가 35
적정진료 34
전리층 반사파 170
전리층파 171
전문 소아처치술 36
전문 심장구조술 36
전문 외상처치술 36
전문간호사 37
전문응급의료센터 45
전문인명구조술 35
전문처치기관 28
전산요원 52
전산화단층촬영장치 227
전송항목 일람표 258
전자건강기록 251
전자데이터교환 246
전자문서교환방식 257
전자상거래 246, 315
전자의료기록 237
전자의무기록 245, 247, 250
전자처방전 263
전파 165
전파법 202
전화 신고자 69
전화상담원 37, 60
전화신고자 85
절박유산 130
접근제한 209
접수입력 161
정규처방 242
정보보안 207
정보혁명 317
정품 소프트웨어 211
제한구역 206

제한지역 206
조난통신 199
조제업무 242
졸도 128
종합방재센터 24
종합상황실 181
주 호소 92
주파수 166
중앙응급의료센터 281
중앙집중식 236
중증응급 등록체계 276
중증응급등록체계 276
중파 167, 170
증상 94
지리정보시스템 181
지상파 172
지역 자문위원회 85
지역응급의료기관 45
지역응급의료센터 45
지정전화 168
지주막하 출혈 119
지표파 171
직접의료지도 32
직접파 172
진단치료장치 309
진료비청구명세서 258
진료지원중심 237
질식 158
징후 94

ㅊ

차가운 반응 84
채널 166
처방전 215
처방전달시스템 237
처방전달체계 216, 246
처치평가 29
척추장애 150
청색증 137
초기 응급의료시설 42
초단파 167, 171
초음파 물리치료기 309
초음파조영술 227
초음파치료기 309
총상 108
최초반응자 27, 58, 194
추가처방 242
추락사고 148
출동시간 31
출동지시 196
출산 130, 156
출혈 107, 158
치안업무 199
침대사망 139

ㅋ

컴퓨터영상처리장치 227
케토산증 117
코드발신기 187
코드수신기 187
QA프로그램 59

ㅌ

태만 74
텔레비전 168
통신 28, 163
통신보안 205
통신센터 166
통신요원 52
통신전문가 197
통신프로토콜 304
통제구역 207
통합물류생산 및 지원정보시스템 246
통합전산망 190
퇴원처방 242
특수 숙의 보고 90
특수관계 74
TRS 단말기 338, 341

ㅍ

폭행 159
표준 등록체계 272
표준어 195
피싱 209
필름보관소 233

ㅎ

학대 159
한계효과 222
한국응급구조단 188
한냉손상 153
항공국 176
항공기 조난 200
항공기국 177
항무용해안국 176
해안국 176
해킹 208
핵의학 226
행정요원 52
행정지원중심 237
Help-Me 119 시스템 326
현장처치시간 31
호출체계 198
호흡곤란 160
호흡정지 151
화상 101, 160
화상자료 303
화재감지센서 327
환자운반 29
훈련 27
휴대용 무전기 186
휴대용 전화 187
흉통 115, 145
흡입 135, 157

A

AAPM 226
Access control 209
access to care 29
ACLS 36
ACR 226
ACR-NEMA Version 1.0 231
ACR-NEMA 227, 231
AIS 33
ALS 35
Anglo-American model 37
ANI 182
APCO 76, 89, 91
APLS 36
ATC 215
ATLS 36
ATM 230, 304
authentication 209
availability 208

B

BCLS 36
Blood-IDEALS™ 310
BLS 35
BOT 208
BPR 246
BSC 337
BTLS 36

C

CALS 246
C-arm 229
carrier 166
CDSS 304
channel 166
CIDS 182
CIS 237
communications 28
Computed Radiography 227
Computed Tomography 227
confidentiality 207
consumer participation 28
Coverage 167
CR 227
CRAMS Scale 32, 36
critical care units 28
croup 114
Cryptography 209
CT/PET 229

D

DACS 337
DAP 337
Database 217
dedicate line 168
DICOM Version 3.0 227, 231
DICOM 231
Digital Subtraction Angiography 227
direct medical control 32
disaster plan 29
dispatcher 37, 60
DMB 165
Document 305
documentation 221
Drug Info 305
duplex 168
DW 218

E

EARLY-BIRD 164
e-Baking 315
EDI 238, 246, 257, 261, 304
e-Health 297, 314
electronic commerce 246
Electronic data interchange 246
Electronic health record 251
Electronic medical record 250
E-Mail 211

EMD 76, 81
EMDPRS 85
Emergency Medical Dispatching 24
Emergency Medical Service System Act 27
Emergency medical service system 20
Emergency Opera-tions Center 24
EMIC 24, 52
EMIS 238, 289, 301
EMR 218, 237, 245, 247
EMS 58, 81
EMT 182
EMT-A(Basic) 27
EMT-basic 38
EMT-D(Defibrillater) 27
EMT-I(I.V) 27
EMT-I(Intermediate) 27
EMT-intermediate 38
EMT-P(Paramedic) 27
EMT-paramedic 38
enterprise computing 246
Entity-Relation Model 232
ETRI 323

F

FCC 183
Filtering 186
First Responder 27
FIS 237
Fishing 209
fixed station 39
FPLMTS 169
Franco-German model 37
Freq 306
Frequency 166

G

GCS 32
general practitioner 40
GIS 181
Glasgow Coma Scale 33
GPS 181

H

hardware 181
HAZMAT 98
Health-care 297
hiatal hernia 116
high band 167
High Frequency 167, 170
HIS 218, 235, 300
HLKI 165
Home-Shopping 315
hospital ER phase 30
Host-terminal 230
HPMS 301

I

ID 210
Identification 209
indirect medical control 32
Injury severity score 32
ıntegrity 207
Interference 167
internet computing 246
IntraNet 216
iPOCs™ 311
IRAC 183
ISS 33
ITS 316
ITU 165, 183

J

Japanese model 38
JODK 164

K

KORCAD 165

L

Lab 307
LABRLT 261
LABRPT 259
Land mobile service 168
LIS 237
low band 167
Low Frequency 167, 170

M

Magnetic Resonance Ima-ging 227
Mammography 229
manpower 27
marginal effectiveness 222
MEDAIR 260
MEDDMA 259
Medical control 31
Medi-info 293
Medium Frequency 167, 170
MEDPAD 259
MEDPAY 260
MEDPGL 260
MEDPHA 259
MEDPLE 259
MEDREP 260
MEDRLT 260
MEDTAR 260
Messenger 305
mobile computing 246
mobile relay station 168
mobilization time 31
modem 187
movable station 39
MPS 337
MRI 229
multiplex 168
mutual aid 30

N

NAIS 238, 279, 301
NEDIS Gateway PC 272
NEDIS 238, 267
NEMA 226
Netherlands model 37
NHS 39
NHTSA 89
Nice 165
NIS 237
Non-Chart System 217
non-repudiation 209
Nuclear Medicine 226
nurse practitioner 37

O

OCS 215, 218, 237, 246, 247, 304
OMC 337
one-to-one marketing 246
Open Systems Interconnection 226
Other 306

P

PACS 217, 218, 225, 234, 237, 300
PACS Network 229
PASSWORD 210
Path 307
patient transfer 29
PC based program 251
PCS 169
PDA 196
Phishing 209
PIS 237
prehospital phase 30
Privacy 209
problem oriented medical record 254
public safety agencies 28

Q, R

Quality assurance 34, 35
Rad 307
radio dispatched 60
real time 198
Recent 306
Repeater 186
Reports 305
response time 31
Resuscitation ambulance 40
RFID 318
RIS 237, 300
Round 307
Rounding 305
RSNA 231

S

SAMU 39, 40
Sarajevo model 37
scatter 172
Segment table 258
Set 306
simplex 168
Smart card 251
SMUR 40
soda pop 118
Sonography 229
stabilization time 31

T

TCP/IP Net-work Protocol 226
Telematics 316
Telemedicine 226, 297, 321
Telemetry 180, 187
Teleradiology system 226
TETRA-TRS 335
training 27
transportation 28
Trauma score 34
TRS 21, 169, 335

U

ubiquitous 313
u-City 297
u-Disease Management 321
u-Health Care 191
u-Health 297, 314
UHF 171, 184
u-Hospital 321
u-Korea 297
Ultra High Frequency 167, 171
ultra-mobile PC 196
Ultrasonography 227
u-Medical 321
umPC 196
u-safety 322
u-Silver 322
u-Wellness 321

V

VCS 301
Very High Frequency 167, 171
VHF high band 184
VHF Low band 183
VHF 171
VICS 316
Vital Sign 306

W

WAMIS 237
WAN 229
WEB EDI 262

X, Z

X-ray 229
Zigbee 315

저자소개

박시구
공학박사 수료, 광주응급의료정보센터
서영대학교 응급구조학과 외래교수

박희진
이학박사, 서영대학교 응급구조학과
한국응급구조학회 회장 역임

채민정
간호학박사과정, 전주기전대학교 응급구조과

김정현
이학박사, 마산대학교 응급구조과

장근실
이학박사, 광양보건대학교 응급구조과

응급의료정보통신

2012년 2월 20일 초판발행

저 자 · 박시구 · 박희진 · 채민정 · 김정현 · 장근실
발행인 · 윤 진 영
발행소 · 도서출판 대학서림

110-530
서울특별시 종로구 혜화동 78-2
전화 · (02) 766 - 1210, 745 - 1220
팩스 · (02) 744 - 1210
등록 · 1965. 1. 20
번호 · 1 - 88

http//www.daihaks.com

ISBN 978-89-8016-942-9 93510

정가 18,000원